박정수 교수의
갑상선암 진료일지
-두 번째 이야기-

목차

프롤로그 8

Winter

세침검사에서 '진단안됨'으로 나왔다고 해도 안심할 수 없다 16
새 가이드라인은 환자도 좋지만 의료진도 편하고 좋다 21
무슨 팔자로 유방암도 걸리고, 갑상선암도 걸리고… 27
유두암의 여포변종은 진단이 정말 어렵다 31
확실한 것은 뚜껑을 열어봐야 안다 36
유두암의 휘틀세포변종이라고? 41
아… 왜 이렇게 마음이 무거울까… 45
만세 3번? 만세 2번? 만세 1번? 만세 없다? 51
우리 아기 시집 보낼 때까지 살 수 있을까요? 55
미분화암으로 변하고 난 다음에는 어쩔 수가 없는데… 60
전이림프절이 성대신경을 싸고 있으면 집도의는 긴장한다 65
0.5cm 암인데도 옆목림프절까지 퍼지고 68

Spring

미만성 석회화(경화성)변종에 성대신경침범까지 있으니... 74
비만과 흡연은 갑상선암에도 나쁘다   80
의사의 능력과 성실도에 따라 치료 결과가 달라질 수 있다   85
림프절 전이가 없으면 반절제가 안될까요?   91
나비 몸통만 넓게 떼어 주고, 양 날개는 살려 주었어요   96
휘틀세포선종과 휘틀세포암 진단은 수술로도 어려운 수가 있다   100
어떻게 갈수록 갑상선암은 어려워져가노   104
광범위침윤여포암은 원격 전이를 잘한다   108
양쪽 성대신경을 따라 재발한 갑상선암   113
저 사람이 새사람으로 태어났다고 하네요   119
웃는 표정은 사람을 기분 좋게 한다   123
갑상선기능항진증 환자에게 생긴 갑상선암   128
이제 갑상선암은 잊고 살아도 돼요   132
이렇게 퍼졌는데도 아무런 증상이 없다니...   138
딸이 암수술을 받으면 어머니가 미안해한다   143
만성갑상선염에 생긴 갑상선암수술은 어렵다   147
수술 중 긴급조직검사는 시간이 걸리더라도 꼭 해봐야 된다   152
기도벽을 침범한 갑상선암은 집도의를 긴장시킨다   156
암이라고 확정된 것도 아닌데 수술 받으라구요?   160
마음고통 터널을 통과한 소프라노 이야기   164
반절제, 반절제, 반절제...   168

목차

Summer

이해를 잘해주는 환자를 만나는 것도 복받은 일이지... 176
유두암의 미만성 석회화변종수술은 빠를수록 좋다 181
수질암은 처음부터 수술을 넓게 해줘야 한다 185
완치되고, 사랑 많이 받고... 190
약한 자여 그대 이름은 남자이어라 194
결핵성 림프절염은 옆목전이림프절과 헷갈리기 쉽다 199
수술 3년 후에 옆목림프절 전이가 발견되다 203
멕시코에서 왔어요 208
저 30년은 살 수 있을까요? 212
5년 동안 뭐 했어요? 이렇게 암을 키우게? 216
예측했던 수술보다 작아지면 고마운 거지... 221
수술 크기의 운명이 뒤바뀌는 수도 있다 225
교수님도 오래오래 건강하십시오 229
진단은 좀 늦었지만, 예후는 좋을 것 같아... 233
옆목에 생긴 물혹은 전이암일 가능성이 높다 238
남자는 갑상선암에 안 걸리는 줄 알았지요 242
갑상선암도 고치고, 기능항진증도 고치고, 목 디스크도 고치고... 247
요즘 수술은 간단한 게 없다니까... 251
역시 남자 환자는 불쌍하단 말이야... 255
비만인 것도 서러운데 암까지 걸리고... 260
열한 살 소녀에게 갑상선암이... 오! 하느님 264
갑상선설관낭종암 269
실망하고 우울해할 필요는 없지, 긴 앞날을 준비해야지 274

Autumn

육감이 나쁘면 반드시 조직검사로 확인해 봐야 한다　280
아기만 생각하면 눈물이 나요　284
환자의 희망사항도 고려해야 한다　288
지은 죄가 없으니 곧 돌아오겠지 뭐…　292
비정형이라도 초음파 모양이 기분 나쁘면 수술을 권유해야…　297
잘 된다는 게 뭐야? 암으로 나와야 된다는 건가…　302
마의 삼각지대 암은 수술이 어렵다　307
증상이 있을 때 발견하고 치료하면 고행길로 들어선다　312
하~ 이런 기적 같은 일이 자주 일어나면 얼마나 좋을까…　317
갑상선전절제술 후 저칼슘혈증으로 고생한 환자 이야기　322
임신 중 발견된 부갑상선기능항진증과 미만성 석회화변종유두암　327
소아 갑상선암은 나이가 어릴수록 많이 퍼진 후에 발견된다　332
갑상선암, 그렇게 간단하지는 않은데…　338

목차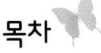

Winter, again

쌍둥이 아들 장가보낼 수 있을까요?   346
최종 수술 범위는 수술 중 소견에 따라 결정된다   350
이제 회복하면 아기 낳고 백년해로하셔...   354
거대휘틀세포암, 오랜만에 만났네   358
교수님, 다섯 살 아들은 제가 꼭 키워야 해요   362
환자분, 놀라게 해서 미안합니다   368
환자분, 내 어깨가 떨어져 나갔어요   373
아아, 웃고 있어도 눈물이 나네   378
아~ 아깝다, 아까워   383

에필로그   388

Prologue

프롤로그

〈갑상선암 진료일지〉 2집을 발간하게 된 것을 기쁘게 생각합니다.
원래 2014년 진료일지 1집을 발간한 뒤, 이어서 2015년 일지를 발간할 예정이었는데 차일피일 미루다 이제서야 2015년 진료일지 2집을 발간하게 됐습니다. 한편으로는 이미 2015년이 지났으므로 해당 연도는 건너뛰고, 최근의 일지를 정리해 발표할까도 했지만 이내 생각을 바꿨습니다. 그 이유는 미국의 갑상선암 진단과 치료에 대한 진료지침 개정 작업이 2014년에 완료됐으나 임상현장에서의 혼란을 피하기 위해 2015년부터 적용하기로 해, 새 진료지침이 시작되는 공식적인 해가 2015년이라 보았기 때문입니다.

2015년 일지는 새로운 진료지침을 따랐기 때문에 전년과는 달리 바뀐 내용이 많이 수록돼 있습니다. 2015년 이전에는 갑상선암이 다른 암의 진료와 다르다는 개념이 부족했던 탓에 대체로 진단과 치료에 과격한 면이 있었습니다. 그러나 새로 개정된 지침은 그동안 축적된 경험과 연구결과를 토대로 많은 내용이 부드럽게 바뀌었습니다.

예를 들면, 갑상선유두암치료는 크기가 1.0cm 이상이면 전절제를 하고 수술 후 방사성요오드치료를 추가하는 것이 기본이었는데, 개정판에서는 전절제 대상을 엄격히 제한했기 때문에 과거에는 80%가 전절제를 했다면 이제는 반절제가 80%를 차지하게 된 것입니다. 따라서 수술 후 방사성요오드치료를 필요로 하는 환자 수도 많이 줄어들었습니다. 또한 새 가이드라인에는 2mm 이하 림프절 전이가 5개 이하일 때, 갑상선전절제를 할 필요가 없고 반절제만 해도 된다고 하고 있습니다. 한편 미국 30개 암전문의료기관의 종합암네트워크(NCCN=National Comprehensive Cancer Network)는 5mm 크기의 림프절 전이 5개 까지는 반절제가 허용된다고도 하고 있습니다. 2018년 이전에는 전이된 림프절의 위치에 따라, 측경부 또는 종격동에 있으면 병기 3 또는 4에 포함시켰는데, 이제는 림프절 전이가 어디에 있든 그러한 구분 없이 병기 2에 포함시키고 있습니다. 즉 림프절 전이가 예후에 미치는 영향이 크지 않다는 것을 의미하는 것입니다.

2018년에 개정된 갑상선암 병기 분류도 변화가 있습니다.
과거에는 45세를 기준으로 했던 것을 10세 올려 55세로 상향 조정했고, 피막침범은 암조직이 피막을 완전히 관통해 주위 장기를 침범했을 때만 의미 있는 것으로 했습니다. 전반적으로 최근에 가까워 올수록 과격한 과거의 치료 지침이 상당히 완화돼 치료 과정에서 환자가 겪는 고통을 경감하는 쪽으로 변하고 있습니다.

갑상선암 병기 분류(AJCC Cancer Staging, 8th edition, 2018)

병기	55세 전	55세 후
1	원격 전이 없음	＜4cm, 갑상선암, 림프절 전이 (−)
2	원격 전이 있음	＜4cm, 림프절 전이 (+), 띠근육침범 ＞4cm 갑상선에만 있음
3		피하지방, 후두, 기도, 식도, 성대신경침범
4a		경척추피막, 총경동맥, 종격동혈관침범
4b		원격 전이 있음

:: 7판과 달라진 점
   1. 나이 : 45세 → 55세 상향 조정(12% 감소 됨)
   2. 미세 피막침범 의미 없다 – 옛 T3에서 빠짐
   3. 경부림프절 전이 – 3, 4기 → 2기로 하향 조정

:: 병기에 따른 10년 생존율
   병기 1   98 ～ 100 %
   병기 2   85 ～ 95 %
   병기 3   60 ～ 70 %
   병기 4   ＜ 50 %

1집에서는 환자들을 유형별로 묶어 몇 개의 단원으로 발표했는데 이번에는 진료가 이루어진 순서대로 정리했습니다. 비슷비슷한 환자의 기록이지만 세상에 똑같은 환자는 없습니다. 환자마다 사연도 다릅니다. 의료현장에서 일어나고 있는 일을 가감 없이 그대로 전달하고자 했습니다. 중간 여백에는 환자들이 궁금해하는 것들을 요약정리해 이해를 돕고자 했습니다. 이번 일지가 바삐 돌아

가는 의료현장에서 의료진과 환자와의 소통 부족으로 인한 오해를 풀고, 서로를 이해하는 장이 되도록 했습니다.

요즘은 인터넷과 유튜브에 가짜 정보가 너무 넘쳐 환자 입장에서 어찌해야 할지 헷갈리지 않을 수 없습니다. 일지의 발간 목적은 가짜 정보 속에서 헤매는 환자들에게 임상현장에서 일어나고 있는 일과 최신 의학지식을 생생하게 전달해, 환자들이 올바른 길을 찾도록 하는 것입니다. 읽다 보면 어느 틈엔가 갑상선암에 대한 지식이 독자들의 머릿속에 스며들 것입니다. 암이라는 공동의 적 앞에서 환자와 의료진이 한편이 돼 고통에서 벗어나는 데 도움이 됐으면 좋겠습니다.

따뜻한 정과 사랑이 넘치는 의료현장 속, 행복한 환자와 의료진의 이야기가 이곳에 있습니다. 이 책을 읽는 환자와 가족들에게 작은 위로가 됐으면 하는 마음이 간절합니다.

졸저를 출판하는 데 도움을 준 도서출판 지누에게 감사의 말씀을 드립니다.

2021년 초에
박정수

박정수 교수의
갑상선암
진료일지

Winter

세침검사에서 '진단안됨'으로 나왔다고 해도 안심할 수 없다

1월 7일 / 20대 초 여성환자

"에고, 오늘 수술에서 만세, 만세! 했으면 좋겠는데..."
"저도요."

인상 좋은 20대 초반의 이 여성 환자는 2012년 7월부터 오른쪽 갑상선에 생긴 결절로 정기적인 추적검사를 받아오다가 오늘 드디어 수술을 받게 됐다. 처음 갑상선결절이 발견된 것은 2011년 초였는데, 세침검사를 받은 것은 2012년 3월 말 모 개인 병원에서였다고 한다. 당시 결절의 크기는 장경 2.39cm였고, 암이 의심스럽기는 하지만 확실치는 않다고 했단다.

그때 가지고 온 병리슬라이드를 우리 병원 병리과에서 다시 복습한 결과는 '암의심'(카테고리 5)이라기 보다는 '진단안됨(non-diagnostic, 카테고리 1)'이 맞다고 했다. 다시 세침검사를 했는데도 결과는 또 '진단안됨(non-diagnostic, 카테고리 1)'으로 나왔다. 검체가 불충분하거나 나온 세포 모양으로는 진단을 못하겠다는 것이다. 그래서 수술은 일단 보류하고 해마다 재검을 하면서 추이를 지켜보기로 했다. 세포검사에서는 '진단안됨'으로 나왔지만 아무래도 안심이 안됐기 때문이다. 환자에게는 '세포검사에서 암세포가 안 보인다 하더라도 종양이 4cm 정도로 커지거나 자라는 속도가 빠르면 수술을 해야 된다'고 일러 두었다.

사실 세침검사 판독에서 곤란을 겪는 것은 '진단안됨(non-diagnostic, 베데스타 카테고리 1)'이나 '비정형세포(atypiia, 카테고리 3)'가 나올 때다. '진단안됨'은 뽑아낸 세포가 적다거나 세포 모양이 '암이다, 아니다'라고 진단하기에는 무언가 증거가 모자랄 때 병리의사들이 내보내는 진단 아닌 진단명인 것이다.

'진단안됨'은 전체 세침검사를 한 환자 중 2~16%에서 볼 수 있는 현상으로 2009년도 미국갑상선학회의 가이드라인에는 이런 경우에 암일 가능성이 1~4%밖에 안되지만 3개월 후에 재검을 권유하라고 되어 있었다. 그런데 2015년 개정된 가이드라인에서는 암일 가능성이 1~4%를 훨씬 뛰어넘어, 수술을 해보면 평균 20%(9~32%)나 된다고 했다. 그리고 '진단안됨'으로 나온 경우 환자의 초음파 사진을 면밀히 검토했을 때 결절이 미세석회화(microcacifications), 불규칙한 경계, 키가 큰 것(taller than wide)으로 보이면 암일 가능성이 더 높으므로 이를 염두에 두고 환자를 추적해야 된다고 했다.

그런데 이 환자에게서 이러한 초음파 소견은 보이지 않고, 그저 둥글둥글 예쁘게 생겨, 암이라 하기에는 뭔가 억울한 점이 있기는 하다. 굳이 생각한다면 여포암이나 유두암의 여포변종 쯤은 생각할 수 있다. 여포암이나 여포변종은 세침검사로는 진단이 안되고 수술을 해서 정밀 조직검사를 해봐야 한다. 그러나 10대 후반 환자에게 진단을 붙이기 위해 섣불리 수술을 결정하는 것은 매우 어려운 일이므로 해마다 검사를 해왔는데, 한 번도 암이라는 진단이 나오지 않아 답답하기 그지없는 것이다. 이럴 때는 세침검사 결과보다는 필자의 육감에 의존하는 수밖에 없다.

작년의 세침검사에서도 암이라는 증거는 나오지 않았지만 결절의 크기가 3.4cm로 커지고 뭔가 모르게 단단하게 굳어가는 느낌이 들어 '아무래도 이거 암이 된 것을 놓치는 거 아닌가?' 하는 생각에 수술을 권유한다. 소위 '진단을 얻기 위한 수술(diagnostic surgery)'이다. 다행히 환자가 응해 이번에 수술을 하게 된 것이다.

수술하기 전 수술 조수로 들어온 전임의들에게 묻는다.
"자넨 이 케이스, 양성이라 생각하나? 아니면 암으로 생각하나?"

"저는 암이라 생각되는데요."

"자네는?"

"저도 암이라 생각되는데요, 여포암 아니면 유두암의 여포변종…"

"오케이. 우선 오른쪽 날개 떼어서 양성으로 나오면 그것으로 수술 종결. 여포변종으로 나오고 피막침범 없고, 림프절 전이 없으면 역시 수술을 더 이상 확대하지 않고 그것으로 종결. 문제는 여포암인데, 이때는 침범 정도에 따라 수술 범위가 복잡해질 거야. 최악의 경우 일주일 후 완결절제술이 필요할지도 모르고."

수술은 우선 종양이 있는 오른쪽 날개와 함께 중앙경부림프절들을 떼어서 긴급조직검사실로 보낸다. 이런 경우 긴급조직검사인 동결절편검사(introperative frozen section exmination) 결과는 금방 나오지 않을 것이다. 면역염색 결과까지 기다려야 되기 때문이다.

30~40분 후, 결과가 컴퓨터에 뜬다. '유두암의 여포변종임. 림프절 전이 없음.'

"오케이. 수술 끝, 환자 깨워."

저녁 회진 때 병실로 올라가서 환자에게 말한다.

"수술 잘 됐어요. 근데, '만세, 만세'일까? 만세 아닐까?"

"만세…. 아닐까요?"

"글쎄, 만세는 아니지만 만세에 가까워요. 암으로 나오긴 했지만 퍼지지 않은 암이라 반절제를 했거든요. 일주일 후 피검사해서 괜찮으면 신지로이드 복용 안 해도 되고…"

암이라는 소리를 듣는 순간 어린 환자의 얼굴근육이 3~4초간 굳어진다.

"그렇게 긴장할 필요 없어요. 이런 암은 제대로 치료되면 평생 잘 살 수 있어요. 그리고 결혼해서 아기 갖는 것도 지장 없고… 실망하지 않아도 돼요."

굳어졌던 환자의 표정이 풀어진 것을 보고서야 병실을 나선다.

"요즘 이상하게도 미혼 여성 환자들이 많아지고 있단 말이야. 세침검사에서 '진단안됨'으로 나왔다고 해서 안심할 수도 없고 말이지."

새 가이드라인은 환자도 좋지만
의료진도 편하고 좋다

> 1월 16일 / 50대 초 남성 환자

아침 회진 시간.

"안녕하세요? 오늘은 수술 이틀째 되는 날이지요? 이제 수술 자리 아픈 것은 거의 사라졌을 것입니다. 대신 수술 부위 근육이 굳어져서 목이 당기는 느낌은 있을 겁니다. 꼭 시멘트를 얇게 바른 것이 말라가는 느낌처럼요. 특히 음식 삼킬 때…… 이런 느낌은 근육이 풀어질 때까지 오래갈 겁니다. 수술 후 아무런 합병증 없이 잘 회복하고 있으니까 내일쯤 집에 가셔도 될 것입니다. 그전 같으면 전절제를 했을 텐데 새 기준에 따라 반절제 대상이 돼서 회복도 빠르고 좋군요."

만날 때마다 항상 온화한 미소를 보내주는 50대 남성 환자다. 보통 50대 남성 환자는 무뚝뚝하고 퉁명스럽고 붙임성이 없는데, 이 환자분은 다르다. 친밀감이 드는 분이다. 돌아 나오려는데 좀 겸연쩍은 표정으로 책을 한 권 꺼내더니 저자 사인을 부탁한다. 바로 필자가 집필한 〈갑상선암 이야기〉이다.

"아하, 이 책을 공부했군요. 좀 어렵지 않던가요?"

옆에 있던 상냥한 부인이 대신 대답한다.

"아뇨, 벌써 여러 번 읽어 봤는데요."

"이번에, 아니 며칠 전에 새로 쓴 책이 발간됐는데... 그 책은 읽기가 쉬울 겁니다."

"그 책도 곧 구입해서 보려고 해요."

필자가 쓴 책을 읽은 환자들과 대화하는 것은 참 즐겁다. 말이 통하고 이해를 잘 해주기 때문에 우선 마음이 편해서 좋다. 즐거운 마음으로 책에 사인하고 '복(福)돼지' 한 마리를 그려 드린 뒤 방을 나선다.

이 환자는 지난 10월 초순경 건강검진에서 갑상선유두암을 진단받고 12월에 필자를 찾아왔다. 암이 어디까지 퍼졌는지 알아보기 위한 초음파스테이징(ultrasonographic staging)과 CT스캔 영상을 보니 장경 1.5cm 암 덩어리가 오른쪽 갑상선 날개의 앞쪽 면과 뒤쪽 면까지 퍼져 있는데(abutting), 현미경적으로는 갑상선 피막을 침범했는지는 몰라도 육안으로는 피막을 뚫고 나가지는 않은 것처럼 보인다(microscopic but not gross capsular invasion). 그러나 오른쪽 중앙경부림프절은 약간 커진 것이 두어 개 있다. 크기는 2mm 내외다. 2009년 미국갑상선학회의 가이드라인대로라면 갑상선전절제와 중앙경부림프절청소술을 하고, 수술 후 방사성요오드치료를 해야 할 정도의 암인 것이다(Thyroid 2009;19:1167~1214).

반절제는 1.0cm 이하의 암이고 피막침범 없고 림프절 전이가 없을 때에만 허락된다. 그런데 2014년 가을에 개정된 초안은 암의 사이즈보다는 암의 위험도 계층화(risk stratification)에 따라 저위험(low risk), 중간위험군(intermediate risk), 고위험군(high risk)으로 나누어 각 위험군에 따라 수술 범위를 달리해야 되지 않겠냐는 의견을 내놓고 있다. 즉, 암의 크기가 4cm 이내이고 피막을 육안적으로 침범하지 않고 림프절 전이가 있더라도 2mm 이하 크기 5개 이하이면 저위험군으로 하고, 암 크기는 어떻든 육안적으로 피막을 뚫고 나가 주위 장기나 혈관을 침범했거나 림프절 전이가 3cm 이상 되거나 림프절 피막 밖으로 터져 나갔거나, 더 악질적인 변종이거나, TERT 또는 BRAF유전자 돌연변이가 있으면 고위험군으로, 그 외의 것은 중간위험군으로 분류했던 것이다.

수술 후 재발률은 저위험군에서 고위험군으로 갈수록 높아져 저위험군은 1~8%까지, 중간위험군 20%까지, 고위험군 30~55%까지라고 했다. 따라서 재발률이 상대적으로 낮은 저위험군과 중간위험군의 일부 환자는 반절제를 해도 되지 않겠냐는 의견이다.

이 환자에게는 수술 당일, 림프절 전이가 큰 것이 있으면 전절제가 될 것이고, 그렇지 않으면 나비 몸통을 살리는 반절제가 될 것이라 하고 수술을 시작했다. 우선 오른쪽 중앙경부림프절들을 떼어서 긴급 조직검사실로 보내고, 결과가 나오는 동안 오른쪽 갑상선 날개를 떼는 수술을 진행한다. 육안으로 보일 정도의 피막침범이 없었기 때문에 수술은 쉽게 진행되어 20여분 후에 오른쪽 갑상선엽절제술이 완료됐다. 이제 림프절 전이 여부 결과만 나오면 된다.

아… 드디어 결과가 컴퓨터에 뜬다. '림프절 전이 있음, 5개 중 2개에 전이가 있는데 둘 다 2mm 이하임.'
"오케이!! 더 이상 진행할 필요 없다. 일단 수술 종결이다."
옛날 같으면 전절제술로 수술이 확대되었을 것이지만 이제 이 정도의 수술로도 충분한 것이다. 반대편에 남겨둔 갑상선 날개의 기능이 좋으면 신지로이드 복용도 필요 없을지 모른다.

오늘 아침 회진 때 환자에게 말한다.
"새 가이드라인은 환자의 '삶의 질'을 중시해서 암의 진행 정도에 따라 수술을 하게 돼 있습니다. 되도록이면 과격한 전절제수술은 피할 수 있으면 피하자는 것이지요. 아마 신지로이드 복용이 필요 없을지도 모르겠습니다. 일주일 후 피검사 결과를 봐야 알겠지만요."

　병실을 나오면서 전담 간호사인 '한나'에게 한마디 한다.

　"한나야, 새 가이드라인이 나오니까 환자도 좋지만 의료진도 편하고 좋다, 그치?"

　"네, 그런 것 같아요, 교수님."

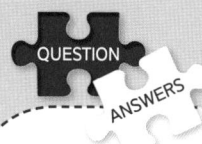

갑상선암의 종류는 몇 가지나 있어요?

갑상선암이라고 다 같은 암이 아닙니다. 종류에 따라 경과가 아주 좋은 것도 있고, 몇 개월 내에 사망하는 종류도 있습니다. 다행히 갑상선암의 95% 정도는 경과 좋은 유두암입니다.

유두암의 종류도 현재까지 알려진 바로는 14가지나 있습니다. 유두암 중 비침습여포변종의 경우 암은 암이지만 경과가 너무 좋아 암이라는 명칭에서 빼자는 의견도 있습니다. 현재에는 암과 양성종양의 중간단계 있는 것이라 보되, 시간이 지나면 암으로 변하므로 반절제는 해줘야 한다는 의견으로 집약돼 있습니다(전체 유두암의 2~3% 정도 됨).

다음은 각 암의 종류를 예후가 좋은 것부터 나쁜 종류 순으로(번호 순/위 → 아래) 열거한 것입니다. (※ 일반적으로 시간이 지나면 경과가 좋은 암에서 나쁜 암으로 변질됩니다.)

1. 14가지 유두암 –
   비침습여포변종
   침습여포변종
   왈틴변종
   전통유두암
   투명세포변종
   크리브리폼변종
   휘틀세포변종
   원주세포변종
   미만성변종
   고형변종
   지주세포종
   말발굽세포변종(hobnail)
   키큰세포변종
   저분화암

2. 여포암
   최소침습형
   광역킴범형

3. 휘틀세포암
   최소침범형
   광역침범형

4. 수질암
   간헐성
   가족성

5. 미분화암(역형성암)

6. 기타 –
   악성림프종, 육종, 전이되어 온 암

무슨 팔자로 유방암도 걸리고, 갑상선암도 걸리고...

1월 21일 / 40대 초 여성 환자

"아이고, 며칠 사이에 이렇게 두 번씩이나 수술실을 오게 되다니... 무슨 팔자로 유방암도 걸리고 갑상선암도 걸리고... 속은 상하겠지만… 받아들이는 수밖에…"

"네… 저도 그렇게 생각하고 있어요."

며칠 전 처음 병실에서 만났을 때보다 많이 안정되어 담담한 표정으로 대답한다. 엷은 미소까지 띠며 각오하고 있다는 의지를 보인다.

"이렇게 커지도록 전혀 몰랐다는 거죠? 어떻게 발견됐어요?"

"유방암 수술을 받으러 왔다가 PET-CT스캔에서 갑상선에 뭐가 보인다 해서 발견됐어요."

"유방암보다 오늘 수술받을 갑상선암이 더 큰데요?"

"갑상선암이 유방암을 이겨야지요. ㅎㅎ"

이제는 농담까지 하는 여유를 보인다. 어쨌든 환자가 심리적으로 안정되어 있다는 것은 좋은 징조다.

이 환자는 며칠 전 저녁 회진 때 전공의가 보고를 해서 알게 됐다.
"교수님, 유방 파트에서 콘설트(consultation)가 있는데요. 유방암수술과 동시에 유방재건수술을 받은 환자입니다. 갑상선에도 암이 발견되어 입원해 있는 동안 갑상선암수술이 가능한지 의뢰해 왔습니다."
"아니 유방암수술 전에 알려주면 동시에 할 수 있었잖아, 환자가 두 번 고생하지 않게… 쯧쯧…"
"그때는 갑상선암 세침검사 결과가 안 나와서 우선 유방수술을 먼저 했다고…"
"알았어, 환자 데이터 좀 보자."

환자의 초음파 영상을 보니 어이구야, 암이 많이 진행돼 있다. 험악하게 생긴 암 덩어리가 오른쪽 갑상선 날개를 완전히 점령해 앞뒤 갑상선 피막을 침범(abutting)하고 있다. 게다가 전이가 의심되는, 커진 림프절들이 오른쪽 중앙경부에 포진하고 있을뿐 아니라 왼쪽 갑상선 날개에도 크기는 작지만 암으로 의심되는 결절들이 몇 개 자리 잡고 있다. 그러나 다행히도 초음파스테이징 영상과 CT스캔에는 옆목림프절 전이가 없다. 그래도 갑상선전절제는 해야 할 것 같다.

한동안 '유방암이 있을 경우 갑상선암이 잘 생긴다, 갑상선암이 있으면 유방암이 잘생긴다'고 믿었던 때가 있었지만 이제는 그렇게 생각하는 학자는 없다. 그렇게 보였던 것은 유방암 검진 때 갑상선도 같이 검진하고 갑상선암 검진 때 유방도 같이 검진하는 수가 많아 각각의 암 발견율이 높아졌기 때문이라 보는 것이다. 그런데 실제로 유방암이 있는 환자에서 갑상선암이 좀 더 많이 발견되고, 반대로 갑상선암이 있는 환자에서 유방암이 좀 더 많이 발견되고 있는 것도 사실이다. 이는 유방암이나 갑상선암이 잘 생기는 배경이 비슷하기 때문에 그렇게 보이는 것이다. 즉 갑상선암이나 유방암의 5~10% 정도가 가족성이 있고, 이 두 가지 암 모두 여성호르몬 활동이 왕성한 시기인 경우와 비만인 사람에게서 잘 생긴다는 등의 공통된 위험인자를 가지고 있기 때문인 것이다.

그러나 결국 유방암은 유방암이고, 갑상선암은 갑상선암이지 서로 연관관계는 없다(Eur J Nucl Med Molecular Imaging 2004;31:685~81).

오늘 수술은 오른쪽 갑상선날개절제술와 오른쪽 중앙경부림프절청소술을 먼저 한다. 암 덩어리가 오른쪽 띠근육과 붙어있기는 하지만(abutting) 직접 침범해서 근육을 파괴하지는 않은 것 같다.

그러나 중앙경부림프절은 두어 개가 딱딱하게 만져지므로 전이가 의심스럽다. 이때는 반대편 갑상선 날개도 떼어 주고 수술 후 고용량방사성요오드치료를 고려해야 한다. 이윽고 반대편 날개절제술도 어려움 없이 무사히 끝낸다. 언제나처럼 부갑상선으로 들어가는 혈류는 보존해 준다.

한 환자에게서 두 가지 암이 동시에 발견되면, 환자 자신은 말할 것도 없고 그 가족이 받는 마음의 상처는 말할 수 없이 크다.

저녁 회진 때 환자와 남편분을 만나 설명한다.

"두 가지 암이 동시에 생겨 두 분의 상심이 크다는 것을 압니다. 그렇지만 수술이 잘 됐으니 우선 안심해도 됩니다. 유방암이나 갑상선암 모두, 잘만 치료하면 예후가 좋거든요. 갑상선암도 보조치료를 해야 되는데 유방암치료가 더 중요하니까 그것부터 먼저 치료하고 갑상선은 6개월 전후에 방사성요오드치료를 해주면 됩니다. 두 가지 암이 있다고 해서 더 나빠지는 것은 아니니까 열심히 치료하고 이겨내면 앞으로 잘 살 수 있을 겁니다."

수술로 통증이 있을 것임에도 착한 심성의 환자는 엷은 웃음으로 고마움을 표시한다. 역시 마음이 몹시 아플 남편분도 필자에게 고마움을 표한다.

병실을 나서면서 생각한다. '왠지 저 환자분은 예후가 좋을 것 같은데…'

유두암의 여포변종은
진단이 정말 어렵다

1월 23일 / 40세 여성 환자

"아직도 결과 안 나왔어? 지금 긴급조직검사 보낸 지가 벌써 1시간이나 지났는데?"

"면역염색 들어가서 그런가 봐요. 좀 전에 연락이 왔는데 병리과 내에서도 결론이 안 나서 지금까지 회의 중이라고 하나 봐요."

"아~~ 이거 사람 죽이네... 수술 전에 진단이 안 내려져서 애를 먹었는데 병리조직검사도 마찬가지인 모양이네... 일단 수술창상을 봉합하고 기다려 보자."

이 환자는 2년 전부터인가 타 병원에서 갑상선결절이 발견되어 추적 관찰해오다 몇 개월 전에 세침검사를 했는데 소위 '비정형세포(atypia)'로 진단받아 필자를 찾아왔다. 비정형으로 진단받으면 환자는 물론 의사도 골치 아프다. 말 그대로 정상을 벗어난 비정형이니까 정상세포가 아닌 양성결절부터 암까지 모든 갑상선결절이 다 포함되는 용어인 것이다.

모든 갑상선결절은 세침검사를 하면 10~30%가 비정형으로 나온다. 애매모호하다는 것이다. 미국 베데스타 통계는 비정형으로 나오면 암일 가능성이 5~15%라고 하고 3개월 후 재검을 권고하고 있다. 암일 가능성이 5~15%라고 하지만 이것은 전체 비정형결절을 놓고 볼 때 그렇다는 것이고, 초음파 영상에서 암을 의심케하는 소견이 있으면 60~90%까지가 암으로 밝혀진다. 또 분자생물학적인 방법을 동원해서 BRAF, RET/PTC, PAX8/PPARr검사가 양성으로 나오면 100% 유두암으로 진단되고, RAS 유전돌연변이가 나오면 여포암 가능성이 84%까지 된다. Galatin-3 단백질검사도 유두암 진단에 도움을 준다(2015 ATA guidelines). 이들 검사의 한계는 이 검사가 양성으로 나오면 진단에 도움을 받을 수 있지만 음성으로 나왔을 때 음성이라고 해서 암이 아니라는 진단을 할 수 없다는 것이다. 어쨌든 비정형으로 나오면 이들 검사들을 동원해서 암을 놓치지 않으려고 노력해야 한다.

이 환자가 타 병원에서 가지고 병리슬라이드를 우리 병원 병리과에서 복습해보니 역시 비정형이 틀림없었다. 그런데 초음파 영상이 좀 요상하게 보인다. 오른쪽 갑상선 날개 뒷면에 2.15cm 크기의 결절과 왼쪽 날개에 1.0cm와 0.5cm 크기의 결절이 도사리고 있는데 이들의 모양이 아무래도 꺼림칙한 것이다. 결절의 가장자리는 스무스하고 예쁘게 보이는데, 소위 할로(halo)라고 불리는 테두리가 좀 불규칙하고, 결절의 얼굴이 저에코성(hypoechoic)으로 보여 혹시 여포암 아니면 유두암의 여포변종이 아닐까 하는 생각이 들었다. 그래서 환자에게 "수술을 해서 진단을 확실하게 하는 것이 좋겠다"라고 했더니 순순히 응해줘서 오늘 수술을 하게 된 것이다.

수술 전에 여러가지 가능성에 대하여 환자에게 설명한다.
"만약 세 개 모두 암이 아닌 것으로 나오면, '만세! 만세! 만세!' 할 것이고, 한 쪽만 암이 나오면 '만세! 만세!' 두 번 할 것이고, 모두 암으로 나오면 만세 안 부르고 전절제수술하고 나올 겁니다."

수술은 우선 결절만 적출(enucleation)해서 긴급조직검사 결과에 따라 수술 범위를 결정하기로 한다. 세 개 모두 암이 아니면 결절이 있었던 부위 외의 갑상선조직이 남으니까 환자에게 이보다 좋을 수는 없을 것이고, 한 쪽만 암으로 나오면 한 쪽 반절제하고 반대편은 남길 수 있으니까 그것도 환자에게 좋을 것이다. 만약 전부 암으로 나오면 양쪽 다 절제하니까 환자는 대실망을 할 것이다.
그런데 세 개의 결절에 대한 조직검사 결과가 한 시간이 넘도록 나오지 않아 이렇게 애간장을 태우고 있는 것이다.

미국이라면 아마 이렇게 기다리지는 못할 것이다. 한국과는 달리 환자에게 수술비 외 수술실 사용료를 시간에 비례해 부과하기 때문에 일단 수술을 종결하고 영구조직 결과에 따라 재수술을 하든지 말든지 할 것이다. 이런 점은 환자 입장에서 볼 때 한국이 훨씬 선진국이라고 할 수 있다.

아아~~ 드디어 결과가 컴퓨터에 뜬다. '세 개가 모두 유두암의 여포변종임, 림프절 전이 없음.'
"이런, 좀 일찍 진단해주지 못하고... 할 수 없이 전절제를 해야겠네... 환자는 대실망하겠고......"
그래서 봉합했던 창상을 다시 열고 양쪽 갑상선 날개를 떼는 전절제술을 했다. 이런 경우 기다리더라도 한 번에 수술을 해주는 것이 환자에게 유리하다. 의사 쪽은 고생스럽지만 말이다.
유두암의 여포변종 진단이 이토록 어렵다는 것을 환자들은 절대 모를 것이다.

✚ 추가

기존에 세침검사에서 비정형으로 나오면 3개월 후에 재검하라고 하던 것이, 2015년 가이드라인에서는 6~12개월 후로 바뀌었다. 그러나 초음파 모양이 암을 의심케하는 경우 재검기간을 앞당겨야 한다.

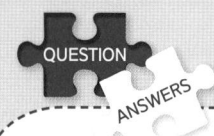

세침검사에서 '여포종양의심'이라고 한다. 어떻게 하면 좋을까?

세침세포검사에서 여포종양의심(suspicious follicular neoplasm)이라고 나오면 참 난처해진다. 여포암도 포함되고, 여포암(follicular cancer, 종양막이나 혈관침범 있음)이 되기 전 단계인 여포선종(follicular adenoma, 종양막, 혈관침범 없음)도 포함되는 용어이기 때문이다. 여포선종은 시간이 지나면 여포암으로 변한다. 때로는 여포종양의심이라 해서 수술을 해보면 유두암의 여포변종(follicular variant of palillary carcinoma)으로 최종진단되는 수도 있기 때문에 이 가능성도 생각해둬야 한다.

여포암으로 진단되면 광역침윤형(widely invasive type)과 최소침윤형(minimally invasive type)으로 나뉘는데 전자는 폐, 뼈 등의 먼 장기로 전이가 될 수 있으므로 반드시 갑상선전절제를 하고 수술 후 방사성요오드치료를 추가해야 한다.

이렇게 해도 일반적인 유두암보다 생존율에서 불리하다. 다행히도 광역침윤형(육안적으로 종양막 밖으로 침입하거나 혈관침범 4개 이상)이 10~20%이고, 나머지 80~90%가 최소침윤형(종양막만 침범하거나 혈관 4개 이하 침범)이다. 최소침윤형은 전절제가 필요 없다. 요오드치료가 필요 없을 정도로 예후가 양호하다.

전체적으로 여포암의 5년 생존율은 1, 2기는 100%, 3기는 71%, 4기는 50%로 암이 진행될수록 나빠진다(미국암협회). '여포종양의심'이라고 나오면 반드시 진단적 수술을 해서 암인지 아닌지 구분을 해야 한다.

확실한 것은 뚜껑을 열어봐야 안다

> 1월 23일 / 30대 초 여성 환자와 40대 초 남성 환자

요즘 갑상선암수술할 때 환자와 필자가 가장 신경 쓰는 것은 '반절제만 해도 될 것인가, 아니면 전절제까지 해야 되는 것인가'이다. 말할 것도 없이 환자나 의사의 희망은 반절제만 하고 남은 생애를 재발 없이 오래오래 잘 사는 것이다.

2015년 미국갑상선학회의 진료가이드라인이 개정되기 전에는 1cm 이상 크기의 갑상선암은 전절제를 하고, 1cm 미만 암이라도 림프절 전이가 있거나 피막침범(현미경적 피막침범 포함)이 있으면 전절제를 하라고 돼 있었다. 물론 크기에 상관없이 주위 장기침범이나 원격 전이가 있으면 전절제를 해야 했다.
　반절제를 하면 우선 수술 범위가 반 이하로 줄어들고 수술합병증도 반 이하로 줄어드니 환자나 의사에게 부담이 줄어들어 좋다.

더구나 정상조직이 상당량 남으니 삶의 질에 변화가 적고, 전절제 후에 올 수 있는 저칼슘혈증이 생기지 않아 환자 입장에서는 이보다 더 좋을 수가 없다. 잘 하면 신지로이드 약 복용이 필요하지 않을 수도 있다. 그래서 필자는 새로 개정된 가이드라인을 좋아 한다. 새 가이드라인을 따르면 전절제까지 해야 할 환자 수가 확 줄어든다.

새로 나온 가이드라인에 따르면 전절제까지 해야 할 환자는 고위험군 환자 전부, 중간위험군 환자 중 방사성요오드치료가 필요한 환자 정도를 들 수 있다. 말하자면 중간위험군은 외과의사의 판단에 따라 전절제나 반절제를 할 수 있다는 것이다.

고위험군은 (1) 혈관침범이 있는 것, (2) 갑상선 피막 밖 침범이 있고 BRAF 돌연변이가 있는 것, (3) 3cm 이상 크기의 림프절 전이가 있는 것, (4) 1cm 이상 크기이고 TERT 돌연변이가 있는 것, (5) 림프절 피막 밖까지 침범한 전이가 3개 이상 있는 것, (6) 갑상선 밖 주위 장기까지 침범한 것을 말하고, 중간위험군은 (1) 크기가 4cm 미만 유두암이고 BRAF 돌연변이 있는 것, (2) 림프절 전이가 5개 이상 있는 것, 3cm 미만 림프절 전이가 있는 것, (3) 1cm 미만이지만 다발성이고 BRAF 돌연변이 있는 것, (4) 공격적인 변종(키큰세포, hobnail변종, 기둥세포변종 등)이 있지만, 여기에 속하지 않은 여러 변수도 있을 수 있다.

이 외 55세 이상, 반대편 날개에 결절이 있는 경우, 두경부에 방사선 피폭 경력이 있는 경우, 가족성인 경우, 양쪽 갑상선에 암이 있는 경우는 어떤 위험군에 속하더라도 외과의사의 재량에 따라 전절제를 할 수 있다는 것이다.

오늘 수술한 두 환자 중 32세의 여성 환자는 왼쪽 갑상선 날개의 베데스타 카테고리6인 1.08cm 유두암으로 수술받게 되었는데, 젊은 나이이므로 잘만 하면 반절제가 가능할 것 같아 수술 전에 다음과 같이 설명했다.

"암 크기가 1cm 남짓하고 반대편이 깨끗하게 보이기 때문에 반절제 가능성이 높습니다. 다만 왼쪽 중앙경부림프절이 좀 커져 있어 마음에 걸리는데, 이는 만성 갑상선염이 심해 이차적으로 커진 것 같습니다. 만약 커진 림프절이 암 전이 때문에 그렇다면 전절제가 될지도 모르겠습니다."

그런데 실제로 수술을 해보니 제거된 중앙림프절 9개 중 2개가 0.8cm 크기 이상의 전이로 밝혀졌다. 예상이 완전히 빗나간 것이다. 할 수 없이 전절제를 했다. 미안하기 짝이 없는 수술이 된 것이다.

또 한 명은 41세의 남성 환자였는데 암 덩어리 크기는 0.9 cm 밖에 안 되지만 중앙림프절과 level 4 림프절이 커져 있어 아무래도 수술이 커질 것 같다.

"level 4 림프절이 전이가 있는 것으로 밝혀지면 왼 쪽 옆목림프절청소술 + 전절제술 + 중앙경부림프절청소술이 될 것이고, 만약 중앙림프절 전이만 있으면 전절제술 + 중앙림프절청소술을 할 것이고, 재수좋게 전이가 없으면 왼쪽 반절제술만 하게 될 것입니다. 대박이지요."

히야~~ 그런데 림프절들을 떼어서 긴급조직검사를 해보니 진짜로 대박이다. 림프절 전이가 없다는 것이다. 조금 전 환자와는 완전히 반대 상황이다. 이번에도 예상이 빗나간 것이다.

"맞아, 맞아, 확실한 것은 뚜껑을 열어 봐야 하는 기라. 사전에 너무 확신을 가지고 환자에게 이야기하면 안 되는 기라."

저녁 회진 때 설명하니 여성 환자분은 울상이 되고, 남성 환자분은 희색이 만연해진다. 그래도 우짜노, 암의 진행 정도에 따라 그에 맞는 수술을 해주는 도리 밖에...

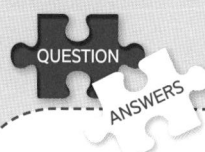

신지로이드 복용에 대해 궁금한 것들이 많아요!

(1) 신지로이드의 보관 방법과 효과적인 신지로이드 복용 시간은 어떻게 되나요?
신지로이드는 서늘하고 직사광선 및 습기가 없는 곳에 보관해야 변질이 덜 됩니다. 온도는 섭씨 20 ~ 25도 정도가 적절하나, 여의치 않으면 30도까지는 괜찮다고 합니다. 어린이의 손이 미치지 않는 곳에 보관해서 어린이 약화사고가 일어나지 않도록 해야 합니다.
복용 시간은 아침 식전 30분 내지 한 시간 전, 빈속에 복용해야 흡수가 잘됩니다. 되도록이면 일정한 시간에 복용해야 몸이 적응을 잘하게 됩니다.

(2) 신지로이드와 다른 약을 함께 복용해도 되는지요?
신지로이드는 다른 약과 함께 복용하면 흡수가 잘되지 않는 특징이 있습니다. 따라서 다른 약은 되도록이면 식후에 복용하는 것이 좋겠죠. 다른 약 역시 빈속에 복용해야 되는 종류라면 최소 1시간 이상 간격을 두는 것이 좋습니다. 철분, 칼슘, 제산제는 원칙적으로는 4시간 간격을 두어야 한다고 돼 있습니다. 그러나 이렇게 지키기는 어렵기 때문에 적절한 간격으로 복용한 후 갑상선호르몬검사를 해서 정상치가 유지되면 복용하던 대로 복용하면 되겠습니다.

(3) 신지로이드 복용 시 주의해야 하는 음식은 없나요?
신지로이드 복용할 때 특별히 주의해야 할 음식은 없습니다. 그러나 콩가루, 호두, 섬유질 음식은 신지로이드의 흡수를 방해하기 때문에 이들 음식은 조심하는 것이 좋겠습니다.

(4) 여행 간다고 약을 1주일간 복용을 못 했어요. 어쩌면 좋죠?
만약 신지로이드 복용을 깜박했다면 생각나는 시점에서 복용하면 될 것입니다. 그날 복용을 잊어버렸다고 이튿날 정기 복용 때 두 배로 복용하면 안 됩니다. 만약 1주 이상 여행을 떠났는데 약을 지참하지 못 한 경우는 할 수 없지요. 신지로이드 반감기가 1주일 정도 되니 그 정도 복용이 없었다고 해서 큰일이 나지는 않습니다. 최악의 경우 2주까지는 우리 몸이 참아 줄 수 있는데, 그 이상이면 기능저하증에 따라 여러 증상이 나타나기 시작합니다. 제일 좋은 것은 신지로이드를 평생의 친구라 생각하고 항상 가까이에 두는 것이지요.

유두암의 휘틀세포변종이라고?

> 1월 28일 / 40대 후반 여성 환자

　이 환자를 처음 본 것은 12월 18일이다. 건강검진에서 왼쪽 갑상선 날개에 결절이 발견돼 세침검사를 한 결과 휘틀세포종양(Hurthle cell neoplasm)이 의심된다고 해서 전원 돼 왔다. 가지고 온 초음파 영상에서는 전형적인 유두암과 달리 결절이 둥그스름하고 경계가 부드럽게 보인다. 크기는 2.17cm. 이런 경우 생각할 수 있는 것으로는 여포선종, 여포암, 휘틀세포선종, 휘틀세포암, 그리고 유두암의 여포변종 등을 꼽을 수 있다.

　타 병원에서 보내온 병리슬라이드를 우리 병리교수가 복습하고는 역시 휘틀세포종양이 맞다고 한다. 여포종양과 마찬가지로 휘틀세포종양이라고 하면 휘틀세포선종과 휘틀세포암을 다 포함하는 말이다. 세침검사로는 선종과 암을 도저히 구분하지 못해 구차

하게 이런 용어를 쓰는 것이다.

이럴 때는 결절을 포함한 갑상선 날개를 떼어서 종양세포가 종양의 피막(capsular invasion)을 침범했는지, 종양의 혈관(lymphovascular invasion)을 침범했는지를 보고 '암이다, 아니다'를 진단한다. 재수 좋으면 수술 당일 긴급조직검사에서 이런 소견 유무를 가지고 진단할 수 있지만 그렇지 않으면 수술 종결 후 영구조직검사 결과를 기다려야 한다. 이 과정이 보통 일주일 정도 걸린다.

만약 암으로 나오면 전절제를 하기 위해 다시 수술실로 가야 하니 환자 입장에서는 참 기가 막히고 부아가 나는 일이다. 그렇다고 암으로 확진도 안됐는데 미리 전절제를 했다가 나중에 암이 아닌 것으로 밝혀지면 더 기막히고 억울하게 되므로 그렇게 할 수도 없다. 그래서 수술 전에 이러한 사정을 환자에게 장황하게 설명한다.

"제일 좋은 것은 오늘 결론이 나서 한 번에 수술을 끝내는 것이지요. 암이 아닌 선종으로 나오면 만세! 만세! 만세… 암으로 확실히 나와 수술이 한 번으로 끝나게 되면 만세! 만세… 잘 몰라 일주일 기다리게 되면 아무 말도 안 하고 그냥 수술을 끝낼 것입니다. 제발 만세를 세 번 했으면 좋겠습니다."

수술은 우선 결절이 있는 왼쪽 갑상선 날개와 왼쪽 중앙경부림프절청소를 해서 긴급조직검사실로 보낸다.

"오늘도 결과가 금방 안 나올걸……"

어? 그런데 오래 기다리지 않아 결과가 컴퓨터에 뜬다. '휘틀세포선종 가능성 있음. 중앙경부림프절중 1개가 전이가 의심되는데 사이즈가 1mm쯤 됨.'

"뭐야? 양성이라 해 놓고 림프절 전이가 의심된다고? 림프절 전이가 있으면 양성이 아닌 암이란 소리 아냐? 이거 뭔 진단이 이렇게 나오노? 야, 안 되겠다. 병리과 홍 교수 좀 연결해라. (……) 홍 교수, 이거 무슨 소리요? 휘틀세포암이면 전절제를 해야되는데 지금 진단이 이렇게 나왔으니까 어찌하란 말이요. 나 좀 살려 주쇼, 홍 교수."

"아, 그럼 면역염색 결과 보고 다시 말씀드릴게요."

"30분 정도면 되겠소?"

"네, 네, 그 정도면 충분합니다. 조금만 더 기다려 주셔요."

그렇게 30여 분을 더 기다리기로 한다.

전절제까지 갈 것인가 반절제로 끝날 것인가는 환자에게는 매우 중요하기 때문이다.

이윽고 컴퓨터에 결과가 짜잔~~ 올라온다. '유두암의 휘틀세포변종임.'

"뭐라고? 유두암의 휘틀세포변종이라고? 휘틀세포암이 아니란 말이지. 유두암 집안인데 휘틀세포 비슷한 모양을 보인 암이란 말이지. 매우 드문 종류인데… 그럼 전절제를 할 필요가 없잖아, 1mm 이하 전이는 무시해도 되고… 오늘 수술은 여기서 종결이다."

결국 이 환자의 만세는 세 번은 아니더라도 두 번은 될 것이다. 환자에게는 좋은 일이지… 흐흐…

아… 왜 이렇게 마음이 무거울까…

> 1월 30일 / 40세 여성 환자

목요일(1월 29일)은 외래환자 보는 날이다. 요즘은 환자 수가 더 많아져 정말로 눈코 뜰 새가 없다. 작년에 '8인의 의사연대'가 일으킨 갑상선암 파동 때문에 수술을 취소했던 환자들이 다시 돌아오는 것도 원인 중 하나이지만, 새로운 환자의 절대수가 많아지는 것이 주원인인 것 같다. 새 환자들은 대부분 암이 많이 진행된 경우가 많아, 작년보다 시간이 더 많이 걸린다. 설명이 길어지기 때문이다.

그러던 중 늦은 오후 진료시간에 오 코디네이터가 진료실에 들러 황급히 말한다.

"교수님, 김 00 환자 있잖아요, 요 며칠 전 고용량요오드치료 받았던, 순애보 환자 말이에요. 지금 숨이 몹시 차서 병원에 왔어요.

급한가 봐요."

"그럼 빨리 봐야지, 며칠 전 찍은 흉부 CT사진 좀 보자. 아이구야, 벌써 왼쪽 늑막에 물이 좀 고여 있네, 더 심해진 모양이다. 다시 응급으로 폐사진 찍어 보자. 외과 전공의나 전담간호사 한나한테 연락해서 빨리 찍어 보도록 하라고, 그리고 빨리 입원시키고."

순애보 환자라면 필자에게는 잊지 못할 환자다. 17년 전 지방대학병원에서 두 번인가, 세 번 수술을 한 후 방사선치료까지 했지만 목에 거대한 재발이 생기고 폐까지 전이가 심하게 돼서 더 이상의 치료가 불가하다고 판정받고 모든 걸 포기하고 있다가 필자를 만나 재수술과 방사성요오드치료 후 호전돼 지금까지 정기적으로 추적을 해온 환자였다. 완벽하지는 않았지만 재수술 후 건강이 좋아져 당시 재수술을 하도록 설득한 남자친구와 결혼한 뒤 딸 하나를 두고 단란하게 살고 있었는데 작년부터 슬슬 재발되기 시작한 것이다.

폐 전이가 다시 커지면서 2번, 5번 경추, 8번 흉추와 오른쪽 7번 늑골에 전이가 의심되는 병변이 나타나고, 종격동에도 전이 림프절이 보이고 있었다. 그동안 잘 버텨 왔는데, 에휴.

그래서 우선 척추에 생긴 재발은 수술로 제거하고 폐 전이는 고용량방사성요오드치료를 하자고 했는데 척추전이암은 수술 대신 방사선치료를 하고, 폐 전이는 고용량방사성요오드치료를 받았다.

그런데 그만 늑막에 물이 고이는 불상사가 생긴 것이다.

"교수님, 흉부 사진 나왔어요, 입원실이 없어 우선 응급실로 밀고 들어갔어요, 응급실에도 자리가 없어 어거지로 들어갔어요."
"수고했어요, 한나. 아, 왼쪽 늑막에 물이 엄청 고였구만, 피그테일(pig tail) 삽입해서 물을 빨리 뽑아야겠다. 심장이 오른쪽으로 완전히 밀렸구먼, 저러니 숨이 차지, 응급이다!"
늑막에 물이 고인다는 것은 좋지 않은 징조다. 암이 늑막까지 퍼지고 폐 전이도 심해졌다는 의미다.

오늘 아침(1월 30일), 출근하자마자 전공의와 전담간호사인 한나에게 묻는다.
"그 환자 어떻게 됐어? 입원했어?"
"입원했어요. 근데 교수님, 그동안에 물이 4500cc나 나왔어요."
"엄청나구만. 이 환자는 이제 늑막재발 부위에 항암제치료와 방사선치료를 해야 할 거야. 그러지 않으면 늑막에서 계속 물이 나오거든... 그리고 늑막유착제를 흉강경을 통해 넣는 방법도 생각해 보고... 늑막유착제 주입부터 먼저하도록 하지,,, 월요일에 할 수 있도록 스케줄 올려."

오후에 병실로 가서 환자와 남편에게 말한다.

"이번에는 좀 크고 어려운 싸움이 될 겁니다. 항암제, 방사선치료, 늑막유착제 주입 등을 생각하고 있어요. 예쁜 딸 아이를 생각해서라도 이 싸움은 꼭 이겨야 해요. 딸 아이가 너무 이쁘던데… 이 아이를 봐서라도 우리 열심히 치료해 보자구요, 나도 이 큰 싸움에 동참할 거니까."

말은 이렇게 했지만 필자의 마음은 무거웠다. 같은 갑상선암세포라도 시간이 지나면서 더 악질세포로 변하는 성질이 있으므로, 17년 전의 암세포와는 다를 것이기 때문이었다.

외래에 내려오니 오 코디네이터가 걱정스러운 얼굴로 말한다.
"그 남편분 너무 좋은 사람이던데, 딸도 너무 이쁘게 생겼고… 여섯 살 밖에 안됐다는데… 지난번에 왔을 때는 돈도 만 원 줬는데… 너무 안 됐다."
"그러게 말이야…"
아… 왜 이렇게 마음이 무거울까…

+ 뒷이야기

이 환자는 이후 몇 번의 입·퇴원을 반복하며 늑막수술, 방사성요오드치료, 토모테라피, 항암치료 등 할 수 있는 모든 수단을 동원했으나 몰려오는 암의 쓰나미 공격에 맥없이 무너지고 말았다. 호흡곤란과 전신쇠약으로 인해 입원치료를 받다가 남편이 환자를 안고 침대로 옮기던 중 호흡이 정지돼 한 많은 생을 마감했다. 2015년 7월 15일 오전 4시 52분이었다. 사망 즈음 PET-CT 상에는 양쪽 폐, 종격동, 늑막, 경추, 흉추, 요추, 골반뼈, 대동맥 주위 림프절 등 거의 모든 장기가 암으로 유린당해 있었다.

이 환자분의 마지막 진료일지를 작성하다가 결국 중도 포기했다. 그동안 헌신해온 남편과 어린 딸, 그리고 필자 자신에게 너무 잔인한 일이라고 생각되었기 때문이었다. 또한 살아남은 자들의 희망을 꺾을 수가 없으므로…

그러나 아직도 필자는 후유증으로 생긴 우울증에서 벗어나지 못하고 있다.

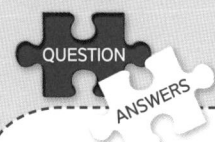

갑상선암 환자의 위험군 분류

미국갑상선학회의 진료지침(guidelines)에 따르면 갑상선암(유두암, 여포암) 환자를 암이 퍼진 정도에 따라 저위험군, 중간위험군, 고위험군의 세 가지 위험군으로 나눈다. 재발률을 보면 저위험군 5%, 중간위험군 5~20%, 고위험군 30~55%로 위험도가 올라갈수록 재발률이 올라간다.

1. 저위험군은 갑상선암이 갑상선 안에만 있고 림프절 전이가 2mm 이하 5개 이하일 때를 말한다. 이를 세분하면 단일 미세갑상선암(1~2%), 단일미세암이면서 BRAF 유전자 돌연변이가 있을 때(1~2%), 4cm 미만 크기 유두암(1~2%), 최소침습여포암(2~3%), 림프절 피막을 침범하지 않은 전이가 3개 이하일 때(2%), 다발성 미세유두암(4~6%), 갑상선 안에만 있는 2~4cm 크기 유두암(5%), 림프절 전이가 5개 이상일 때(5%), 전체 림프절 전이가 2mm 이하 크기일 때

2. 중간위험군은 공격적인 암세포, 최소 피막침범일 때, 혈관침범이 있고 0.2~3cm 림프절 전이가 5개 이상 있을 때를 말한다. 갑상선본체암이 4cm 이상이지만 미세 피막침범일 때(3~8%), 4cm 이하 유두암이지만 BRAF유전자 양성일 때(10%), 림프절 전이가 5개 이상일 때(20%), 육안으로 보이는 림프절 전이가 있을 때(20%)

3. 고위험군은 육안으로도 갑상선 피막을 뚫고 나갔거나, 불완전 절제, 원격 전이가 있고 3cm 이상 림프절 전이가 있을 때를 말한다. 혈관을 침범한 유두암(15~30%), 갑상선 피막 밖 침범이 있고 BRAF 돌연변이가 있을 때(10~40%), 3cm 이상 림프절 전이가 있을 때(30%), 1cm 이상 암이고 TERT 돌연변이와 BRAF 돌연변이가 있을 때()40%), 림프절 피막침범이 있는 림프절 전이가 3개 이상 있을 때()40%), 육안으로도 갑상선 밖 침범이 있는 경우(30~40%), 혈관침범이 심한 여포암일 때(30~55%)

※ 괄호 속 %는 재발률을 나타낸 것임

만세 3번? 만세 2번?
만세 1번? 만세 없다?

> 2월 1일 / 30대 초와 40대 중반 여성 환자

요즘 필자에게는 암이 많이 퍼져 수술이 어려울 것 같은 환자나 암인지 아닌지 모호한 진단으로 찾아오는 환자가 많다. 전자의 경우에는 퍼진 정도에 따라 수술을 하면 되지만, 타 병원에서 여러 검사를 해봤음에도 암인지 아닌지 애매모호한 경우에는 골치가 아프다. 환자들이 무언가 속 시원한 대답을 들을 수 있을 거라는 큰 기대감을 가지고 오기 때문에 필자로서는 부담감이 생기지 않을 수가 없다.

물론 가지고 온 자료를 보거나 재검을 통해 '암이냐, 아니냐'를 구분한 뒤 적절한 처방을 내리게 되는 환자가 많지만, 일부 환자들은 명쾌한 답을 얻을 수 없어 곤란을 겪기도 한다. 그중 가장 대표적인 것이 여포종양(follicular neoplasm)이나 휘틀세포종양(Huthle cell neoplasm)이다. (이 외에도 비정형세포-atypia라는 골칫덩어리가 또 있기는 하다) 보통 종양이라고 하면 이 용어가 암을 지칭하는 것이라 지레짐작하고 겁을 먹는 경우가 많다. 그러나 미리 겁내지 마시라. 종양이란 말은 쉽게 얘기해서 그저 '혹'이라는 뜻이다. '암이다, 암이 아닌 양성이다'라고 말할 수 있는 용어가 아닌 것이다. 말하자면 암도 포함되고, 양성 혹도 포함되는 용어이다.

여포종양이라면 여포암(follicular carcinoma)과 아직 암이 아닌 여포선종(follicular adenoma)을 포함하는 말이고, 마찬가지로 휘틀세포종양도 휘틀세포암(Huthle cell carcinoma)과 휘틀세포선종(Huthle cell adenoma)을 포함하는 말이다. 일반적으로 여포종양이라고 하면 30% 정도는 암이고, 70%는 아직 선종 단계에 있고, 휘틀세포종양이라고 하면 40~50%는 암이고 50~60%는 휘틀세포선종 단계에 있다고 본다. 휘틀세포종양은 클수록 암일 가능성이 높아 4cm이상되면 80%가 암으로 밝혀진다(Am J Clin Pathol 1988 :89:764~769).

문제는 여포선종이나 휘틀세포선종이 시간이 지나면 암(cancer)으로 변한다는 것이다. 따라서 세침검사에서 여포종양이나 휘틀세포종양이라고 나온 경우 아직 암이 아닌 선종 단계에서 절제하면 완치를 바라볼 수 있다. 여포종양이나 휘틀세포종양은 세침세포검사로 얻은 세포 모양만 봐서는, 현미경으로 봐도 암인지 선종인지 도저히 구분이 안되고, 종양이 포함된 갑상선 날개를 떼어서 종양세포가 종양의 피막을 침범했거나 종양의 혈관(lymphovascular invasion)을 침범했으면 암이고 그렇지 않으면 선종이라고 진단하게 돼 있다. 그러니까 정확한 진단을 붙이기 위해서는 수술이 불가피하다.

그런데 두 가지 종양의 악명이 높은 것은 유두암과는 달리 수술 중 긴급조직검사로 '암이다, 암이 아니다'가 정확히 진단되지 않기 때문이다. 확실한 것은 떼어낸 종양에서 피막이나 혈관침범 유무를 현미경으로 면밀하게 관찰해야 알 수 있는데, 이 과정이 일주일이나 걸린다. 그러니 진단이 어렵다는 것이다.

그래서 필자는 수술 중 긴급조직검사에서 확실히 양성이라고 진단되면 '만세'를 세 번 하고, 암이라고 확실히 진단됐는데 반절제만 해도 되는 경우면 '만세'를 두 번 하고, 암으로 진단됐는데 전절제까지 해야 되면 '만세' 한 번, 진단이 잘 안돼서 암인지 아닌지 잘 몰라 일주일을 기다려야 되는 상황이면 '만세 없다' 하고 수술을 종결시킨다. 일반적으로는 '만세 없다'가 대부분이니 환자 입장에서는 불만이 터져 나올 수밖에 없다.

오늘 수술한 30대 초 여성 환자는 1.2cm 여포종양이, 40대 중반 여성 환자는 2.67cm 허틀세포종양이 의심돼 소위 진단적 갑상선엽절제술(diagnostic lobectomy)을 하게 됐는데 수술 시작 전에 여러 가지 가능한 상황에 대해 설명하고는 '만세! 만세! 만세!'로 끝났으면 좋겠다고 말했다. 그런데 정말 두 환자 모두 '만세! 만세! 만세!'가 된 것이다. 각기 여포선종과 휘틀세포선종으로 진단됐기 때문이다. 대박~~

비록 면역염색 때문에 시간은 걸렸지만 '만세 없다' 상황이 안된 것만 해도 어디냐 싶었다.
"앞으로도 오늘 같이 수술 중에 진단이 제대로만 된다면야 무슨 걱정이 되겠노…"
두 분의 환자 모두, 앞으로 걱정 없이 평생 잘 살았으면 좋겠다.

우리 아기 시집 보낼 때까지
살 수 있을까요?

> 2월 11일 / 30대 초 여성 환자

 "햐~, 이 환자도 미만성 석회화변종(diffuse sclerosing variant of papillary thyroid carcinoma)이네, 요즘 미만성 시리즈로 나가는구만. 참 희한하네, 우째 이런 환자들만 몰려 오노? 근데 이 환자는 퍼져도 너무 퍼졌다. 최근 미만성 환자 중에 제일 심하네, 출산한다고 늦게 찾아와서 그런가?"

 이 환자를 처음 만난 것은 지난해 12월 2일이었다. 사실 처음 갑상선에 이상이 발견된 것은 6월 중순경이었는데 그때는 임신 중이라 갑상선보다는 안전한 출산이 더 중요하다고 생각돼 병원을 찾지 않고 있다가 9월 4일에 딸아이를 출산하고 10월 4일에 우리 병원 내분비내과를 찾아왔던 것이다. 내분비내과에서 초음파가이드하 세침검사로 갑상선유두암이 진단되고 필자를 찾아오는데도 거의 한 달이나 더 걸리고...

처음 초음파 영상을 본 순간 '헉, 이렇게 심한 석회화변종이? 그 동안 뭐 했어?' 싶은 생각이 확 들었다. 미만성 석회화변종의 특징인 눈폭풍(snowstorm)모양의 암 덩어리가 오른쪽 갑상선 날개 전체를 휘몰아치고 여기서부터 눈꽃 같은 암세포들이 왼쪽 날개까지 흩날리는 것처럼 보였다. 전형적인 미만성 석회화변종의 모양인 것이다. 이 변종의 특징대로 중경부림프절과 오른쪽 옆목림프절 체인을 따라 암이 퍼져 림프절들이 큼직큼직해져 있었다. 특히 오른쪽 내경정맥을 따라 퍼져 있는 림프절들은 장난 아니게 커져 있었는데 맨 아래쪽 내경정맥과 쇄골하 정맥이 만나는 부위에 꽉 박혀 있는 림프절 전이는 겉으로 봐도 어린아이 주먹만큼이나 불룩하게 올라와 보였다.

이렇게 커진 전이 림프절은 내경정맥과 총경동맥을 내측으로 밀고 있기 때문에 이 부위를 수술할 때는 발발 기면서 혈관과 신경(미주신경, 교감신경, 횡격막신경 등등) 보존에 온 힘을 쏟아야 한다.

"교감신경 손상 때문에 오는 오너증후군이 골치가 아프지... 젊은 여성인데..."

왼쪽 옆목림프절들도 약간씩 커져 있어 전이가 의심된다. 이곳

림프절도 떼어서 전이가 되었는지 확인해 봐야 한다. 수술을 빨리 해줘야 하는데, 허이구야, 갑상선기능항진증이 동반돼 있어 금방은 수술이 불가한 것이 아닌가.

"죽어라 죽어라 하는구만, 마음은 급하지만 기능항진 상태에서 수술하면 위험하지…"

할 수 없이 12월 초부터 최근까지 항갑상선제로 기능항진을 컨트롤하고 오늘에야 수술을 하게 된 것이다.

수술대 위로 옮겨 눕는 환자는 이미 울어서 눈과 코가 빨갛다.

"어, 울었구나, 잘 해줄게요, 좀 큰 수술이지만 염려 안 해도 돼요. 잘 될 겁니다."

말은 이렇게 했지만 사실 오늘 전투는 만만치 않은 것이다. 수술이 연기되는 바람에 암이 더 퍼져 버렸기 때문이다. 갑상선 자체를 떼어 내는 데도 기능항진증이 있었기 때문에 지혈에 어려움이 많아 시간이 걸렸고, 옆목림프절청소술을 하는데도 고전했다. 다행히도 떼어낸 왼쪽 옆목림프절에는 전이가 없단다. 그래도 어찌어찌해서 수술은 큰 이벤트 없이 잘 종결됐다.

저녁 회진으로 병실에 올라가니 비슷한 외모의 훈남 남편이 간호를 하고 있다. 목소리도 좋고, 어깨 운동장애 없고, 오너증후군 없고, 손발저림도 없다. 수술에 따른 문제들이 하나도 안 보인다.

"잘 회복할 겁니다. 이제 2개월 후 고용량방사성요오드치료하고, 또 6개월 후 2차 요오드치료하면 오래오래 잘 살 수 있을 겁니다."

"교수님, 우리 아기 시집보낼 때까지 살 수 있을까요?"

"뭔 말씀? 시집보내고 손자 손녀 시집, 장가가는 것까지 봐야지…"

이 환자는 임신 중에 진단돼, 출산을 하고 갑상선기능항진증을 콘트롤 한 뒤에 암이 좀 더 퍼진 상태에서 수술을 했지만 결과적으로는 잘 된 것이다. 예후는 좋을 것 같다.

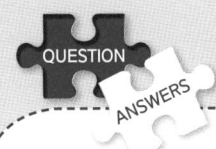

목 림프절의 분류

목의 림프절은 한쪽에 150개씩 오른쪽 왼쪽을 합치면 300개나 분포돼 있다. 이렇게 많은 림프절을 하나하나 따로 떼어서 기억하기에는 무리가 있어 부위에 따라 묶어서 7개의 그룹으로 나누어서 표시한다.
내경정맥을 따라 내려가는 그룹이 있고(이곳에 림프절 분포가 가장 많다), 측경부의 뒤쪽으로 따라 내려오는 부신경(accessory nerve)을 따라 내려오는 그룹이 있고, 쇄골 상부에서 횡으로 분포하는 림프절들이 있는데 이것들은 부신경을 따라오는 림프절들과 내경정맥을 따라 내려오는 림프절 그룹과 연결되어 있다.
내경정맥 림프절 그룹을 상, 중, 하로 나누어서 Level I(턱밑 림프절군), Level II(상부 내경정맥 림프절군), Level III(중내경정맥 림프절군), Level IV(하부내경정맥 림프절군)으로 나누고, 부신경을 따라 내려오는 Level V(부신경 림프절군), 그리고 Level VI(중앙 림프절군)과 Level VII (종격동 림프절군)으로 나눈다. Level I, II, V 림프절은 다시 A와 B로 세분하기도 한다.
갑상선암은 주로 Leve VI, Level III, Level IV 림프절군으로 많이 전이된다.

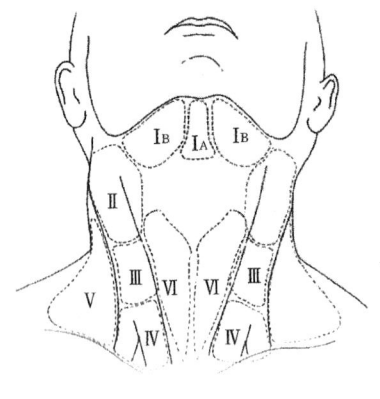

I_A 턱 밑 림프절 IA군
I_B 턱 밑 림프절 IB군
II 상부 내경정맥 림프절군
III 중부 내경정맥 림프절군
IV 하부 내경정맥 림프절군
V 후삼각 경부 림프절군
VI 중앙경부 림프절군

미분화암으로 변하고 난 다음에는
어쩔 수가 없는데...

> 2월 16일 / 70대 여성 환자와 60대 남성 환자

지난 목요일 외래환자 보는 날.

음력 설 연휴 때 못 본 환자들이 밀려와서 그야말로 갑상선암센터는 북새통이다. 정신없이 환자를 보는데 70대 아주머니 환자 한 분과 여러 명의 남자 보호자들이 함께 진찰실로 들어온다.

목을 보는 순간 '어이구야 이를 어쩌나' 하는 생각밖에 안 드는 상태다. 목 전체가 거대한 종양으로 뒤덮여 있고 만져보니 옴짝달싹하지 않는다. 오른쪽 종양의 한 가운데는 작은 바늘구멍이 보이고, 바늘구멍을 통해 암 덩어리가 삐져나오고 있다.

"아주머니, 이 바늘구멍은 어떻게 된 겁니까?"

"아, 일주일 전에 바늘로 검사하고 갑자기 커지고 나빠졌어요. 그 병원에서 잘못한 거 같아요."

"아주머니, 그 병원 잘못이 아니고요, 이 혹은 건드리면 더 빨리

나빠지는 종류에요. 이런 혹은 수술하면 상처가 낫기도 전에 금방 다시 자라 나오지요."

"그 병원에서 잘 못했어요, 더 커지고 나서 오른쪽 어깨, 팔, 손이 이렇게 팅팅 부었어요."

아~ 두말할 것 없이 이 환자의 혹은 미분화갑상선암이 악화된 것이다.

가져온 CT스캔과 다른 영상을 보니 "휴... 대단하다, 대단해"라는 말 밖에 안 나온다.

암 덩어리가 목 전체를 다 침범하고 오른쪽 목은 혈관이 안 보일 정도로 종양이 완전히 점령하고 있다. 타 병원의 세침검사 결과에서는 왼쪽은 미분화암이고 오른쪽은 악성육종세포로 가득 차 있다고 돼 있다. 이 역시 미분화암의 한 타입으로 이제는 수술로 고치기는 물 건너가도 한참 건너 간 상태인 것이다.

함께 온 보호자분들의 말에 의하면 왼쪽 갑상선 혹은 30년 전부터 있었는데 이것이 갑자기 커지고 퍼져서 이렇게 되었단다. 상황을 설명하고 어쩔 수 없다고 했지만 어떻게든 필자가 맡아서 치료해 달라고 애원한다.

"죄송합니다. 그럼 우선 항암치료와 방사선치료를 하고, 종양이 수술할 정도로 작아지면 수술을 생각해 보겠습니다. 30년 전에 왼쪽 갑상선 혹이 발견됐을 때 간단히 수술했으면 좋았을 텐데 지금은 어쩔 도리가 없어서…"

환자는 우선 종양내과로 옮겨서 치료받기로 한다. '예후는 글쎄…'라고 생각하면서 말이지.

오후 진료가 다 끝나가는 시간에 이번에는 67대 후반 남성 환자분이 여러 명의 보호자분과 들어온다. 아… 역시 목에 심상치 않아 보이는 큰 종양이 보인다. 만져보니 역시 미분화갑상선암이 의심된다. 이번에도 오른쪽 종양이 더 크고 옴짝달싹하지 않는다. 그렇지만 손으로 움직이게 해보니 약간의 가동성이 있는 것 같기도 하다. 잘하면 수술이 가능할지 모르겠다.

가져온 자료를 보니 역시 미분화암이다. 영상 사진에는 종양이 오른쪽 총경동맥을 덮고 있지만 수술이 불가능할 것 같지는 않다. 수술하고 항암치료와 방사선치료를 하면, 어쩌면 절망적은 아닐지도 모른다는 생각도 든다.

그런데 환자는 고혈압에다 관상동맥이 막혀 스탠드시술을 받은 병력이 있기 때문에 이에 대한 안전도 검사가 통과돼야 마취를 할 수 있다. 게다가 다음 주는 설 연휴가 있어 진료의 공백이 있고, 필자도 외국여행이 계획돼 있어 참 난감한 상황이었다. 할 수 없이 환자와 가족에게 양해를 얻는다.

"수술을 빨리 하긴 해야 되겠는데 제가 직접 맡기는 지금 곤란하니까 제 아래에 있는 젊은 김 OO교수가 우선 맡도록 하고 어려워지면 제가 돕는 것으로 하면 어떨지요?"

"네, 네, 어떻게든 수술만 되면…"

그래서 김 OO교수가 내려와 환자를 맡아 일이 빨리 진행되도록 조치를 취해주었다. 빠르면 다음 월요일에 수술이 될지도 모르겠다고 생각하면서.

그런데 집에 돌아와 컴퓨터를 열어보니 이 환자의 딸로부터 쪽지가 와 있다. '고생만 해온 불쌍한 아버지다. 5년만, 아니 2년만이라도 살려달라. 아빠가 없는 세상 억울하고 분하고 세상이 싫다. 아빠를 꼭 살려 달라'는 내용의 절절하고 애절하고 가슴 아픈 부탁이다. 속 시원하게 "염려 마시라, 내 살려 드릴게"라고 했으면 좋겠지만 현실은 그렇지 못하니 가슴이 답답하고 먹먹하기만 하다.

이튿날 아침, 김 교수를 만나 물어본다.

"그 환자 어떻게 진행되어 가나?"

"아, 그분, PET-CT 해보니까 폐까지 시커멓게 전이가 되어 있어서 종양내과로 옮겨 항암치료를 하기로 했습니다."

"할 수 없지, 폐까지 갔다면 수술이 아무런 의미가 없지… 에휴…"

그렇다. 미분화암은 아직까지 인체의 암 중에서 가장 악질암이다. 한 번 퍼지기 시작하면 걷잡을 수가 없다. 미분화암이라도 사이즈가 작고 멀리 원격 전이만 없다면 그래도 희망을 갖고 적극적으로 치료를 해 볼 수 있다. 이렇게 미분화암으로 변하기 전에 발견되어 치료하면 어느 암보다 치료가 잘 되는 암이 갑상선암인데 '갑상선암은 암도 아니다'라고 말하는 '비(非)갑상선전문의'들이 이런 환자를 양산하고 있는 것이다.

초기에 발견되면 반절제만 하고 약도 안 먹고 안심하고 살 수 있는 암이 갑상선암인데 말이지. 하아… 미분화암으로 변하고 난 다음에는 어쩔 수가 없는데…

전이림프절이 성대신경을 싸고 있으면 집도의는 긴장한다

> 2월 23일 / 50대 초 여성 환자

지난 12월 중순 건강진단에서 발견된 갑상선유두암으로 전원되어 온 환자다. 가져온 초음파 영상을 보니 오른쪽 날개에 석회화(calcification)를 보이는 결절이 두 개 보이는데, 위쪽 것은 사이즈가 0.9cm이고, 아래쪽 것은 1.3cm다. 두 개 모두 경계가 삐쭉삐쭉하고. 위쪽 것은 뒤쪽 피막을 뚫고 나갔고, 아래쪽 것은 앞쪽 뒤쪽 피막을 침범했으나 위쪽 것만큼 심하게 뚫고 나간 것 같지는 않다. 왼쪽 날개에도 똑같은 모양을 가진 0.5cm 결절이 보이는데 세침검사에서는 암세포를 발견하지 못했다고 한다. 아마도 작아서 뽑아져 나온 세포수가 적어서 그렇게 보였는지도 모른다.

암이 얼마나 더 퍼졌나를 알아보기 위한 초음파스테이징을 보니 오른쪽 중앙경부에 전이가 강력하게 의심되는 림프절이 0.8cm

크기로 두 개 보이고, 오른쪽 level 4 옆목림프절에도 1.0cm크기의 전이림프절이 자리잡고 있다. 림프절의 장축과 단축(long and short axes)의 비율(장축/단축), 즉 Solbiati index가 2 이하이고, 지방문(fatty hilum)의 소실, 불규칙적인 경계, 약간의 고에코(hyperechoic)가 보이는 것을 봐서 전이가 의심됐다(Thyroid 2015 ;25(1):3~14). 결정적인 것은 오른쪽 level 4 림프절에서 체크한 Tg(thyrpglobulin)가 5000ng 이상이 되어 옆목림프절 전이가 확실하다는 것이다.

갑상선전절제술 + 중앙경부청소술 + 오른쪽 옆목림프절청소술을 하기로 한다. 그래도 전이된 림프절 수가 많지는 않아 수술은 어렵지 않을 것으로 생각됐다. 그런데 웬걸, 오른쪽 옆목림프절청소술은 스무스하게 진행되는데, 중앙경부림프절청소술에서 그만 브레이크가 걸린다. 전이림프절 한 개가 오른쪽 성대신경을 감싸는 모양으로 침범해 있는 것이다.

이러한 림프절 전이는 암세포가 림프절 피막(lymphatic capsule)을 뚫고 나갔기 때문에 재발률이 높고 장기 생존율이 다소 떨어진다(Thyroid 2014 ;24 (12):1790~5).

그렇다고 해도 우선 성대신경을 살리면서 전이된 암조직을 성대신경으로부터 분리해 내는 것이 급하다. 수술 후 신경손상으로 인해 목소리가 쉬면 환자가 크게 실망할 수 있으므로 어떻게든 살릴 수 있는데 까지는 살려야 하는 것이다.

필자의 어깨가 빠져나가는 긴장 속에 온갖 신경을 다 쓰면서 어찌어찌 신경과 암조직을 분리하는데 성공한다. 이후부터는 일사천리로 진행돼 별 탈 없이 수술이 종결되었다.

문제는 성대신경을 아무리 잘 보존했다 하더라도 수술 후 얼마 동안은 목소리에 변화가 올 수 있다는 것이다. 얼마 전 수술한 한 약사도 이 환자와 마찬가지로 성대신경과 암조직을 잘 분리해 내고 신경보존도 잘 됐다고 생각했는데 수술 1개월이 지난 현재까지 목소리 회복이 안돼 속을 태우고 있지 않은가. 결국은 돌아오겠지만 그때까지 환자가 고생할 생각을 하면 미안하기 짝이 없다.

수술이 끝나고 회복실의 환자를 찾아간다.
"수술 끝났어요, 아~~ 해보세요."
"아~ 아~, 감사합니다."
아, 소리가 잘 나온다. 약간 저음이지만 저 정도는 수술 직후에 있을 수 있는 정상적인 현상이다. 수술이 성공적으로 된 것이다.
수술 중 전이 림프절이 성대신경을 둘러싸고 있는 것이 발견되면 담당 집도의가 얼마나 긴장하게 되는지 환자는 모를 것이다.
아이고~ 아직도 오른쪽 어깨가 뻐근하네...ㅎㅎ

0.5cm 암인데도 옆목림프절까지 퍼지고

> 2월 25일 / 30대 초 여성 환자

수술실 안, 수술대로 옮겨 눕는 환자와의 대화다.

"어떻게 발견됐어요? 갑상선에 생긴 암은 아주 작은데 이렇게 옆목림프절까지 퍼지고... 작으니까 아무 증세가 없었을 텐데?"

"그냥, 회사 건강진단에서 발견됐어요."

"작년 한때 비갑상선전문의사들 말대로 증상이 없으면 진단도, 치료도 안 해도 된다고 했는데 그들 말대로 했으면 어떻게 될 뻔했어요?"

"그러게 말이에요."

"아직 미혼이죠?"

"아직 못 했어요..."

"상처가 덜 남도록, 하는 데까지 노력할 테니까 너무 걱정말아요. 나중에 피부과에서 레이저 치료도 받고... 지금 얘기 나눈 것을 나중에 기억할런지 모르겠네."

이 환자는 정말 아무런 증상이 없었단다. 그런데 회사에서 실시하는 정기검사에서 덜컥 갑상선유두암이 발견된 것이다. 사실 갑상선에서 발견된 혹은 우측에 0.5cm, 0.4cm, 0.28cm 크기의 결절이고, 좌측은 1.2cm, 0.8cm 크기의 결절이었는데 세침검사에서 유두암으로 확정된 것은 우측의 0.5cm 결절 하나뿐이었다. 초음파 영상에서 암이 의심되는 0.5cm 결절은 오른쪽 갑상선 날개의 위쪽 피막 근처에 위치해 있었다.

결절 속에 작은 모래알 석회화 소견(microcalcification)과 경계가 매끄럽지 못한 것이 유두암을 많이 시사한다. 게다가 오른쪽 옆목 level 3와 4 림프절들이 크지는 않지만 동그랗고, 지방문(fatty hilum)이 소실되고, 고에코(hyperechoic)를 보인다.

'저건 전이된 림프절 소견인데?'

아니나 다를까 역시 세침검사 결과가 유두암이 전이된 것으로 나온다.

다시 초음파를 자세히 보니 오른쪽 기도-식도 협곡(tracheoesophagial groove)과 총경동맥 뒤쪽으로도 전이가 의심되는 작은 림프절들이 산재해 있다.

'이것 참... 미혼 여자인데... 그래도 어쩔 것인가, 원칙대로 해줘야지...'

수술은 갑상선전절제술, 중앙경부림프절청소술, 우측 옆목림프절청소술을 해준다. 당연히 갑상선만 떼는 수술보다 절개선이 길어질 수밖에 없다. 다행히 level 2와 level 5에는 림프절 침범이 없는 것 같다. 그래서 위쪽 level 2와 level 5의 뒤쪽은 남겨두는 변법 옆목림프절청소술까지만 한다. 조금이라도 절개선의 길이를 줄여 주기 위해서다. 수술은 아무런 이벤트 없이 깨끗이 종결됐다.

저녁 회진으로 병실로 올라가서 보니 수술에 따른 합병증은 하나도 보이지 않는다. 목소리 좋고, 오너증후군 없고, 손발저림 없고, 어깨운동 장애도 없다.

"수술 전에 얘기 나누었던 기억해요?"

"네, 기억나는데요…"

"수술 자리 아픈 것은 오늘, 내일 이틀만 참으면 될 거예요. 조금만 참아요. 잘 회복할 겁니다."

돌아서 나오려는데 환자의 어머니가 눈물을 머금고 묻는다.

"괜찮을까요?"

"네, 네, 염려 마십시요. 앞으로 결혼하고 아기 가지는 데에도 아무 지장이 없을 것입니다."

에휴… 0.5cm 밖에 안되는 암인데도 옆목림프절까지 퍼지고…

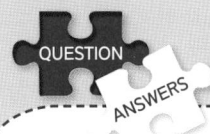

어떤 결절이 암일 가능성이 높아질까?

건강검진에서 갑상선결절이 발견되면 의사나 환자는 이 결절이 암인지 아닌지에 관심이 집중되지요. 2015년에 개정된 미국갑상선학회 가이드라인은 갑상선결절이 있는 환자에서 다음과 같은 소견이 있으면 암일 가능성이 높아진다(Thyroid 2016;26(1):1~133)고 하고 있습니다.

(1) 1세대 친족 중에 분화 갑상선암환자가 있을때

(2) 어린이나 청소년 시기에 방사선 피폭이 있었을 때

(3) 그 전에 세침검사를 통해 갑상선암으로 진단됐을 때

(4) 남성의 갑상선결절일 때

(5) PET 영상으로 갑상선에 흡착이 있을 때

(6) 가족 중에 다발성 내분비종양이나 가족성 수질암이 있을 때

(7) 혈청 칼시토닌이 50~100pg/ml 이상일 때

(8) 원자로 사고 지역에 거주하는 사람일 때

이상 8가지에 해당되는 결절은 초음파가이드 하에 세침검사를 해서 정확한 진단을 얻어야 되겠지요.

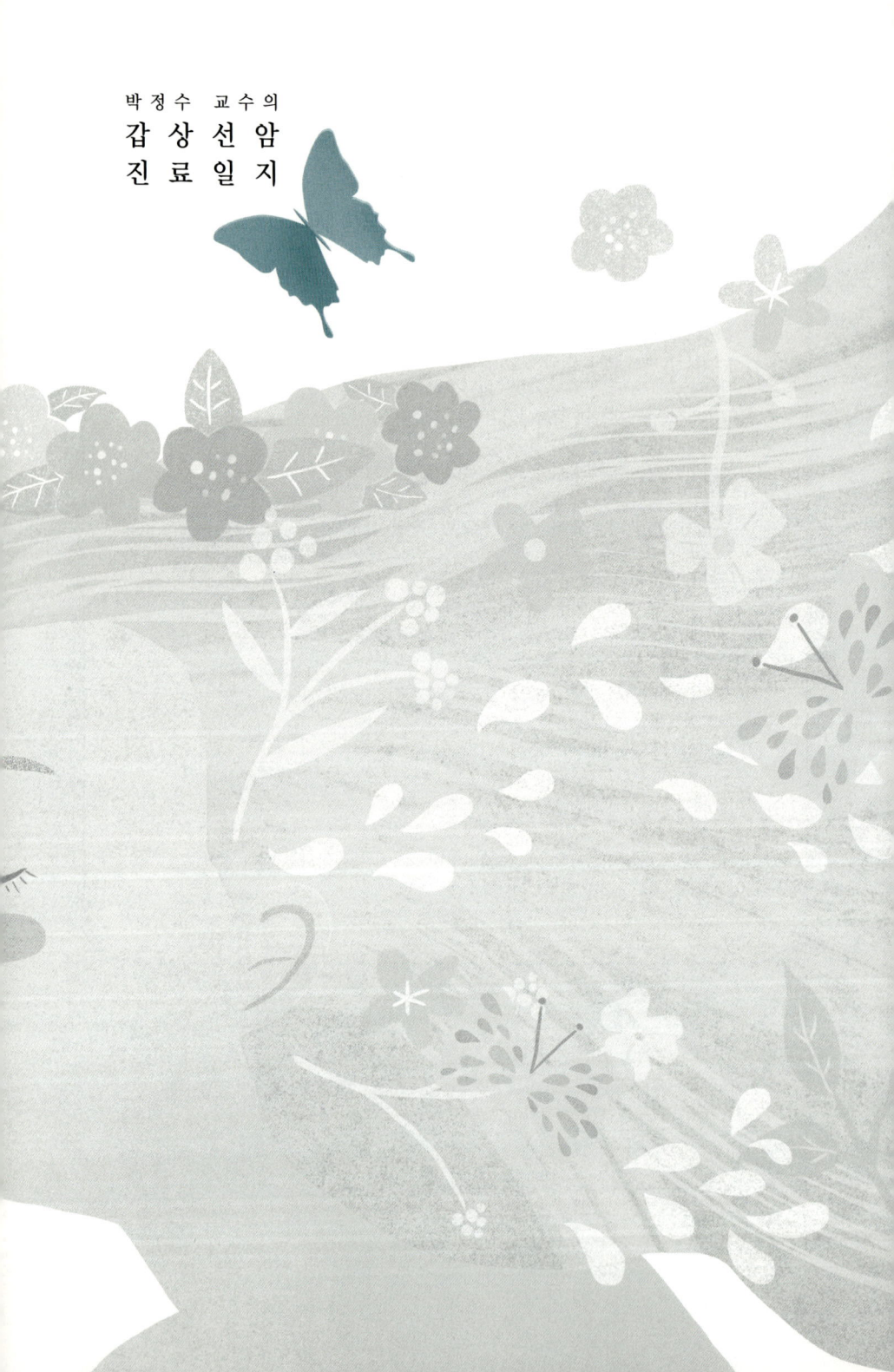

박정수 교수의
**갑상선암
진료일지**

Spring

미만성 석회화(경화성)변종에
성대신경침범까지 있으니...

3월 2일 / 30대 중반 여성 환자

"거참 이상하네, 요즘 왜 이런 환자가 증가하지? 이런 환자만 몰려와서 그런가? 걸핏하면 미만성 석회화변종이라니... 우리나라는 원자로 사고도 없었는데 말이지. 게다가 이 환자는 성대신경침범까지 있고... 어렵다, 어려워..."

이 환자를 처음 만난 것은 2015년 1월이다. 아무런 증상이 없었는데 건강검진에서 오른쪽 갑상선 날개에 유두암이 발견돼 필자에게 넘어온 환자다.

가지고 온 초음파 영상을 보니, 아이구야, 또 미만성이네, 눈폭풍이 오른쪽 갑상선 날개에서 회오리를 일으키고, 눈발이 이리저리 휘날리고(snowstorm)... 중앙경부림프절 전이가 오른쪽은 물론이고 왼쪽에도 전이가 보이고... 게다가 오른쪽 옆목 level 3, 4에 전이림프절이 더글더글 자갈밭을 이루고 있지 않은가.

환자는 전혀 증상을 느끼지 못했다고 하지만, 이렇게 전이가 심한 경우 빨리 수술을 해줘야 한다. 오 코디에게 수술 날짜를 좀 당겨 보라고 한다.

미만성은 갑상선유두암의 한 변종으로 분류되고 있지만 전형적인 유두암과는 임상, 병리, 분자 생물학적 소견이 다르다. 최근 자료(Crit Rev Onco Hematol 2014 Dec 18, epub)에 의하면 전체 유두암의 0.7~6.6 % 정도로 그리 흔한 종류는 아닌 것으로 돼 있다. 주로 30대 이하 젊은 여성에서 잘 생기는 것으로 돼 있으나, 체르노빌 원자로 사고 같은 방사능 피폭 지역에는 어린이에게도 호발한다. 아마 일본 후쿠시마에도 같은 현상이 나타날 것이다.

미만성은 전형적인 유두암과는 달리 명확한 결절이 형성되기보다 암세포가 작은 모래알처럼 확산(擴散) 되는 모양을 보인다. 대부분 만성 갑상선염을 동반하고 있고, 초반부터 잘 퍼지는 성질을 가지고 있다. 림프절 전이율은 전형적인 유두암보다 2배 높고(80% vs 43%), 피막 밖으로 잘 퍼져 나가며(40%), 폐, 뼈, 뇌 등 원격장기 전이가 평균 5%(최고 19%) 정도 일어난다. 전형적 유두암에 비해 BRAF 돌연변이율은 낮으나 RET/PTC 재배열률은 높은 양상을 보인다.

이러한 모양을 보아 미만성 석회화변종은 전형적인 유두암과 비교해 예후가 나쁜 것으로 알려져 있으나, 최근에는 8년 추적 성적을 볼 때 13%(n=89/641)의 재발률, 3%(n=19/641)의 사망률을 보여, 기존에 알려졌던 것과 달리 전형적인 유두암과 크게 다르지 않은 것으로 보고되고 있다. 이는 아마도 옛날보다 암이 빨리 발견되고 더 적극적인 치료(aggressive treatment)를 했기 때문일 것이다. 말하자면 미만성이라고 진단돼도 광범위하게 암조직을 제거하고 수술 후 고용량의 방사성요오드치료와 TSH억제치료를 적극적으로 하면 희망을 가져도 된다는 것이다.

오늘 이 환자도 중앙경부림프절과 오른쪽 옆목림프절에 전이가 많이 일어났지만, 큰 어려움 없이 스무스하게 수술이 진행됐는데, 며칠 전 환자처럼 오른쪽 성대신경이 전이림프절에 의해 완전히 점령당해 있다. 지난번 환자보다 전이 림프절암조직이 성대신경을 둘러싸고 있는 정도가 훨씬 심하다. 부담 백 배다. '암조직과 함께 성대신경을 잘라야 할까, 암조직을 조금 남기더라도 성대신경을 보존해야 할까'하며 햄릿의 고민을 하고 또 한다. 자르게 되면 환자의 목소리는 100% 허스키하게 변할 것이다.

어찌어찌 필자의 오른쪽 어깨가 떨어져 나가는 고통스러운 미세수술 끝에 육안으로 보이는 암조직을 성대신경으로부터 분리해 내는데 성공한다. 신경 가닥에 암세포가 미세하게 남아 있을지는 몰라도 이 정도는 나중에 고용량요오드치료로 해결될 것이다.

병실로 가서 환자로 하여금 '아~' 소리를 내보게 한다.
"아~~"
약간 저음이지만 만족스럽게 나온다. 저 정도는 시간이 지나면 문제없을 것이다.
"어때요? 괜찮지요?"
"아뇨, 목소리가 변한 것 같은데요."
의료진 입장에서는 미만성 석회화(경화성)변종에다 성대신경침범까지 있어도 수술 후 저 정도의 목소리는 합격이라 생각되는데, 환자 입장에서는 만족스럽지 않은 모양이다.
우짜노, 이 정도는 감수해야지… 재발 없이 오래만 살아 주소…ㅎㅎ

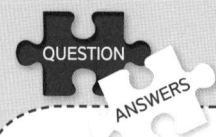

갑상선암 수술 후 목소리가 변했어요!

갑상선암 수술 후에 생기는 3대 수술합병증으로 (1) 목소리 변화 (2) 손발저림 (3) 수술 부위 출혈을 들 수 있지요. 이 합병증이 생기는 빈도는 각 나라에 따라서, 수술 집도의에 따라서 천차만별입니다. 대체로 선진국이라 하는 미국이나 유럽의 여러 나라에서 빈도가 높은 것으로 보고되고 있습니다. 한국은 의사들의 수술기술은 정평이 나 있어 대게 1~2% 정도 밖에 안 됩니다. 필자는 1%에 못 미치고 있습니다. 그렇다 하더라도 당사자인 환자 입장에서는 고통스럽기 짝이 없지요.

수술 후 목소리 변화는 왜 일어나고, 언제 회복되나요?

1. 수술 중 아무 잘못이 없었음에도, 환자가 느끼기에 목소리가 변했다고 느끼는 것입니다. 이는 목소리에 관여하는 근육들이 수술 후 굳어져 발성에 어려움이 생기는 현상이니 시간이 지나 2~6개월 후에는 자연적으로 호전되는 것이 보통입니다.

2. 목소리를 내는 성대신경은 온전히 보존되었는데 신경근처에 암이 있어 이를 제거할 때 성대신경으로 가는 혈류가 차단되거나 수술 중 사용한 수술기구에서 나는 열 때문에 일시적 열 손상을 입어 신경기능이 떨어져서 목소리 변화가 올 수 도 있습니다. 또 신경은 남겨두었는데도 신경근처에 퍼진 암조직을 떼어 내느라고 수술조작이 많아짐으로 인해 신경기능이 약해져서 오는 경우도 있습니다. 신경의 연결이 남아 있기 때문에 인내심을 가지고 기다리면 대부분 돌아오게 되어 있습니다.

3. 암조직이 성대신경을 싸고 있거나 성대신경의 일부를 침범했을 때, 성대신경을 최대한 남겨두기 위해 암조직을 성대신경으로부터 깎아내는 수가 있습니다. 이 경우 남아 있는 신경조직의 기능이 살아있으면 목소리는 일시적으로 허스키하게 변화하지만, 역시 시간이 지나면 돌아오는 것을 기대할 수 있습니다. 문제는 이런 시술을 받은 모든 환자에서 같은 결과를 볼 수 없다는 것입니다. 2~6개월 기다려도 호전이 없을 경우, 성대 주입술을 하면 그 자리에서 바로 목소리가 좋아지는 것을 느낄 수 있습니다.

4. 암조직과 함께 성대신경을 같이 절제된 경우는 필연적으로 그쪽 신경의 기능이 소실되어 목소리 변화(허스키)가 온다는 것입니다. 이때는 너무 기다리지 말고 적절한 시기에 성대성형술을 받는 것이 좋겠습니다.

성대신경의 기능이 떨어졌을 때는 목소리가 변하는 것 외에 물을 마실 때 사레가 잘 들린다는 것이 환자에게는 참 고통스럽습니다. 물을 마실 때는 목을 약간 수술 부위 쪽으로 숙인 상태에서 빨대로 조금씩 마시면 사레가 덜 들리게 됩니다. 이것도 시간이 지나면 자연적으로 호전되는 것이 보통입니다.

성대신경의 기능이 돌아오지 않고 사레가 심해 환자가 불편해하면 성대주입술을 시행할 수 있습니다. 성대주입술은 비침습적이고 합병증이 적으며 주입 물질에 따라 입원이나 전신마취 없이 외래에서 가능하다는 여러 장점을 가지고 있습니다. 환자가 몹시 불편해할 경우 시술을 조기에 할 수 있습니다. 요즘은 자연 호전되는 2 ~ 6개월을 기다리기 힘든 경우 조기에 시행하는 것을 권유하고 있습니다.

성대주입술을 하면 그 자리에서 마술처럼 목소리가 좋아지는 것을 경험할 수 있습니다. 그래도 시술 후 1주 이상 목소리를 아끼는 것이 좋다고 돼 있습니다. 환자들에게는 좋은 소식이지요. 지난주에 필자의 환자 중에 상기 (3)에 해당되는 환자가 생겨, 환자에게 몹시 미안하고 불편합니다. 환자가 직장에서 말을 많이 해야 하는 직종에 있다고 하니 수술에서 회복하는 대로 조기 성대주입술을 시행해 빨리 직장에 복귀할 수 있도록 해야겠다고 생각하고 있습니다.

비만과 흡연은 갑상선암에도 나쁘다

3월 4일 / 40대 초 남성 환자

수술대 위로 옮겨 눕는 환자를 보니 몸집이 좀 있는 것 같다.
"어서 오세요, 근데 체중이 얼마나 돼요? 키는 얼마나 되고요?"
"95kg 나갑니다. 키는 172cm이고..."
"아주 작은 키는 아니군요. 담배는?"
"아, 끊었습니다. 보름 전에..."
"아이구, 오래전에 끊었네요. 잘 끊었습니다. 이참에 완전히 끊도록 하지요. 이제 담배도 갑상선암의 한 원인으로 지목되고 있습니다(Cancer Causes Control 2014;25:1187~1195). 비만에다 담배까지 피우면 갑상선암이 더 잘생기는 것으로 되어 있지요."

이 환자는 지난 12월 초 건강진단에서 갑상선유두암 진단을 받았다고 한다. 물론 갑상선암과 관련된 증상은 전혀 없었다. 그런데 가지고 온 초음파 영상을 보니, 하~ 이거 강적 중의 강적이다.

험악하게 생긴 암 덩어리가 오른쪽 갑상선 날개에 3개가 있는데 제일 큰 것은 2.47cm이고 작은 것은 0.7cm이다. 이중 큰 것 2개는 피막을 뚫고 나갔다. 한 개는 소위 마의 삼각지점에서 피막을 뚫고 나가 오른쪽 식도벽과 성대신경을 침범하고 있다. 또 다른 한 개는 나비의 몸통에 해당하는 협부에 1.9cm 크기로 있고 이놈 역시 피막을 뚫고 나왔다. 왼쪽 날개에도 마의 삼각지점에 0.5cm 크기의 미세석회(microcalcification) 결절 2개가 있다.

뿐만 아니다. 오른쪽 옆목 level III와 IV에도 전이 림프절들이 위세를 떨치고 있고, 중앙경부림프절들은 좌우에 여러 개 뒤엉켜 있다. 특히 몇 개는 오른쪽 식도를 따라 종격동 쪽으로 내려가고 있다.

"야~ 이놈들, 만만치 않은 놈들이다."

최근 모든 암의 20% 정도는 비만과 관련된 것으로 밝혀지고 있는데, 갑상선암도 비만인 사람이 그렇지 않은 사람보다 약 2배 정도 잘 생기는 것으로 되어 있다(Oncologist 2010; 15:556~65, Med Sci Monit 2015;21283~3750, Front Biosci 2011:3:555~64). 비만도(BMI=body mass index : 체중을 키의 제곱으로 나눈 수)는 18.5~24.9가 이상적이라고 하는데 오늘 이 환자는 32로 비만이 심한 정도에 들어가는 것이다.

비만인 사람에게서 갑상선암에 생기면 진단이 늦어지고, 수술 시야가 나빠 수술이 어려워지며, 상처치유가 느리고, 염증도 잘 생기는 등 여러 가지로 불리한 점이 많다.

오늘 이 환자도 목이 짧고 살집이 많은 데다가 암이 퍼진 정도가 심해 수술하면서 애를 많이 먹는다. 조직에는 기름이 많고 혈관도 약해 조직박리가 어렵고 지혈에도 시간이 걸린다. 이런 와중에 오른쪽 마의 삼각지점에 있는 암 덩어리가 갑상선 피막을 뚫고 나와 오른쪽 성대신경을 완전히 둘러싸고 있다. 정말로 어렵게 되어 있다.

"아니, 그저께도 성대신경침범 환자가 있었는데... 아직 어깨 아픈 것 덜 풀어졌는데, 그저께 환자는 오늘 이 환자에 비하면 어린아이 수준이었네. 아... 이거 잘라야 되나, 살려야 되나... 참 이상하네, 이런 환자들이 약속했나, 시리즈로 연속해서 찾아오고....."

수술 조수 닥터 김에게 6년 전 환자 얘기를 한다.

"6년 전 신촌에서 강남으로 오자마자 미국에서 성악 공부하는 여성 환자를 수술한 적이 있는데, 이 환자가 말이지, 마의 삼각지점에 있는 암 덩어리가 성대신경을 약 1cm 길이로 완전히 점령하고 있었지. 성악하는 사람이 성대신경이 잘리면 성악가로서의 생명이 끝나는 것이잖아, 그때 장항석 교수와 합동작전으로 몇 시간

걸려서 암과 성대신경을 분리해내는데 성공했지... 이후에 몇 차례 고용량방사성요오드치료를 했고... 그런데 이 환자가 재작년에 인사를 온 거야, 성악공부 다시 하러 미국으로 간다고 말이지, 그때 성대신경을 잘랐다면 어떻게 되었을까..."

오늘 이 환자 역시 천신만고 끝에 암 덩어리와 성대신경을 분리해내는데 성공한다. 그리고 왼쪽 부갑상선을 보존하는 데에도 필사의 노력을 경주한다. 수술 후 필자의 오른쪽 어깨는 떨어져 나갔다.

"암과 분리한다고 성대신경을 많이 조작했으니까 아마도 수술 후 얼마 간은 목소리가 변할 거야. 우선 신경 부기를 빼기 위해 지금 Dexa 주사 한 대 놓아주셔."

병실로 올라가 우선 환자의 목소리를 체크해 본다.
"어? 괜찮네. 목소리가 괜찮네. ㅎㅎ"
그리고는 환자에게 농담처럼 얘기한다.
"비만과 흡연은 갑상선암에도 나쁘거든요, 앞으로 체중 확 빼셔, 담배는 끊었다고 하니 됐고, 와이프가 남편 체중 책임지고 빼주셔... ㅎㅎ"
병실을 나오는데 같은 병실의 옆 환자가 한마디 건넨다.
"부인께서 남편을 몇 날 며칠 굶기면 되겠구먼."

➕ 추가

담배와 갑상선암과의 관계는 아직 왈가왈부 상태에 있다. 그렇다는 논문도 있고 관계없다는 논문도 있다. 심지어는 덜 생긴다는 주장도 있다.

의사의 능력과 성실도에 따라
치료 결과가 달라질 수 있다

> 3월 6일 / 30대 중반 여성 환자와 30~40대 후반 남성 환자

모든 암 수술의 목적은 암을 완벽하게 제거해 환자가 재발 없이 오래오래 잘 살게 하는 것이다. 재발이 없으면 암으로 인한 사망이 없어질 것이기 때문에 이는 곧 암이 정복된다는 소리와 같은 것이다. 이렇게 되면 얼마나 좋으랴, 무슨 걱정이 있으랴.

갑상선암 치료성적에 영향을 미치는 몇 가지 요인을 들면…

1. 어떤 암인가 (- 얌전한 것에서부터 걸리면 금방 퍼져서 사망하는 것에 이르기까지 종류별로 유두암, 유두암의 여러 변종, 여포암, 수질암, 저분화암, 악성 림프종, 미분화암 순으로 나쁘다.)
2. 치료 당시 암이 어느 정도 퍼져 있는가?
   (- 암병기가 낮을수록 좋다.)

3. 나이가 많은가?

    (- 똑같은 정도로 퍼져 있어도 젊을수록 좋다.)

4. 방사성요오드 흡착이 잘 되는 암(유두암, 여포암)인가?

    (- 젊을수록 흡착이 잘되어 좋다.)

5. 수술 전 여러 가지 영상검사로 암이 퍼진 정도를 정확하게 파악해 수술할 때 이를 놓치지 않도록 한다.

6. 수술 경험이 많아 환자에게 수술침습을 덜 입히면서 정확하게 암 병소를 제거한다.

7. 항암제 치료에 잘 견디고 잘 반응하는가, 그렇지 않은가.

– 등이 있다.

위에 열거한 여러 가지 중 1,2,3,4,7은 갑상선외과의사의 능력 밖이라 어쩔 수가 없는 것이지만 5, 6번은 의사의 능력과 성실도에 따라 치료 결과가 달라질 수 있다.

5번 항을 보자. 갑상선암 진단은 정말로 어렵다. 의심되는 결절이 있으면 기본 검사로 초음파 영상과 세침검사를 하게 되는데 이게 그리 간단치 않다. 세침검사로 '암이다, 아니다'를 정확하게 진단할 수 있는 것이 70~80% 밖에 안 되고 나머지는 '비정형(atypia)이다, 여포종양이다, 진단이 안 된다' 등으로 재검을 반복해도 모호하게 나오기 때문이다.

게다가 암으로 진단됐다고 해도 이것이 어디까지 퍼졌나를 파악하는 영상진단 또한 만만치 않다. 어찌 보면 림프절에 퍼진 것 같기도 하고 아닌 것 같기도 하고... 복잡하기 짝이 없다. 이때 갑상선의사, 영상의학전문가, 병리의학전문가의 경험과 실력, 그리고 이들의 협력이 정확한 진단을 얻는데 절대적이다. '나홀로'는 오류를 범하기 쉽다.

6번 항은 갑상선외과의사의 경험과 실력이 무엇보다 중요하다. 암이 퍼진 여러 변수에 따라 이를 해석하고 적절하게 대처한다는 것이 매우 중요한 것이다. 생명과 직결된 중요한 장기나 목소리에 관여하는 성대신경, 음식물이 넘어가는 식도, 호흡하는 기도에 침범한 암조직을 어떻게 요리하느냐에 따라 환자의 장래가 달라질 수가 있기 때문이다. 그러므로 갑상선외과의사는 끊임없는 지식 흡수와 수술 경험을 쌓아야 하는 것이다.

그런데 이보다 더 중요한 것은 생명을 최우선시하는 생명경외 사상과 환자를 존중하고 사랑하는 기본 마인드를 바탕으로 진지함과 성실함이 무장돼 있어야 한다는 것이다. 이는 모든 의사가 지녀야 할 덕목이기도 하다(그렇지 않을 때 '모 가수의 의료사고'와 같은 일이 일어날 수 있지 않을까 싶기도 하다).

오늘은 5건의 갑상선암 수술이 있었다.
물론 어제 오전에 영상의학과 교수, 전공의, 전임의, 전담간호사,

코디네이터 등과 함께 수술할 환자의 영상을 면밀하게 재검토했다. 오후에 대한 갑상선학회 춘계학술대회가 시작될 예정이기 때문에 초진 때 영상진단을 기초로 모두 반절제 가능성이 높은 환자들로 스케줄을 잡도록 했는데, 어쩌면 초진 때 생각했던 것과 수술 범위가 달라질 것 같은 환자가 3명이나 됐다.

30대 중반 여성 환자 :

2014년 11월 건강진단에서 오른쪽 갑상선 날개에 유두암이 발견된 환자다. 사이즈는 1.1cm이지만 앞쪽 피막과 붙어 있다(abutting). 그런데 왼쪽 날개에도 0.3cm와 0.2cm 크기의 작은 결절이 보인다. 작아서 양성인지 암인지 구분이 안되지만 그중 한 개가 저에코로 보이고 경계가 명확하지 않아 기분이 나쁘다. 환자에게 오른쪽 반절제 가능성이 많지만 왼쪽 결절의 긴급검사 결과에 따라 혹시 전절제로 바뀔지 모른다고 하고 수술을 시작한다.

그런데 아뿔싸, 그만 왼쪽 작은 결절이 면역염색 결과 유두암으로 나온 것이다. 할 수 없이 닫았던 수술창상을 다시 열고 전절제를 해준다. 미안한 마음에 병실 회진 때 전절제를 할 수밖에 없었다고 하니 실망한 환자가 "교수님을 3개월이나 기다렸는데…"라고 하며 몹시 아쉬워한다.

30대 후반 남성 환자 :

2014년 8월 중순 오른쪽 갑상선 날개에서 결절이 발견돼 세침검사 결과 비정형세포(atypia)로 나와 2015년 1월 중순에 필자를 찾아와 재검한 결과 유두암으로 진단됐다. BRAF유전자 돌연변이도 양성으로 나와 유두암이 틀림없고 예후도 좀 안 좋겠다는 추측을 하게 한다. 어디까지 퍼졌나를 보기 위한 초음파스테이징검사와 CT스캔 결과 오른쪽 옆목 내경정맥근처 level III에 뭔가 기분이 좋지 않은 림프절이 두어 개 보인다.

저 림프절만 괜찮다면 오른쪽 반절제만 해도 될 것이다. 그런데 level III 림프절의 긴급조직검사 결과, 전이가 있는 것으로 나온 것이다. 할 수 없이 갑상선전절제술 + 중앙경부림프절 청소술 + 오른쪽 옆목림프절청소술까지 확대한다.

40대 후반 남성 환자 :

2014년 8월 14일 건강검진에서 왼쪽 갑상선 유두암이 발견됐다. 필자를 찾은 것은 2015년 1월22일, 초음파를 보니 미만성 석회화변종(diffuse sclerosing variant)이 틀림없다. 왼쪽 level II 림프절이 커져 있어 세침검사를 했으나 전이가 없는 것으로 나온다. 그럴 리가 있나... 미만성 석회화변종은 초기부터 림프절전이율이 높은 것으로 악명이 높지 않은가?

오늘 수술실에서 다시 면밀하게 초음파와 CT를 보니 level III

림프절이 아무래도 기분 나쁘다. 이놈들부터 떼어 긴급조직검사를 해본다. 역시 전이가 있는 것으로 나와 갑상선전절제술 + 중앙경부림프청소술 + 왼쪽 옆목림프절청소술까지 해준다.

어쩌면 반절제로 끝낼 수 있었을지도 모르는 환자들을 수술 전 영상진단의 선입관념대로 따르지 않고 다시 재검토해 결국 수술이 확대된 케이스이다. 만약 재검토라는 과정을 거치지 않았다면 이 세 환자는 나중에 100% 재발할 것이 아닌가.

재발률을 줄이기 위한 5번, 6번 항의 노력이 얼마나 중요한가를 다시 한번 생각하게 하는 하루였다. 덕분에 오후에 시작하는 갑상선학회 행사에는 참석하지 못했지만……

림프절 전이가 없으면 반절제가 안될까요?

> 3월 9일 / 30대 초 남성 환자

환자가 수술대 위에 옮겨 앉은 자세에서 절개선 디자인을 하고 있는 필자에게 부탁한다.

"혹시 림프절 전이가 없으면 반절제가 안될까요? 재발이 조금 더 된다 하더라도요."

"아, 그래요? 요즘은 환자의 희망사항을 많이 참고하지요. 물론 반절제 대상이 되면 반절제를 하지요. 그러나 전절제를 꼭 해야 되는 상태인데 반절제를 하면 안 되지요. 어디 수술 중 검사에 기대해 봅시다. 지금 얘기한 것 나중에 기억할지 모르겠네, 진정제주사 조금 전에 맞았으니까... 다 까먹을지 모르지요."

이 환자는 타 대학병원에서 유두암 진단을 받고 수술을 위해 필자를 찾아왔다. 가져온 초음파 영상과 CT스캔을 보니 어이구,

직경 4cm 되는 암 덩어리가 오른쪽 갑상선 날개를 완전 점령하고 있다. 갑상선 피막을 뚫고 나오지는 않았지만 앞·뒤쪽 피막에 접해 있고(abutting), 암 덩어리의 위쪽 끝에는 0.8cm 크기의 또 다른 결절이 있다. 그리고 오른쪽 옆목림프절 leve III 와 왼쪽 옆목림프절 level IV에 각각 1.0cm와 1.8cm 크기의 비대림프절이 보인다. 비대림프절이라고 다 전이림프절이라고 할 수는 없지만 약간 고에코(hyperechoic)에 림프절 외벽이 두꺼워져 있고(thickened out wall), 고형내용물(solid components) 양상인 것을 보아 전이림프절 가능성을 완전히 배제할 수는 없다. 암병소가 오른쪽에 있어 왼쪽 옆목림프절비대는 전이 가능성이 떨어지지만, 그래도 문헌상에는 반대편 옆목림프절에도 전이가 일어날 가능성이 5~14%나 된다(Surgery 2009;146:696~703, World J Surg 2002;26:22~28). 물론 암이 있는 쪽의 옆목림프절 전이는 30~45%로 높은 것은 이해가 가지만 반대편에도 무시하지 못할 정도로 전이가 일어나고 있다는 것은 참...

그러니 오늘 이 환자에서 오른쪽은 물론 왼쪽 옆목림프절이 커진 것도 수술 중에 긴급조직검사를 해 봐야 할 것이다. 물론 중앙경부림프절도 동시에 검사를 해봐야 할 것이고.

이 세 가지 림프절이 다 전이가 없는 것으로 밝혀지면 환자가 원하는 대로 '오른쪽 반절제술'이 가능할지 모른다.

수술은 우선 오른쪽과 왼쪽 옆목림프절 커진 것을 떼어내어 긴급조직검사실로 보내고, 오른쪽 갑상선절제술을 한다. 암 덩어리가 4cm 나 되지만 피막 밖으로 퍼져 나온 암조직은 안 보인다.

새로 개정된 미국갑상선학회의 진료가이드라인에는 암 크기가 4cm 이하이고 육안적으로 피막침범이 없고, 림프절 전이가 2mm 이하 크기 5개 미만이라면 반절제가 허용되고 있다.

"어, 이렇게 큰 암이라도 잘하면 반절제가 가능할지도 모르겠는걸… 옆목림프절 전이도 없고 중앙림프절 전이도 없는 것이 확인되면 말이지. 자, 림프절 긴급조직검사 결과나 빨리 알아보자구."

오른쪽 갑상선 날개를 다 절제했을 즈음 왼쪽, 오른쪽 옆목림프절에는 전이가 없다는 보고가 올라온다. 그런데 중앙경부림프절의 긴급조직검사 결과보고는 아직 없다. 중앙림프절에 전이가 없으면 수술은 이것으로 종결될 것이고, 또 전이가 있더라도 2mm 이하의 작은 전이가 5개 이하라면 역시 반절제가 가능할 것이다.

20분인가, 30분인가를 더 기다리니 검사결과가 컴퓨터에 짜잔~하고 나타난다. '2.5mm 이상 전이 세 개 있음.'

"아이쿠, 그러면 전절제를 해야 하잖아… 하기야 이 환자는 처음부터 전절제가 유리할 거라고 생각은 했었지."

수술은 큰 무리 없이 남은 왼쪽 갑상선 날개까지 떼어내는 전절제술이 시행된다.

마취 회복실에 있는 환자에게 설명한다.
"전절제를 할 수 밖에 없었어요. 다행히도 양쪽 옆목림프절청소술은 피할 수 있었지만… 그런데 수술 전에 나랑 이야기 나눈 것 기억해요?"
"어, 기억 안 나는데요."
역시 진정제 효과 때문에 기억을 못 하는 모양이다. 수술실 앞에 대기하고 있는 환자의 와이프에게도 같은 내용의 수술 설명을 해준다.
"중앙림프절에 전이가 없었으면 반절제를 했을텐데, 그래도 전절제를 하고 안심하고 사는 것이 더 나을지 모르지요."
"네, 네, 감사합니다. 괜찮겠지요?"
"물론 경과가 좋을 것입니다. 안심하세요."
정말이다. 갑상선암의 크기가 크고 중앙림프절 전이가 있었지만, 적정용량의 방사성요오드치료를 추가하면 이 부부는 평생 해로를 할 것이다.

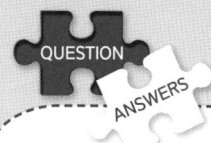

어떤 경우에 전절제를 해야 하나?

(1) 양쪽에 암이 있는 경우
(2) 림프절 전이가 있는 경우
    - 2mm 5개 이상 중앙 림프절 전이, 측경부 전이, 원격 전이가 있을 때
    - 5mm 이상 크기 림프절 전이가 있을 때
(3) 육안으로 암이 갑상선 피막을 뚫고 나왔을 때
(4) 나쁜 세포암(키큰세포, 원주, 저분화암, 수질암)
(5) 가족성일 때
(6) 나쁜 유전자 조합(TERT + BRAF)
(7) 기타 방사성요오드치료가 필요한 경우
(8) 4cm 이상 갑상선암 일 때

2015년 미국갑상선학회 가이드라인이 개정되기 전에는 1cm 이상 갑상선암, 다발성 갑상선암, 림프절 전이가 있을 때(크기에 관계 없이), 현미경적 피막침범이 있을 때에도 전절제술을 권유했으나 지금은 그렇게 하지 않아도 된다고 바뀌었다. 옛날에는 반절제술 후 육안이 아닌 현미경으로 피막침범이 발견돼도 재수술하여 완결전절제술을 했다.

나비 몸통만 넓게 떼어 주고, 양 날개는 살려 주었어요

> 3월 11일 / 30대 초와 70대 초 여성 환자

갑상선을 흔히 나비에 비유를 많이 한다. 모양이 나비와 비슷하다고 해서 그렇게 부르게 된 모양이지만 필자는 나비보다는 나방에 더 가까운 모양이라고 혼자 생각한다. 나비의 날렵하고 얇은 날개와 날씬한 몸통보다는 부피감이 있는 나방이 오히려 실제의 갑상선과 더 가깝다고 생각되는 것이다. 하지만 나비든 나방이든 갑상선과 비슷한 것임에는 틀림없다.

그런데 가끔 갑상선암이 이 나방의 몸통에 해당하는 협부(isthmus)에 생기는 경우가 있다. 전체 갑상선암의 1~9% 정도 되는데(World J Surg 2010; 34: 36~9, Ann Surg Oncol 2011;18:767~70), 이 부위에 암이 생기면 다른 부위와 달리 암이 앞으로 자라면 갑상선피막을 뚫고 나오고, 뒤로 자라면 기도벽을 뚫고 들어갈 수 있다. 협부의 두께가 0.3~0.5cm 정도로 얇아서 작은 암이라도 이런 일이 일어날 수 있는 것이다. 또 이 부위에 암이 생기면 좌우 옆 날개에 해당되는 부위로 퍼질 수 있고, 암병소가 여러 개 있을 가능성이 높아진다.

그래서 협부에 암이 생기면 갑상선전절제술을 해주어야 한다는 주장이 있어왔으나, 최근에는 암병소가 양옆 날개에 명백하게 없거나, 기도나 피막침범이 없으면 협부절제술만 해주어도 치료성적에 차이가 없다는 주장이 나오고 있다(Head Neck 1993; 15:158~60, Ann Surg Oncol 2011;18;767~70).

협부만 넓게 떼어주는, 즉 나비의 몸통에 해당되는 부분만 떼어주는 수술을 해주면 갑상선 뒷면에 있는 성대신경과 부갑상선을 건드릴 필요가 없으니 목소리가 변하거나 부갑상선 손상으로 인한 저칼슘혈증을 걱정할 필요가 없게 된다. 뿐만 아니라 뒤쪽에 있는 식도 근처를 건드리지 않아 수술 후 근육유착으로 인해 음식물 삼킬 때 목당김 현상이 일어날 확률도 현저하게 줄어드는 이점이 있다.

오늘 수술한 환자 중 공교롭게도 협부에 유두암이 생겨 협부절제술과 기도전방 및 후두전방 림프절청소술을 한 환자가 3명이 있었다. 갑상선암수술 중 가장 마음 편한 수술이다. 수술 후 피검사에서 TSH(갑상선자극 뇌하수체호르몬) 증가가 없으면 갑상선호르몬(신지로이드)복용도 필요 없다.

73세 여성 환자 :

갑상선 정중앙에 1.1cm 크기의 유두암이 생겨 2015년 1월 22일에 필자를 찾아왔다. 처음 진단은 타 병원에서 작년 10월 14일에 받았다고 한다. 문제는 나비 몸통의 암 덩어리 외에 오른쪽 날개에 0.8cm 크기의 물혹이 3개 있고, 왼쪽 날개의 아래쪽에도 1cm 크기의 고에코성(hyperechoic) 결절이 있다는 것. 이런 결절들은 암은 아닐 가능성은 높지만 그래도 왼쪽 고에코결절을 떼어서 긴급조직검사를 보내고, 암을 포함한 협부를 주위의 림프절과 함께 넓게 절제해 낸다(wide isthmusectomy). 고에코결절이 양성종양이고 림프절에 암 전이가 없는 것을 확인하고 수술을 종결한다.

31세 여성 환자 :

1.08cm 유두암이 협부의 정중앙에서 약간 왼쪽 날개에 치우쳐 위치해있다. 왼쪽 날개를 다 떼고 협부도 떼어주는 수술(left lobectomy and isthmusectomy)을 할지 고민하다가 결국 왼쪽 날개의 일부를 포함해 협부를 넓게 떼어주는 수술을 한다(left partial lobectomy and isthmusectomy). 물론 기도 앞과 후두 앞 림프절청소술을 동시에 하고... 림프절과 왼쪽 날개를 떼어낸 절단면에 암세포가 퍼져 있지 않다는 것을 긴급조직검사로 확인하고 수술을 종결한다.

30세 여성 환자 :

협부 정중앙에 0.706cm 크기의 유두암이 진단된 환자다. 수술 전 영상진단에서 중앙경부와 옆목림프절에 전이는 보이지 않는다. 피막침범도 없다. 가벼운 마음으로 협부절제술과 기도 앞과 후두 앞 림프절청소술을 하고 수술을 종결한다. 물론 떼어낸 림프절들은 긴급조직 검사를 보낸다. 아, 그런데 기도 앞 림프절 4개에 전이가 발견되었단다. 크기는 모두 1mm 이하이다. 옛날 기준대로라면 전절제수술로 전환했을 것이지만 이제는 2mm 크기의 림프절 전이는 무시해도 된다고 미국갑상선학회의 새 가이드라인에 나와있다. 그래서 이 환자에게 1mm 이하 크기로 림프절에 전이가 되었다해서 수술을 더 확대시킬 필요는 없는 것이다.

협부, 즉 나비의 몸통에 해당되는 부위에 생긴 암은 조기에 발견되기만 하면 갑상선전절제수술을 피하고 협부절제와 그 주위 림프절청소술만으로도 좋은 치료 결과를 얻을 수 있다. 미국 슬론케터링암센터의 보고로는 협부절제술만으로 재발 없는 10년 생존율이 100%라고 하였다(Ann Surg Oncol 2011;18(3):767~70).

세 환자 모두 병실 회진 때 자신 있게 말해 준다.
"나비 몸통만 넓게 떼주고, 양 날개는 살려 주었어요. 그리고 아무 문제 없이 잘 회복될 것입니다."

휘틀세포선종과 휘틀세포암 진단은 수술로도 어려운 수가 있다

3월 20일 / 50대 중반 여성 환자

이 환자는 지난 1월 중순 타 병원에서 오른쪽 갑상선 날개와 왼쪽 날개에 결절이 발견돼 세침세포진검사 후에 필자에게 전원되어 왔다. 세침검사는 오른쪽 결절에서만 했는데 비정형(atypia)세포가 보이기는 하지만 선종양증식증(adenomatous hyperplasia)에 가깝다고 했다. 그런데 가지고 온 초음파 영상에는 오른쪽 날개에 직경 3.5cm 크기의 고형결절(solid nodule)을 보이고, 왼쪽 날개에 1.0cm 크기의 낭종(cyst)이 보인다. 선종양증식증도 생각할 수 있지만 경계가 스무스하고 약간 저에코(hypoechoic)성을 보이는 것이 선종양증식증 보다는 여포종양 내지 휘틀세포종양일 가능성이 더 높다고 생각됐다. 아니면 요즘 많이 진단되고 있는 유두암의 여포변종일 지도 모르겠다.

환자에게 설명한다.

"현재로서는 '암이다, 아니다'를 진단할 수는 없고요. 일단 확실한 진단을 얻기 위한 오른쪽 갑상선 날개를 떼는 수술을 먼저 하는 것이 좋겠어요. 종양세포가 종양 피막(tumor capsule)이나 혈관을 침범했는지를 보고 암인지 아닌지 그 결과에 따라 암이면 암수술을, 암이 아니면 '만세!'하고 수술을 종결시키면 되지요. 재수 없어 진단이 잘 안되면 일주일을 기다려야 할지도…"

사실 환자에게 정확한 진단을 위한답시고 1차수술 후 일주일을 기다렸다가 또 수술실에 가자고 하는 것은 말도 안 되는 소리이다. 어찌 한 번에 진단해서 모든 걸 해결해주지 못하느냐는 말이다. 그래도 우짜노. 현재까지 진단기술이 이 정도 수준밖에 안 되는걸…

그러나 예전에 비해 요즘은 2차수술까지 가는 환자 수가 눈에 띄게 줄어든 것도 사실이다. 시간이 걸리더라도 2차수술을 피하기 위해 1차수술 시에 어떻게든 정확한 진단을 붙이려 노력한 결과인데, 소위 검사시간이 오래 걸리는 것으로 악명높은 '면역염색(immunostaining)' 덕분이다.

면역염색이 도입되기 전에는 전통적인 H&E(Hematoxyline & Eosin)로 조직을 염색해서 암세포 유무를 찾아내곤 했는데 이것만 가지고는 제한점이 많았다. 시간이 오래 걸리지 않는다는 장점이 있긴 하지만 말이다. H&E염색만으로는 여포나 휘틀세포 종양에서 암이냐 아니냐를 구분하려면 종양세포의 피막침범이나 혈관침범(capsular or vascular invasion)을 관찰해야 했는데, 면역염색(예, CD56, CK19 등)을 통해 이런 소견의 확인 없이 진단이 가능해진 경우가 많아진 것이다.

오늘 이 환자는 오른쪽 날개의 스무스한 종양과 왼쪽의 물혹 외에 우리병원 초음파 영상에서 새로 찾은 왼쪽 날개의 꼬리 부분부터 종격동까지 연결된 3cm 고형결절이 있어, 수술은 우선 오른쪽 날개를 포함한 반절제를 하고 또 왼쪽 종격동까지 내려간 결절을 따로 떼어내기로 한다. 떼어낸 조직을 긴급조직검사실로 보냈더니 왼쪽 종격동결절은 양성인 선종양증식증으로 진단이 금방 나왔으나 오른쪽 결절은 면역염색 결과를 봐야 알겠다고 했다. 그런데 이 면역염색 결과가 거의 1시간이 지나도록 나오지 않는다.

"햐~ 이거 미치는구만. 일단 창상을 닫아 놓고 기다리자. 암으로 나오면 다시 열고…"

정말 1시간이 훨씬 지나서야 결과가 컴퓨터에 올라온다.

'CD 양성, CK19 음성, 휘틀세포선종 가능성이 높음.'

"그럼, 어쨌든 암까지는 안 갔단 얘기잖아… 흠… 환자로서는 대박이네… 암으로 변하기 전 단계니까 완치잖아."

마취 회복실로 환자를 찾아간다.

"수술 잘 됐어요. '아~' 소리 내어 보고."

"아~~. 교수님, 암으로 나왔어요?"

"아뇨, 아직 확실치는 않지만 양성 가능성이 많다고 생각해요."

아직 휘틀세포암까지 변한 것은 아닌 것 같지만 확실한 것은 1주 후의 영구조직검사(permanent tissue diagnosis) 결과가 나올 때까지는 유예하기로 한다. 오늘 검사 결과가 나오기까지 너무 많은 시간이 걸린 것이 무언가 석연치 않아 좀 더 알아본 후에 최종 결론을 내려야겠다는 생각이 들었기 때문이다. 이렇듯 '휘틀세포선종이냐, 휘틀세포암이냐'에 대한 진단은 수술을 하고도 어려운 경우가 있다. 에휴~

➕ 뒷이야기

영구조직검사 결과, 결국 휘틀세포선종으로 확인됐다. 완치된 것이다.

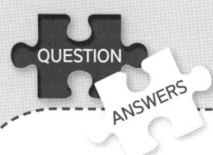

여포암, 휘틀세포암은 항상 전절제해야 하나요?

아니다. 광역침범형에서만 한다. 광역침범형은 10% 정도 된다.
광역침범형이란 혈관침범이 4개 이상이거나 육안으로도 피막침범이 보이는 것을 말한다. 따라서 전절제를 해야 하는 환자는 전체 여포암, 휘틀세포암의 10% 정도 밖에 안 된다.

어떻게 갈수록 갑상선암은 어려워져가노

> 3월 23일 / 30대 중반 여성 환자

 갑상선에 여러 개의 결절이 발견돼 타 대학병원에서 세침세포 검사 후에 필자를 찾아온 환자다. 세침검사결과는 암이 아닌 선종 양증식증(adenomatous hyperplasia)으로 나왔단다. BRAF유전 자돌연변이검사는 음성이고. 이 결과만을 볼 때 이 환자는 걱정할 필요가 없다. 암이라는 증거가 없기 때문이다(BRAF 돌연변이가 없는 유두암도 20~30%는 된다).
 그러나 그쪽 병원에서 가지고 온 초음파 영상을 보니 그렇게 간단한 문제는 아닌 것 같았다. 세침검사 결과를 생각하지 않고 초음파 영상만을 볼 때 암위험도(malignancy risk > 70~90%)가 높은 고의심(high suspicion)에 속하는 결절이 오른쪽 갑상선 날개의 중간쯤에 1.0cm 크기로 보였기 때문이다.
 2014년 가을에 개정된 미국갑상선학회의 가이드라인에서 제시한 암 위험도가 높은 결절은 모양이 불규칙(lrregular margin)하고, 결절 속에 미세석회화(microcalcification)가 있고, 저에코고형결절(hypoechoic solid)일 때라고 했는데 이 환자의 오른쪽 날개의 결절이 바로 여기에 해당된다(J Clin Endocrinol Metab 2009;94:1748~1751,Thyroid 2007;17:461~466,Thyroid 2007;17:1269~1276).

또한 이 결절 말고도 두 개의 결절이 더 있었는데, 하나는 0.85cm 크기의 고형결절이 오른쪽 암의심 결절 바로 위쪽에 자리잡고 있었고, 또 한 개는 왼쪽 날개의 위쪽에 0.87cm 크기인데 물이 50% 이상 찬 낭종우성 결절이었다. 모양으로만 봐서는 전자는 암 위험도가 10~20%인 중간의심(intermediate suspicion)에 속하고, 후자는 5~10%인 저의심(low suspicion)군에 속한다고 생각됐다(J Clin Endocrinol Metab 2009;94:1748~1751,Thyroid 2007;17:1269~1276).

자, 이럴 때 어떻게 하는 것이 좋을까? 3개월 후에 재검을 해봐? 아니지... 오른쪽 고의심 결절이 암일 가능성이 70~90%라고 돼 있는데, 공연히 재검한다고 시간 낭비할 필요가 있을까? 바로 암이 의심되는 결절이 있는 오른쪽 날개를 떼어서 수술 중에 바로 암검사를 해서 그 결과에 따라 수술 범위를 결정하는 것이 바른길 아닐까?

결국 환자 측에 진단적 오른쪽 갑상선엽절제술(diagnostic right lobectomy)을 권유한다. 오늘 아침 회진 시간에 다시 환자와 환자의 남편에게 오른쪽 갑상선 날개를 떼고 그 결과에 따라 암이면 암수술을 할 것이고, 암이 아니라고 나오면 왼쪽 날개에 있는 결절을 적출(enucleation)하고 수술을 끝내겠다고 했다. 그런데 환자의 남편이 수술 방법에 대해 의견을 제시해 온다.

"저, 오른쪽 날개를 다 떼는 수술을 먼저 하지 말고, 의심되는 결절만 우선 떼어서 그 결과에 따라 수술 범위를 결정하는 것이 어떨런지요?"

"좋습니다. 그 방법은 수술 원칙에는 어긋나지만, 원하시면 그렇게 하겠습니다."

수술은 우선 오른쪽에 있는 결절 두 개를 떼어 긴급조직검사실로 보내고, 결과를 기다리는 동안 왼쪽 낭종우성결절을 적출(enucleation)해서 또 긴급조직검사를 보낸다. 만약 세 개의 결절이 암으로 나오지 않으면 수술은 이것으로 종결될 것이다.

그런데 긴급조직검사실로 세 개의 결절을 보낸 지 1시간이 지나도록 소식이 없다.

"이거 어떻게 된 거야?"

"면역염색에 들어갔다는데요."

"또 그놈의 면역염색? 에휴~, 다른 방법 없나? 아마도 오른쪽

한 개는 암으로 나올 것이고 나머지는 다 양성으로 나올 거야..."

1시간 30분이 지났는데도 소식이 없다.

"안되겠다. 홍 교수 좀 바꿔 보라 해. (.....) 어, 조직검사실이요? 어떻게 된 거요?"

"아, 아, 10분만 더 기다리면 나오겠습니다."

정확히 10분 후에 결과가 올라온다. '오른쪽은 유두암, 왼쪽은 유두암의 여포변종임.'

"뭐라고? 왼쪽도 암이라고? 예상을 완전히 벗어났잖아. 그럼 할 수 없이 전절제를 해야겠네.... 환자가 실망을 많이 하겠다."

그렇게 해서 이 환자의 수술은 처음 예상과 달리 전절제술로 확대된 것이다.

병실로 올라가니 친정아버지와 남편이 간호를 하다가 필자를 반갑게 맞이한다.

"시간이 오래 걸렸지요? 수술 자체는 오래 걸리지 않았지만 진단이 어려워 좀 기다린다고 그렇게 됐습니다. 수술은 잘 됐습니다. 목소리도 문제없고 손발저림 없이 잘 회복할 것입니다. 수술하기를 잘 했다고 생각됩니다."

"네, 네. 고맙습니다."

병실을 나오면서 생각한다. '아~, 정말 모르겠다. 어떻게 갈수록 갑상선암은 어려워져가노...'

광범위침윤여포암은 원격 전이를 잘한다

> 3월 30일 / 50대 중반 남상 환자

지난 목요일(3월 26일) 외래진료 날.

"아이고, 오늘 오시는 날이 아니잖아요. 그래, 어떻게 오셨어요?"

"아, 오른쪽 뇨관(ureter)에 요로결석이 생겨 내시경으로 끄집어내려고 하는데, 비뇨기과에서 교수님 만나 보라 해서 이렇게 찾아왔지요."

"물론 전신마취하에서 끄집어내겠지요. 그거야 뭐 쉽지요. 이번에 전신마취하는 김에 왼쪽 옆목(level 5)에 재발한 암 덩어리도 떼어내고, 종격동과 폐에 전이가 된 것도 떼어낼 수 있으면 떼어버리시죠. 흉부외과 교수님한테 부탁해서 말이지요."

이 환자는 2008년 6월 9일에 갑상선전절제술 + 중앙경부청소술 +

왼쪽 옆목림프절청소술(곽청술)을 받았다. 당시 갑상선암은 광범위침범여포암(widlely invasive follicular carcinoma, 7x6cm)으로 오른쪽 갑상선 날개와 왼쪽 날개의 일부분까지 점령하고 있었고, 그 외에도 0.7~1.1cm 크기의 작은 암들이 여기저기 산재하고 있었다. 뿐만 아니라 왼쪽 옆목에도 여러 개의 전이 림프절이 있었다.

여포암이 림프절까지 침범하는 것은 흔치 않은 일이다. 여포암에서 림프절 전이가 있으면 대체로 예후가 불량하다.

수술 후 고용량(200mCi)의 방사성요오드치료를 하고 TSH를 76uU/ml으로 상승시킨 상태에서 Tg가 0.2ng/ml로 나와 일단 모든 암세포가 맥을 못 추게 되었다고 안심하게 되었다. 그런데 웬걸, 2011년 9월에 체크한 Tg가 TSH 0.29 상태에서 9.9ng으로 상승하고 있었다. 어딘가에 재발암이 있다는 소리다.

추가로 고용량의 방사성요오드치료를 하고 이리저리 재발검사를 해보니 왼쪽 폐와 오른쪽 폐, 왼쪽 옆목에 재발이 의심되는 암병소가 보인다. 수술하기도 곤란하고... 그래서 국소 토모테라피(tomotherapy)를 한다. 토모테라피 후에 Tg가 5.7ng/ml 으로 떨어지고 암병소의 크기도 눈에 띄게 줄어 들었다.

그런데 말이다. 2013년 7월 추적 CT스캔에서 폐와 목에 있는 암병소는 무시할 정도로 작아졌는데, 어이쿠야, 난데없이 왼쪽 콩팥에 어린아이 주먹만 한 전이암이 나타났다. 여포암의 원격 전이는 폐가 가장 많고 다음이 뼈, 뇌 순이며, 콩팥 전이는 극히 드문 것으로 되어 있는데 말이다. 하기야 암세포가 혈액을 타고 전신으로 돌다가 아무 데나 자리 잡으니 어디든 전이암으로 나타나지 말란 법은 없다.

거, 참 희한하네… 일단 비뇨기과에 연락해서 2013년 8월 13일, 왼쪽 콩팥제거술을 해준다. 이후에는 표적 항암치료를 하기로 하고. 왼쪽 콩팥절제술 후에 Tg는 60~70ng/ml 정도로 높은 상태에 있었으나 더 이상의 상승이 없이 다만 그 정도를 유지하고 있어 더 이상 악화는 되지 않는 것으로 생각됐다. 그런데 이번에 체크한 수치가 623.7ng/ml로 거의 열 배로 뛰어버렸다. 어디엔가 암세포가 활발히 활동하고 있다는 것을 의미하는 것이다.

경부와 폐 CT스캔을 찍어보니 아니나 다를까, 오른쪽 폐문림프절(hilar lymphnodes)과 오른쪽 폐실질에 전이암병소가 보이고, 왼쪽 옆목 level II와 V에 1cm와 3.0cm 크기의 전이림프절이 자라고 있다.

흉부외과 이 교수에게 말한다.

"오른쪽 폐문림프절 전이와 오른쪽 폐실질 전이가 2개 보이는데 좀 제거해 줄 수 있소? 비뇨기과에서의 요로결석제거와 갑상선외과에서의 왼쪽 옆목림프절제거술은 간단히 끝낼 수 있어요."

"아, 우리도 가능합니다. 제거하는 데까지 제거해 드리겠습니다."

이렇게 해서 월요일인 오늘(3월 30일), 비뇨기과, 갑상선외과, 흉부외과 이렇게 세 개의 과가 달라붙어 환자의 전이암병소제거술(metastasectomy)을 한 것이다. 옛날 같으면 암이 이 정도로 퍼져 있다면 수술을 해도 소용이 없다고 생각했지만 이제는 그렇게 생각하지 않는다. 떼는 데까지 떼어서 암의 부피를 줄이고 난 다음에 방사성요오드치료나 항암화학요법을 하면 아무래도 생존율의 향상을 기대할 수 있다고 생각하는 것이다(Eur J Cardiothoracic Surg 2009;36(1):155~8).

수술은 성공적으로 됐다. 그러나 이 환자의 몸에서 암세포가 완벽하게 없어졌다고 보기는 어렵다. CT스캔, 초음파 등 영상에서 보이지 않는다 해도 먼지처럼 작은 암세포들이 몸 어디엔가 숨어 있다가 나중에 재발이라는 이름으로 다시 나타날지 모르기 때문이다. 일단 다시 한번 고용량의 방사성요오드치료를 해보고, 효과가 없으면 표적항암치료를 시도해 봐야 한다. 폐에 전이된 여포암 환자의 생존율은 5년 - 68.5%, 10년 - 54%, 15년 - 41.6%, 20년 - 27.7%로 보고돼 있어(Endocr J 2004;51(2):219~25) 생각보다 그리 나쁘지는 않다.

수술 후 병실로 올라가니 환자가 몹시 아파한다. 원래 흉부를 열고 진행하는 폐수술은 절개 부위의 통증이 심히다. 가족에게 수술에 대한 자초지종을 설명해 준다.

"몹시 아플 겁니다. 마취에서 더 깨면 진통제주사 좀 달라고 하세요."

무슨 팔자로 이 환자는 수술을 몇 번이나 하는 고생을 하는지 안타깝다. 하긴 애초에 암 크기가 작을 때 발견되었으면 이 고생을 안 해도 됐을텐데 무려 7cm가 넘어 발견됐으니... 이렇게 광범위 침윤여포암은 원격 전이를 잘 하는데 '작은 암은 진단도 치료도 할 필요가 없다'는 8인의사연대 사람들이 이 환자를 보면 무슨 소리를 할까. 남의 목숨이라고 그렇게 함부로 말하는 것은 아닐텐데 말이지.

양쪽 성대신경을 따라 재발한 갑상선암

4월 1일 / 60대 초 여성 환자

화요일 저녁 회진 시간. 수요일에 수술할 환자를 미리 만나 수술할 내용에 대하여 설명을 한다. 필자는 수술할 내용에 대해 환자가 공포감을 갖지 않도록 되도록 부드럽게 얘기하려고 노력한다. 그러나 이 62세 여성 환자분의 경우 대수술은 아니지만 자칫하면 수술후유증 때문에 남은 생애를 고생고생하면서 지내게 될지 모르기 때문에 필자의 스트레스가 이만저만이 아니다.

이 환자에게는 이번이 세 번째 수술이 되는데 재발한 암의 위치가 참 고약하다. 우리가 소리를 내고 말을 하며 노래를 부를 수 있는 것은 후두 속의 좌우 성대가 잘 움직여 주어야 하는데, 이 성대를 정상적으로 움직이게 하려면 성대신경(되돌이 후두신경이라고도 한다)이 정상적으로 작동해야 한다. 성대신경은 갑상선 뒷면의 기도와 식도 사이의 협곡(tracheoesophgeal groove)을 따라

가느다란 실의 굵기로 후두 속 성대로 들어간다.

　그런데 이 환자의 암 재발이 왼쪽, 오른쪽 성대신경이 올라가는 길을 따라 생긴 것이다. 왼쪽 것이 재발 정도가 심해 성대신경을 따라 두께 1cm, 길이 2.7cm 크기로, 오른쪽은 약 1cm 크기로 자리 잡고 있다. 음성클리닉에 부탁해 성대검사를 했더니 왼쪽 성대는 이미 마비가 와서 기능이 없어지고, 대신 오른쪽 성대가 보상작용을 해서 정상에 가까운 소리를 내고 있다고 한다. 만약 오른쪽 성대신경도 암이 침범하거나 수술로 인해 다치게 되면 양쪽 성대가 제 할 일을 못해 호흡곤란이 와서 위험할 수도 있다.

　사실 이 환자는 2010년 2월 26일에 갑상선전절제술을 했다. 그때 이미 암이 왼쪽 성대신경을 둘러싸고 있었는데, 확대경을 사용해 성대신경을 보존하면서 암을 제거했었다. 물론 수술 후 고용량 방사성요오드치료도 추가했다. 그럼에도 불구하고 1년 반쯤 지나자 왼쪽 옆목에 전이림프절이 나타나기 시작한 것이다. 어쩔 수 없이 2011년 10월 12일, 왼쪽 옆목림프절청소술(곽청술)을 하고 고용량방사성요오드치료를 또 했다.

　'이제는 됐겠지'하고 있는데, 2013년 정기추적검사에서 우려하던 왼쪽 성대신경을 따라 작지만 재발이 의심되는 병변이 보이기 시작했다. 이럴 줄 알았으면 첫 수술 때 신경도 같이 절제해 줄 걸 그랬나... 마음의 부담감도 있고 해서 미국 갑상선학회의 가이드라인이 제시한 대로 0.8cm 크기까지 기다려 보기로 한다.

그런데 필자의 희망과는 달리 2015년 1월, 추적 초음파 영상에서 왼쪽 성대신경을 따라 2cm 넘게 종양이 자라고 있다. 더 실망스러운 것은 오른쪽 성대신경을 따라서도 1cm 가량의 전이림프절이 보이기 시작하는 것이다. 이제는 수술을 피할 수가 없다.

수술 전에 암이 퍼진 상태를 정확히 파악하기 위해 최종적으로 목 초음파와 CT스캔을 찍어본다. 양쪽 성대신경을 따라 암이 재발한 것 외에 왼쪽 옆목림프절 Level III와 V, 오른쪽 옆목림프절 level III에도 재발이 의심되는 커진 림프절들이 보인다. 이왕 수술하는 김에 이들 림프절들도 다 제거해야 될 것이다.

수술 전날, 환자와 환자의 남편 되는 분께 설명을 한다.
"사실 내일 수술은 부담이 많이 됩니다. 수술 자체는 큰 수술이 아니지만 오른쪽 성대신경을 따라 재발한 암을 제거하는 것이 매우 어렵습니다. 왼쪽 신경은 이미 마비가 되었으니까 암 덩어리와 신경을 같이 제거하는 것이 그리 어렵지는 않지만, 오른쪽은 어떻게든 신경을 보존해야 하기 때문에 스트레스가 이만저만이 아닙니다. 신경을 살리기 위해 신경탐색기계를 쓰겠지만 혹시라도 수술 후에 신경기능이 약화되면 호흡곤란이 올 수도 있습니다. 이때는 기도에 구멍을 뚫어 호흡을 하게 될 지도..."

어렵게 설명을 하는데도 선량하기 그지없는 환자와 남편 되는 분은 그저 웃는 얼굴로 무한대의 신뢰를 필자에게 보내준다.
"아이구, 그저 잘 부탁드립니다."
이럴수록 필자의 어깨는 더 무거워진다.

드디어 오늘이 수술 D-day 다. 수술실로 옮겨진 환자는 모든 것을 각오하고 있다는 듯이 필자에게 온화한 미소를 보내온다. 표정이 평화롭다. 왠지 오늘 수술이 잘 될 것 같다.

그리고 정말 그렇게 됐다. 왼쪽, 오른쪽의 암 덩어리가 아무런 이벤트 없이 잘 제거됐고 오른쪽 성대신경도 잘 보존됐다. 왼쪽 오른쪽 옆목의 커진 림프절들도 큰 어려움 없이 제거되었다. 제거된 조직들을 긴급조직검사실로 보냈더니 성대신경을 따라 생긴 종양은 재발암이 맞고, 나머지 림프절들은 사이즈만 커졌지 암이 전이된 것은 아니란다. 야호~~!

저녁 회진으로 병실에 올라가니 목소리가 괜찮다.
"수술은 잘 됐습니다. 잘 회복하실 겁니다, 환자분."
아픈 몸을 일으키며 환자분이 말한다.
"고맙습니다, 수고하셨습니다, 교수님."
그동안 필자의 어깨를 짓누르던 스트레스가 일시에 날아가 버린다.

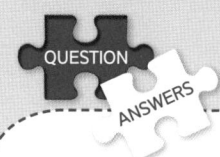

갑상선암을 수술을 했는데도 왜 재발됩니까?

지난 목요일 외래진료 시간, 40대 중반으로 보이는 여성 환자분이 질문을 한다.
"환자분은 저위험군에 속하니까 재발률은 5% 정도로 예측됩니다."
"수술해서 갑상선이 없어졌는데 왜 재발합니까?"
의료진 측에서 보면 이런 말도 안 되는 질문에 황당해하면서도 '뭐, 일반인들의 생각으로는 그럴 수도 있지' 싶어 이 의문에 대해 이야기하고자 한다.
우리 인체에는 여러 가지 원인으로 '종양'이 생길 수 있다. 갑상선에 생긴 종양은 '결절'이라는 표현을 쓰기도 한다. 종양은 양성종양과 악성종양으로 대변되고, 악성종양은 '암'이라 표현하기도 한다. 갑상선결절 중 악성결절을 갑상선암이라 부르는 것이다.
양성종양은 종양이 생긴 부위에서만 성장한다는 점이 악성종양과 구분이 되는 특징이다. 따라서 양성종양은 그 종양만 완벽하게 제거하면 완치가 된다.
악성종양(암, 악성육종 포함)은-

(1) 종양이 생긴 자리에서 끊임없이 자라고 주위 조직을 파고들어 파괴한다.
(2) 암덩어리를 자극해(마사지, 침 등) 암세포가 떨어져 나와 다른 부위의 조직에 파종(seeding) 돼 자랄 수 있다.
(3) 갑상선 안 림프채널을 통해 암세포가 갑상선 주위 중앙경부림프절(기도전면림프절, 후두전면림프절, 기도-식도협곡림프절, 종격동림프절 등)로 먼저 퍼지고, 다음에 측경부림프절(레벨1,2,3,4,5)로 퍼진다. 나아가 폐, 뼈 외 간 등 원격 장기로 전이가 일어난다.
(4) 갑상선 속 혈관을 따라 혈액을 타고 먼 장기까지 퍼진다. 유두암, 수질암 등은 혈관을 따라 퍼지기도 하지만 주로 림프채널을 따라 퍼진다. 전이암의 크기는 미세먼지처럼 작은 것에서부터 어른 주먹 크기 이상으로 나타나기도 한다.

의료진은 수술 전 초음파검사, CT, MRI, PET-CT스캔 등으로 갑상선 내의 암 상태와 전이 정도를 알아내려고 하나, 100% 정확히 알아내는 것은 불가능하다. 작은 암병소를 찾는 데는 초음파가 가장 정확하나 미세먼지같이 작은 암은 찾을 수가 없다. 수술 전에 여러 가지 영상검사를 하는 이유는 한 가지 검사만으로 완벽히 찾을 수 없기 때문에, 타 검사를 동원해 보완하려는 것이다. 수술은 영상검사와 의료진의 눈에 보이는 암 조직을 포함, 주위의 림프절과 조직을 광범위하게 떼어내는 것을 원칙으로 하고 있다.

그럼 수술을 완벽히 했는데도 왜 재발을 할까?

(1) 수술 후 완전히 새로운 암이 생길 수도 있지만. 이는 매우 드물고 대부분은 첫 수술 때 이미 재발의 씨를 가지고 있던 것이 시간이 지남에 따라 다시 나타남으로써 재발되는 것이다. 수술 당시에는 영상이나 육안으로도 보이지 않던 미세먼지 같던 암병소가 이런 재발로 나타난다. 대부분의 재발은 여기에 속한다.
(2) 1차수술 시 암병소를 빠뜨리고 수술을 종결시켰을 때 당연히 재발이 된다.
(3) 암이 너무 진행돼 수술 기술상 암을 다 제거하지 못 했을 때는 재발이라기보다 잔존암이 계속 자라는 것인데, 이를 재발이라 표현하기도 한다. 엄밀한 의미에서 재발은 아니다.

재발이 잘 되는 상태는 어떤 경우인가?

(1) 암이 많이 진행되었을 때, 암병기가 높을수록 당연 재발률이 높다.
(2) 암세포가 나쁜 종류일 때(키큰세포암, 미만성 석회화변종, 말발굽세포, 고형암, 원주세포, 저분화세포, 미분화세포 등)
(3) 연령이 어릴수록(재발은 잘 되나 생존율은 좋다)
(4) BRAF유전자 돌연변이와 TERT 돌연변이가 동시에 있을 때
(5) 환자의 면역이나 전신상태가 나쁠 때

미국갑상선학회 가이드라인은 갑상선암 환자를 저위험군, 중간위험군, 고위험군으로 나눴을 때 각각의 재발률이 5%, 20~30%, 30~50% 정도라고 했다. 즉 암의 진행 정도가 심해질수록 재발률이 올라간다는 것이다.

저 사람이 새사람으로 태어났다고 하네요

> 4월 8일 / 30대 후반 남성 환자

　4월 7일 화요일 오후, 외래진료가 거의 끝나가는 시간, 인상 좋은 훈남이 진료실로 들어온다. 어? 그런데 이 환자는 내일 수술이 잡혀 있는데 필자가 진찰을 한 적이 없다. 아마도 지난번 필자가 독감으로 환자를 보지 못할 때 젊은 김 교수가 대신 보고 수술을 권유해서 입원하게 된 모양이다. 집이 지방이다 보니 필자를 만나기 위해 다시 먼 길을 올 필요 없이 수술 전날 입원할 때 필자를 만나도 된다고 했나보다. 그래도 그렇지, 자기를 수술할 의사 얼굴도 한 번 안 보고 수술을 결정하고 입원까지 하다니… 신뢰를 해도 너무 신뢰를 해 준다.

　"어째, 바로 수술받기로 결정했네요?"

　"네, 저는 교수님 책이랑 카페 글, 진료일지를 보고, 교수님을 믿고 수술받기로 했습니다."

필자 평생 이런 환자는 처음 본다. 지난번 젊은 김 교수가 지방 병원에서 가지고 온 초음파 영상을 볼 때는 1.0cm 남짓한 암 덩어리가 왼쪽 갑상선 날개에 위치하고 있었다. 사이즈가 1.0cm라 크게 걱정할 정도는 아니지만 위치가 소위 '마의 삼각지점' 근처에 있어 그냥 두면 곤란해질 것 같아 수술을 권유했던 모양이다. 거 참, 요즘같이 '갑상선암을 꼭 수술해야 하나?' 하고 의심하는 사람이 많은 세태에 이런 환자가 다 있다니...

그런데 암이 어디까지 퍼졌나를 보기 위한 초음파스테이징과 CT스캔을 보니, 어라? 지난번 지방병원에서 가지고 온 초음파 영상과 완전히 다르다. 왼쪽 날개에 있는 암 덩어리의 사이즈는 1.08cm로 크게 달라지지는 않았는데 왼쪽 중앙경부림프절과 왼쪽 Level III와 IV 옆목림프절들이 내경정맥을 따라 큼직큼직하게 전이가 일어나 있는 것이다. 마치 "이거 같은 환자 영상 맞아?"하고 물을 정도로 다르게 보였다.

환자에게 있는 그대로, 보이는 그대로 설명을 한 뒤 수술에 대해 얘기해 주는데, 이 환자 좀 보소, 처음 한순간 흠칫 놀라는 것 같더니 이내 표정을 바꾸어 웃는 얼굴로 "네, 네, 저는 교수님이 하라는 대로 하겠습니다"라고 한다.

'햐~, 이런 환자일수록 더 잘 치료가 돼야 할 텐데...'라 생각하며 한마디 날려 준다.

"잘 해줄게요, 암이 좀 진행되었지만 뭐 이 정도 퍼진 환자를 하도 많이 봐 와서 어렵지 않게 될 것입니다. 너무 걱정하지 마셔…"

병실로 올라가니 환자의 아내가 와 있다. 그런데 이 아내분 인상이 신랑과 비슷한 분위기의 웃는 상이다.

"여기 두 분이 나란히 서 보셔, 흠 ~ 많이 닮으셨네. 오누이 같은데, 부부가 닮으면 잘 산다는데. 좋아, 좋아."

드디어 오늘(4월 8일)이 수술 D-day 날이다. 목에 수술 디자인을 하면서 환자에게 농담을 한다.

"아내분이 세 아들의 엄마라고?"

"네. 네, 저까지 하면 네 아들이 되지요. 제가 제일 큰 아들이고요."

"맞아, 맞아, 이번에 낫고 나면 아내에게 잘 해주셔, 나도 이 나이까지 망구님한테 야단맞으면서 살고 있어, 부인에게 야단맞고 살 때가 좋은 거요, 흐흐…"

수술은 일사천리로 잘 진행된다. 가장 우려하던 왼쪽 마의 삼각지점에 있는 갑상선암도 성대신경과 무리 없이 잘 분리되고, 중앙경부로 전이된 림프절들과 왼쪽 내경정맥을 따라 포진하고 있던 전이림프절들도 어렵지 않게 제거된다. 왼쪽 흉관(thoracic

-duct) 근처의 전이 림프절을 분리할 때 약간의 어려움이 있었지만 이것도 무사히 통과한다. 왼쪽 흉관이 열리면 유미루 누출(chyle fistula)이 생겨 환자가 엄청 고생하고 퇴원이 지연되기 때문에 이 부위를 수술할 때에는 더욱 신경이 쓰인다.

드디어 무사히 수술이 끝나고 병실에서 환자와 환자의 아내분을 만난다. 한눈에 봐도 수술에 따른 합병증이 보이지 않는다. 목소리 좋고, 배액관에 유미루나 출혈도 없고, 오너증후군으로 오는 눈꺼풀 처짐도 없고, 손발저림도 없고… 일단 수술은 만족스럽게 된 것 같다.

"수술 잘 됐어요, 잘 회복할 겁니다. 세 아들 맘이 아니라 네 아들 맘이 되었군요."

이 말에 환자 아내분의 눈에 눈물이 가득 찬다.

"고맙습니다, 교수님. 저 사람이 새사람으로 태어났다고 하네요, 정말 고맙습니다, 교수님."

역시 부부는 이런 것이다. 특히 이 젊은 부부는 참 보기 좋다. 앞으로도 행복하게 잘 살 것 같다. ㅎㅎ

웃는 표정은 사람을 기분 좋게 한다

4월 13일 / 30대 중반 여성 환자

아침 회진 시간, 병실로 들어가니 환자가 활짝 웃으며 필자를 맞이한다. 수술받을 환자는 불안해서 얼굴이 굳어져 있는 것이 보통인데 이 환자는 다르다. 바로 옆에 비슷한 분위기의 신랑이 지키고 있어서 그런지도 모르겠다. 신랑도 웃는 얼굴이다.

"아~ 이 부부도 닮았네."

정말로 그렇다. 똑같은 얼굴은 아니더라도 분위기가 아주 비슷하다. 상대방을 편안하게 하는 분위기다.

"오늘 수술은 아직까지 암으로 확정된 것은 아니어서 진단을 정확히 붙이기 위한 수술입니다. 세포검사에서 비정형세포로 나왔고, 초음파 영상이 기분 나쁘게 생겼어요. 일단 결절을 떼어서 조직검사 결과에 따라 수술 범위가 달라질 겁니다. 암이 아닌 걸로 나오면 만세 세 번 할 것이고."

이 환자는 2014년 1월에 갑상선에 결절이 있다는 것을 알았으며, 하시모토 갑상선염으로 갑상선기능저하증이 있어 2012년부터 갑상선호르몬(신지로이드)을 복용했다고 한다. 타 병원의 세침세포검사 결과에는 비정형세포(atypia)로 나왔다 하고, 또 Galectin-3 단백질 검사라는 중요한 검사 결과에서 이것이 양성(positive)으로 나왔다. 하~ 이 정도 결과라면 암이 아닌 양성보다는 암 쪽으로 생각하고 일을 추진해야 한다.

이 환자에서 암일 가능성이 높다고 생각되는 것은 지금까지의 결과가 그렇다는 것이다.

(1) 하시모토 갑상선염이 있으면 암이 생길 가능성이 그렇지 않은 경우보다 약 3배 높다. 더구나 기능저하가 와서 TSH가 상승되면 암이 생길 가능성이 더 높아진다.

(2) 세침세포검사가 비정형으로 나오고 초음파 영상의 결절 모양이 험악하게 생겼을 때는 암일 가능성이 70~90% 정도 된다.

(3) 결정적으로 암의 가능성을 생각하게 하는 것은 Galectin-3 단백질이 검출되었다는 것이다. 갑상선결절에서 Galectin-3 단백질이 검출되면 유두암일 가능성이 높다(Am J Pathol 2010;176(5):2067~2081). BRAF유전자돌연변이검사까지 했더라면 수술 전에 더 확실하게 '암이다, 아니다'를 얘기해 줄 수 있었을 텐데, 안 했으니 할 수 없다. 그래도 이 정도 검사 결과라도 수

술을 절대적으로 권유해야 하는 것이다.

 마음속으로는 암일 가능성이 높다고 생각됐지만 아직 세침세포 검사로 확인된 것은 아니니 일단 진단적수술(diagnostic surgery)을 해보자고 권유를 한다. 결절의 사이즈가 1.04cm이고 위치가 갑상선의 피막에 아주 가깝게 붙어있어(abutting) 암일 경우 그냥 두면 피막 밖으로 암이 퍼져나갈 위험이 있기 때문이다. 다행히 환자와 신랑이 쿨하게 수술을 받겠다고 결심을 해주어서 오늘 수술을 하게 됐다.

 수술대로 옮겨 누운 환자에게 말한다.
 "제발 암이 아니라고 나오면 좋겠어요. 그러면 '만세! 만세! 만세!' 하고 만약 암으로 나온다 해도 반절제만 했으면 좋겠고, 그러면 만세를 두 번하고…"
 "암이 아니면 좋겠어요, 교수님."
 "어디 기도해 보십시다."

 수술은 우선 오른쪽 갑상선 꼬리 근처에 있는 결절만을 떼어서 긴급조직검사실로 보낸다. 오른쪽 갑상선 전체를 다 떼지 않고 결절만 떼어서 보낸 것은 암이 아닌 걸로 나올 경우를 고려해 되도록 이면 정상 갑상선조직을 많이 남겨주기 위함이다.

"아마, 면역검사를 해야 알겠다고 할걸… 그래서 시간 좀 걸릴 걸…"

정말로 시간이 걸린다. 1시간이 지나도 결과 보고가 없다. 면역염색으로도 진단이 어려운가 보다. 이윽고 컴퓨터에 결과가 올라온다. 'CD 56 (-), CK 19 (+), 갑상선유두암임.'

"아이구, 결국 유두암으로 나왔네. 내 그럴 줄 알았지…"

결국 남겨진 오른쪽 갑상선조직과 오른쪽 중앙경부림프절청소술을 하고 수술을 종결한다. 물론 림프절에 전이가 없다는 것을 확인하고.

마취 회복실로 환자를 만나러 간다. 필자를 보자마자 아직 수술 통증이 있을 텐데도 환한 웃음을 보내준다.

"수술 잘 됐어요, 그런데 결국 암으로 나와 반절제를 했어요. 퍼진 데는 없고요."

환자가 엄지로 최고라는 사인과 함께 또 환한 웃음을 보내준다.

병실에는 환자의 신랑, 여동생, 집안 어른들이 다 모여 있다. 수술 결과에 대한 설명을 가족에게 다시 설명을 해준다.

"이 젊은 아가씨는 누군고?"

"동생인데요."

"이 인상 좋은 젊은 친구는 오빠인가?"

"아뇨, 남편인데요."

"요새는 남편을 오빠라 부르던데?"

"네, 네...ㅎㅎ"

"아무 탈 없이 잘 회복할 것입니다. 대신에 수술 전부터 기능저하가 있었으니까 신지로이드 약은 계속 복용해야 될 것입니다."

 침대에 누운 환자가 웃는 얼굴로 손을 내밀어 필자의 손을 꼬옥 잡아준다. 역시 웃는 표정은 사람을 기분 좋게 한단 말이야. ㅎㅎ

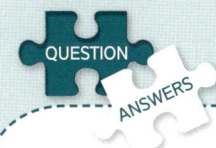

비정형세포(atypia)로 나왔어요, 어떻게 해요?

(1) BRAF, NHKRAS, RET/PTC, TERT, PAX8-PPAR gamma, Galetin-3, HBME-1, CyclineD 1... 검사 중 하나라도 나오면 암 가능성 높음
(2) 6개월 후 재검
(3) 2회 ~ 3회 이상 비정형이 나오면 진단적 수술 고려
(4) 초음파 소견 K-TIRADS 5 → 60% 암 -- 수술 고려

갑상선기능항진증 환자에게 생긴 갑상선암

> 4월 15일 / 65세 여성 환자

화요일(4월 14일) 아침, 다음날 수술 예정인 환자의 영상과 검사 데이터를 체크한다.

"햐~~ 이 환자 초음파 영상이 왜 저래? 고생 엄청 많이 한 사람 얼굴 같다. 갑상선이 얼룩덜룩 지저분하네. 결절이 도대체 몇 개야? 왼쪽에 1.3cm, 1.0cm, 0.85cm, 0.5cm 짜리가 있고, 오른쪽에 1.42cm 짜리 큰 것이 하나 있고, 그 외에도 자질구레한 것들이 깔려 있네... 세침세포검사는 요놈 0.85cm 짜리에서 유두암 의심으로 나왔단 말이지. 암이 맞을 것 같은데, 넓이보다 키가 크고(taller than wide) 저에코(hypoechoic)이고, 경계가 삐죽삐죽 불규칙(irregular margin)하니까 말이야. 근데 위치가 마의 삼각지점이라 수술이 까다롭겠다... 오른쪽 결절도 모양이 암일 가능성을 완전히 배제할 수 없겠는데? 영상의학과 김 교수는 어떻게 생각 하셔?"

"왼쪽 0.85cm 크기는 암이 틀림없는데 피막침범이 있고 식도와 붙어 있어요, 오른쪽 것도 모양이 좀... 수술할 때 떼어서 조직검사 해봐야 되겠는데요. 그리고 갑상선전체가 만성갑상선염처럼 저에코로 보이는데요."

"아, 이 환자 2년 전부터 기능항진증이 있어서 타 병원에서 안티로이드(프로필티오유라실=PTU)를 복용하고 있었어요. 그럼에도 불구하고 Free T4가 2.4ng/ml(정상, 0.8~1.7)로 높아져 있어 메티마졸로 바꿨어요. 메티마졸이 효과가 빨라서... 현재는 1.8ng/ml로 수술하는데 지장 없게 되어 있어요."

갑상선기능항진증이 있는 환자에서 결절이 발견되면 그 결절이 암일 가능성이 30%나 된다. 일반 결절환자가 5%인 것에 비하면 높은 것이다. 그래서 반드시 세침검사를 통해 암인지 아닌지 확인해봐야 한다.

기능항진증이 있는 갑상선암은 예후가 좀 나쁘다. 갑상선자극자가항체가 암세포의 표면에 있는 TSH수용체와 결합해서 암세포를 성장하게 하기 때문이다. 게다가 기능항진증이 되면 갑상선으로 들어오는 혈류량이 많아져 수술할 때 출혈이 잘 되는 경향이 있다. 그래서 수술 일주일 전쯤 요오드가 주성분인 류골용액(Lugol solution)을 사용하면 들어오는 혈류량이 줄어들어 출혈이 적게 된다. 이 환자도 류골용액을 일주일 전부터 복용시켰다.

저녁 회진 때 환자에게 설명한다.
"내일 수술은요, 암이 있는 왼쪽 갑상선 날개는 다 뗄 거구요, 오른쪽은 아직 암인지 아닌지 모르기 때문에 결절만 떼어서 암으로 나오면 전절제가 될 거구요, 암이 아닌 걸로 나오면 만세하고 나올 예정입니다."
"네, 네, 교수님이 알아서 해주세요. 대신 철저히 해주세요."
"염려 마십시오, 정성껏 해 드리겠습니다."

수술은 환자에게 설명한 대로 왼쪽 갑상선 날개를 떼고, 오른쪽은 결절만 떼어서 긴급조직검사실로 보낸다. 기능항진증조직이지만 수술 중에 출혈이 별로 없이 수술 진행이 잘 된다. 류골용액 덕택인지도 모르겠다. 중앙경부림프절도 같이 떼어 보내고…
이윽고 긴급조직검사 결과가 올라온다. '왼쪽 결절은 유두암임, 피막침범은 현미경적임, 림프절 전이 없음, 오른쪽 결절은 선종양증식증(adenomatous hyperplasia)임,'
"옳지! 됐다. 수술은 이것으로 종결이다."

저녁 회진으로 병실에서 환자를 만난다. 환자의 표정이 밝다. 케찹통을 보니 출혈이 없다. 목소리도 맑고 좋다. 수술에 따른 합병증이 전혀 안 보인다.

"아주머니, 수술 잘 됐어요. 오른쪽 결절은 암이 아니어서 왼쪽 반절제만 했어요. 아무 탈 없이 잘 회복하실 것입니다."

환자의 남편분과 다른 가족분들도 기분 좋게 웃어 준다. 오케이, 이 환자분은 예후가 좋을 것이다. 기능항진증도 고치고... 암도 고쳐지고... 오래오래 잘 살 것이다. 기분 좋은 저녁 회진이다. 맨날 오늘만 같아라, 흐흐...

이제 갑상선암은 잊고 살아도 돼요

4월 20일 / 30대 중반 여성 환자

아침 회진 시간, 병실에서 만난 이 환자는 의외의 담담한 표정으로, 아니 웃는 표정으로 필자를 맞이한다. 옆에는 선량한 외모의 신랑도 웃는 표정으로 맞이한다.

"듣기로는 겁이 많은 신랑이라고 들었는데? 큰 수술이 아니니까 전혀 걱정할 필요가 없어요. 금방 끝날 것이니까... 또 안전한 수술이고..."

"네, 네, 교수님 잘 부탁드립니다."

환자의 친정어머니도 한마디 거든다.

"교수님, 괜찮겠지요?"

"네, 네, 염려 마십시오. 이번 수술로 걱정거리 싸악 없앤다고 생각하세요."

사실 이 환자의 암 덩어리의 크기는 1cm 미만으로 그렇게 크지 않다. 그런데 갑상선 피막을 곧 뚫을 것 같은 장소에 위치해 있어서 더 퍼지기 전에 반절제를 하는 것이 좋겠다고 권유했던 것이다. 피막을 침범하면 그렇지 않을 때 보다 림프절 전이율이 높고 재발률이 높아지기 때문이다.

1cm가 미처 되지 않은 갑상선암은 서둘러 수술을 할 필요가 없다는 의견도 있다. 6개월~12개월 간격으로 지켜보다가 3mm 이상 커진다든지, 림프절 전이가 발견된다든지, 폐, 뼈 등 원격 전이가 발견된다든지 하면 수술을 한다는 것이다. 일본의 쿠마병원과 도쿄의 암부속병원에서 주장하는 것이다. 모든 1cm 미만암이 해당되는 것이 아니고 위치가 갑상선피막, 기도, 식도, 성대신경 근처가 아니면서 림프절 전이가 없고, 원격 전이가 없는 경우에 이렇게 두고 보다가 수술해도 된다는 것이다.

필자의 환자 중에도 여기에 해당하는 환자가 있어 정기적으로 검사만 하고 지켜보는 환자들이 있다. 특히 미혼의 젊은 여성에게서 그렇게 한다. 따라서 일부 환자에서 수술을 기피하는 경우에 하나의 방편으로 생각할 수도 있다. 여차하면 수술받을 각오를 하고 말이지... 그런데 치료를 하지 않고 이렇게 지켜만 보는 환자를 만날 때마다 일말의 불안감이 마음 밑바닥에 깔려있다는 것을 숨길 수 없다. 말하자면 몸속에 폭탄을 두고 안 터지면 그냥 두고 보고,

터질 위험이 있거나 터지게 되면 고치자는 것인데, 이거 원~ 언제 어느 때 이런 일이 일어날지 조마조마하지 않을 수가 없는 것이다.

물론 1cm가 안 되는 갑상선유두암의 대부분은 거북이암이어서 바로 무슨 일이 일어나지는 않을 것이다. 그러나 유두암중에도 변종에 해당하는 키큰세포암, 기둥세포암, 미만성 석회화변종, 고형변종, 말발굽형변종, 저분화암은 사이즈가 작더라도 퍼지는 속도가 빠르고 예후가 나쁘다. 가장 우려되는 것은 오랫동안 유두암으로 큰 변화가 없이 잘 지내오다 어느 날 갑자기 저분화 내지 미분화암으로 변해 무슨 치료를 해도 소용이 없게 되는 경우가 있다는 것이다. 나이가 있는 환자들에서 이런 경우가 많은데, 대부분 젊었을 때 작은 종양을 발견했음에도, 크기가 작다는 이유로 대수롭지 않게 여기다가 일을 당하는 경우가 많다. 사이즈가 작을 때 간단히 치료하면 됐을 일을 나이가 들어 나쁜 종류로 변하거나 많이 퍼진 상태에서 치료하면서, 고생은 고생대로 하고 완치율은 떨어지게 됐다고 후회를 한다.

그렇다. 1cm 미만의 유두암중 어느 것이 앞으로 나쁜 것으로 변할지, 어떤 것이 많이 퍼질 것인지, 어느 것이 커지지 않고 그대로 있을 것인지를 가늠할 수 있는 확실한 잣대가 아직까지 없다는 것이 문제다. 또 사이즈는 변함없더라도 림프절 전이나 원격 전이가 일어날 수도 있다. 분명한 것은 아무리 좋은 암이라도 저절로 없어지지는 않는다는 것이다. 모 교수처럼 몇 년 동안 사이즈가 변하지 않고 있기 때문에 그냥 두고 보겠다는 것은 본인의 선택이 겠지만, 이를 타인에게 권유하는 것은 지극히 위험한 발상이다. 타인의 경우가 본인의 경험과 같을 것이라고 일반화할 수는 없기 때문이다. 만약 어떤 환자가 이를 믿고 치료 없이 기다리다가 후에 암이 퍼져 어쩔 도리가 없게 된다면, 이를 어떻게 책임질 것인가에 대해 생각해 보았는지 궁금하다. 0.5cm도 안 되는 갑상선암이 림프절에도 퍼지고 원격 전이되는 환자를 필자는 많이 경험하고 있으니 말이다.

뿐만아니라 여포암이나 수질암은 작을수록 수술 성적이 좋은데 어떤 환자들은 이런 종류의 암도 1cm가 안 되면 수술이 필요 없다고 고집을 부리니, 기가 차고 또 찬다.

대장암의 전구질환인 대장선종이라는 것이 있다. 선종이니까 아직 암이 아니다. 대장내시경으로 보통 용종이라 불리는 것의 대표적인 것이다. 이중 5~10%가 10년쯤 지나면 암으로 변한다. 그래서 용종이 발견되면 즉시 제거해 버린다. 대장암이 되기 전단계에서 제거하면 완치가 되기 때문이다.

1cm 미만 유두암은 이미 암으로 진단된 것이다. 다른 암과는 달리 천천히 진행되는 특징을 가지고 있다고 아무 조치를 취하지 않고 두고 보자는 것은 생명을 두고 모험을 하자는 것과 같은 소리

이다. 결국은 퍼지게 되는 것인데 말이지…

그래서 일부 수술을 기피하는 환자를 제외하고는 작은 암이 있는 쪽의 갑상선 날개와 주위의 림프절들을 떼어내는 간단한 수술을 하고, 수술 후 남은 갑상선이 기능을 잘하면 신지로이드 같은 약의 복용 없이 편안하게 살도록 하는 것이 초기 갑상선암의 치료법으로 가장 적합하다고 생각된다.

오늘 이 환자도 간단히 왼쪽 날개와 바로 옆의 중앙림프절을 제거하는 수술을 했다. 수술대 위에 누운 환자에게 안심하라고 토닥토닥해 주었더니 "저, 마취에서 못 깨어나는 것은 아니죠?"라고 한다. 그러자 기기 막힌 마취과 의사 왈 "저는 마취에서 못 깨어난 환자를 한 명도 못 봤거든요" 한다. 수술은 아무런 이벤트 없이 깨끗이 잘 됐다. 림프절 전이도 없는 것이 확인됐다.

병실로 환자를 보러 올라갔더니 신랑이 옆에서 간호를 하고 있다. 어라, 이 부부도 비슷한 분위기로 서로 닮았다. 조금 전 회진 시간에 본 오늘 수술한 미만성 석회화변종으로 전절제술과 왼쪽 옆목림프절곽청술을 받은 30대 환자 부부와 왼쪽 갑상선 날개만 떼어낸 30대 환자 부부도 닮은 얼굴을 하고 있었는데, 이 부부도 마찬가지였다. 신랑이 쌍꺼풀을 가지고 있어서 그런지 선량하고 착하게 보인다.

"신랑이 수술 전에 와이프 때문에 울었다고?"

"네, 참 착해요, 그리고 교수님 오시니까 저 아픈 것이 싹 없어졌어요. 감사합니다."

"이제 울지 않아도 돼요, 그리고 갑상선암은 잊어버리고 살아요."

정말 그렇다. 이렇게 조기에 치료하면 앞으로 잊어버리고 정상생활을 하면 된다.

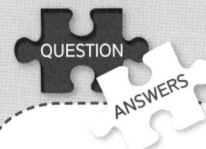

갑상선암치료 후 암이 관해됐다고 보는 기준은?

(1) 이학적 검사에서 종양이 없다
(2) 초음파를 포함한 모든 영상진단에서 종양이 없다
(3) 방사성요오드치료 후 전신스캔에서 갑상선 바탕 외에는 방사능 흡착이 없다
(4) TSH 자극 Tg가 측정되지 않거나 최저 수치로 됐다(Tg < 1ng/ml)

(Thyroid 2009;19:1167-1214)

이렇게 퍼졌는데도 아무런 증상이 없다니...

4월 22일 / 30대 후반 여성 환자

지난 4월 7일, 외래 진찰실.

"아이구야, 좀 심하게 퍼졌네, 근데 전혀 몰랐다고?"

"네, 저는 몰랐는데 주위에서 좀 이상하다 해서 병원에 갔더니 발견됐어요."

"이렇게 림프절들이 손으로 만져질 정도로 심하게 퍼졌는데도 아무런 증상이 없었다구요? 하긴 갑상선암은 증세가 없는 것이 대부분이니까... 증상이 있으면 이미 늦어 고치기가 힘들게 되지요."

"교수님, 저 고쳐 주실 수 있겠지요?"

"어렵긴 하지만 어디 한번 해 봐야지요."

환자를 안심시키는 말은 했지만 속으로는 '아~ 이거 대단한 강적을 만났네...' 하는 생각이 든다.

환자가 가지고 온 초음파 영상을 보니 이거 퍼져도 너무 퍼졌다. 갑상선 협부(나비의 몸통에 해당되는 부위)를 중심으로 눈폭풍(snowstorm)이 생겨 양쪽 나비 날개를 향해 눈꽃송이가 심하게 휘날리고 있다. 저 휘날리고 있는 눈꽃송이는 모두 유두암세포 덩어리들이 석회화(calcification)가 일어나 산지사방으로 흩어져 저렇게 보이는 것이다. 그러면서도 만성갑상선염(chronic lymphocytic thyroiditis) 소견이 바탕에 쫘악 깔려있다. 뿐만아니라 중앙경부림프절, 오른쪽·왼쪽 옆목림프절들이 암으로 점령당해 와글와글 감자밭을 일구고 있다. 진짜 감자밭이라면 감자 풍년인 것이다.

이런 경우 세침세포검사 결과를 보지 않더라도 '유두암의 미만성 석회화변종(diffuse sclerosing variant)'이 틀림없다. 타 병원의 세침세포검사 결과를 보니 갑상선은 물론 양쪽 옆목림프절들에서 유두암세포가 보인다고 돼 있다. 이 정도 퍼져 있다면 종격동이나 폐에도 전이가 일어나 있을 가능성이 높다.

우선 암이 퍼진 정도를 더 파악하기 위해 초음파스테이징검사와 목과 폐 CT스캔을 찍어 본다. 다행히 폐와 종격동 전이는 아직 보이지 않는다. 중앙경부, 옆목림프절 전이는 정말 엄청 심한데 말이다. 그러나 감자밭을 이루고 있는 전이림프절들이 얼마 안 있어 종격동으로 내려갈 것처럼 보인다. 안되지... 종격동으로 내려가면 흉골을 열어야 되잖아... 그렇게 되면 환자도 고생하고 수술팀도 고생하고, 완치율도 떨어지고... 안되겠다. 수술 순서대로 기다리면 더 퍼지게 될 것이 틀림없다.

"오 코디, 이 환자 어떻게 좀 당겨 보셔... 그냥 두면 안될 것 같아..."

"네, 알았어요. 어떻게 해보죠."

이렇게 해서 남쪽 지방에서 올라온 이 환자의 수술 D-day가 오늘로 초스피드 하게 잡힌 것이다.

수술대 위에 누운 환자와 대화를 나눈다.

"거참, 이상하다. 어떻게 요즘 이런 환자가 몰려오는지 모르겠단 말이야. 환자분도 부산에서 왔던가?"

"부산이 아니고 광양이라예."

"어? 부산말인데?"

"원래는 통영이라서..."

"아, 네... 내가 열심히 잘해 줄게요. 수술이 워낙 커서 좀 부담스럽지만 잘 될 거요. 그러니 너무 걱정 말고 한숨 자고 나면 끝나 있을 거요. 한 가지 걱정스러운 것은 이렇게 많이 퍼진 것을 다 긁어내고 나면 부갑상선으로 가는 혈류가 나빠져 수술 후 손발이 저릴 가능성이 좀 ..."

"저는예, 교수님만 믿겠습니다. 잘 부탁합니다."

수술은 정말 험악한 산악행군처럼 어려웠지만 위험한 신경과 혈관들을 피해 가면서 여기저기 박힌 감자알들을 무사히 다 캐냈다. 소위 갑상선전절제, 중앙경부림프절청소술, 양쪽 옆목림프절청소술(곽청술)을 시행한 것이다. 특히 부갑상선으로 가는 혈류보존에 온갖 신경을 집중시키면서…

처음 걱정했던 것보다는 큰 이벤트 없이 수술이 순조롭게 잘 마무리된 것 같다.

"흠~ 잘 회복될 것 같은데… 그래도 고용량방사성요오드치료는 두 번 이상 해야 될걸… 아무래도 전형적인 유두암보다는 공격적이니까 말이지…"

병실로 올라가기 전, 전공의에게 물어본다.

"그 환자 부갑상선호르몬 수치 어때? 칼슘 수치는?"

"네, 부갑상선호르몬은 10.8 pg(정상, 15~65pg/mL)로 약간 떨어져 있지만, 칼슘이 8.7mg/dL(wjdtkd, 8.5~10.1 mg/dL)으로 현재 손발저림은 없습니다."

"응, 괜찮아. 부갑상선을 육안으로 보고 잘 모셔 두었으니까… 곧장 정상으로 돌아올 거야."

병실에서 환자의 얼굴을 보니 우선 편안해 보인다. 대수술을 받은 환자의 고통스러운 얼굴이 아니다. 목소리도 좋고, 케찹통에 유미루(chyle)도 안 보이고, 오너증후군(Horner's syndrome)도 없고, 어깨 움직임도 좋다.

"아주 좋아요, 큰 수술이지만 아무 탈 없이 잘 회복할 겁니다. 발견해 준 지방 의사분께 고맙다고 인사해야 되겠네요. ㅎㅎ"

"네, 네. 그렇게 하겠습니다. 우선, 교수님, 고맙습니다."

허참~ 이렇게 많이 퍼져 있어도 아무런 증상이 없었다니... 증상이 있는 환자에서만 진단하고 치료해도 된다는 그 뭐 8인 뭐래나 그 사람들이 이런 환자를 봐야 하는데 말이지... 그 사람들이 의사가 맞기는 맞는지 모르겠지만 말이지...

딸이 암수술을 받으면
어머니가 미안해한다

> 4월 29일 / 20대 후반 여성 환자

　이 환자도 지난 3월 중순 초진 때 필자의 진찰 없이 수술을 결정하고 입원한 환자다. 지난번의 지독한 독감으로 필자가 환자를 보지 못했을 때 젊은 김 교수가 대신 보고 수술이 필요하다고 해서 필자에게 수술받기로 하고 입원한 것이다. 아마도 입원 후에 필자를 만나 설명을 들으라고 한 모양이다. 그러니 필자를 대면하지 않고 수술을 결심하게 된 두 번째 환자인 셈이다. 지난번 환자와 마찬가지로 필자를 신뢰해도 너무 신뢰해 준다.

　수술 전날인 어제 오후 외래 진찰실에서 처음 만나 그동안 정밀 검사를 한 결과에 대하여 설명한다.
　"자, 여기 초음파 영상을 봐요, 여기가 왼쪽 날개, 저쪽이 오른쪽 날개, 가운데가 나비 몸통에 해당하는 협부이지요. 우선 오른쪽은 특별한 게 보이지 않는데 왼쪽 날개에 두 개의 결절이 있어요. 하나는 0.48cm, 또 하나는 0.89cm, 근데 작은 0.48cm 결절은 기도벽과 붙어 있고, 좀 큰 0.89cm 결절은 식도와 딱 붙어 있어요. 이 두 개의 결절이 세침검사를 통해 유두암이 의심되는 것으로 나왔어요. 이렇게 작아도 기도나 식도에 붙어 있으면 수술로 제거해야 안심할 수 있어요. 암이 기도나 식도를 파먹어 들어가면 아주 위험하게 되기 때문이지요. 현재 초음파나 CT스캔에서 림프절로 전이된 것은 안 보이기 때문에 잘하면 반절제로 끝날 수 있을지 모르겠고..."

"반절제가 되면 좋겠어요."

"나도 마찬가지입니다. 반절제되면 환자도 편하고 나도 편하고..."

수술받는다는 공포감으로 불안할 것임에도 필자에게 웃음을 보내준다. 신뢰한다는 뜻일 것이다. 너무 기특해서 필자가 먼저 악수를 청하며 말해준다.

"내 잘해 줄게요, 염려 마셔..."

수술대에 누운 뒤, 이 인상 좋은 환자에게 다시 한번 말해 준다.

"가능하면 반절제해 줄게요. 림프절 전이가 없으면..."

"네, 부탁합니다."

이렇게 착한 환자는 원하는 대로 반절제가 돼야 할텐데... 나이도 젊은 여성이고...

수술은 왼쪽 반절제와 왼쪽 중앙경부림프절청소술을 먼저 해준다. 눈에 띄게 커진 림프절도 없다. '그래, 오늘 이 환자는 반절제로 끝날거야'라고 생각하면서, 떼어낸 왼쪽 갑상선 날개와 림프절들을 긴급조직검사실로 보낸다. 그리고는 수술창상을 깨끗하게 봉합해준다. 이제 림프절 전이가 없다는 결과, 아니 있다 하더라도 2mm 이하 전이라면 수술을 종결시켜도 되는 것이다. 그런데 어랍쇼, 한참을 기다린 끝에 나온 조직검사 결과 좀 보소. '림프절 전이 2개 있음, 크기는 3mm.'

'햐~ 하필이면 3mm야? 두 개다? 3mm 두 개라? 그냥 반절제로 끝내? 나이도 젊은데... 아니지... 살 날이 새털같이 많이 남았는데 재발하면 더 고생이지... 이전 미국갑상선학회 의 가이드라인대로라면 한쪽에 2개 이상의 암이 있으면 반대편 갑상선에서 재발할 확률이 높기 때문에 림프절 전이가 없더라도 전절제를 권유해야 된다고 했잖아... 이 환자는 피막침범도 있고...아무래도 전절제하고 방사성요드치료를 하는 것이 더 유리할 거야...'

머릿속에서 이런저런 생각이 서로 다투고 있는데 반대편 갑상선 초음파 영상을 다시 보니 뭔가 깨끗하지 않다는 생각이 든다.

"그래, 전절제가 답이다. 이 환자한테는..."

그래서 봉합해 두었던 상처를 다시 열고 남겨 놓았던 오른쪽 갑상선 날개를 다 떼어낸다. 파라공주님(부갑상선)에게 가는 미세혈류

보존에 온 에너지를 집중하면서 말이지. 젊은 나이부터 손발이 저리면 무슨 고생이겠냐 싶어서 파라공주님 보호에 온갖 신경을 써주는 것이다.

마취 회복실에서 환자를 다시 본다.

"수술 잘 끝났어요, 근데 전절제가 되었어요."

"아... 전이가 됐나요?"

"그래요, 조금... 그래서 그렇게 할 수밖에 없었어요."

"네... 그랬군요."

실망스러웠을 것임에도, 그 아픈 와중에 웃는 표정을 보내온다. 흠, 이 환자는 천성이 착한 사람임에 틀림없다. 일전에 수술받았던 스마일 꼬부기와 인상이 비슷하다. 그 역시 만나면 항상 웃는 얼굴을 보여주는 착한 환자였지.

병실로 저녁 회진을 가니 환자의 어머니와 아버지가 간호를 하고 있다. 역시나 착한 환자는 웃는 얼굴로 필자를 맞이해 준다. 다시 한번 전절제를 할 수밖에 없었다는 내용을 설명한다. 환자의 어머니는 눈물을 글썽이며 필자의 설명을 듣는다.

병실을 나오며 갑상선 전담간호사 한나에게 말한다.

"딸이 암으로 수술을 받으면 어머니는 죄인이 된 심정이 되는 모양이야. 딸의 암이 자기 때문에 생긴 것으로 생각하고 미안해하지... 실제로는 유전이 아닌데도 말이지..."

만성갑상선염에 생긴
갑상선암수술은 어렵다

> 5월 8일 / 30대 초 여성 환자

지난 3월 중순경 타 병원에서 왼쪽 갑상선 날개에 유두암이 생겼다는 진단을 받고 필자를 찾아온 환자다. 물론 세침검사를 받고 왔다. 가져온 초음파 영상을 보니 왼쪽 날개에 1.3cm와 0.7cm 크기의 결절이 두 개 있고, 오른쪽 날개에도 0.5cm 결절이 있다. 왼쪽 날개에 있는 1.3cm 결절은 누가 봐도 유두암이라 할 정도로 전형적인 모양을 하고 있고 0.7cm 결절은 물혹이니까 암과는 거리가 멀어 보인다. 오른쪽의 0.5cm 결절은 글쎄, 애매모호해서 일단 수술할 때 고놈만 떼어내 조직검사를 해봐야 알 것 같다. 그리고 왼쪽 중앙경부림프절들이 큼직큼직 해져 있다.

수술 전 영상의학과 교수와 우리병원에서 찍은 초음파스테이징검사(ultrasonographic staging)를 재검토하며 커져 있는 중앙경부림프절에 대하여 이야기를 나눈다.

"손 교수, 저거 어떻게 생각하셔?"

"제가 보기에는 커져 있긴 해도 전이는 아닌 것 같은데요."

"왜요?"

"그냥 림프절비대(reactive hyperplasia)가 아닐까요? 이 환자의 양쪽 갑상선에 만성갑상선염이 좀 심하게 보이거든요. 만성갑상선염이 심하면 주위의 림프절이 커지게 돼 있고요."

"맞아요, 만성갑상선염은 좀 심한 것 같아요. Antitg가 360IU/mL(정상, 0.1~32.5)로 높아져 있고... 또 Tg도 370ng/ml으로 많이 올라가 있고... T4는 1.0ng/ml로 낮은 쪽이고, TSH는 2.57로 정상 범위 내에 있지만 높은 쪽 정상이고.., 환자도 평소에 추위를 잘 탄다고 했고... 그래서 약간의 갑상선기능저하가 있다고 봐야 될 것 같아요."

환자에게 수술 전 설명을 해준다.

"왼쪽 날개와 중앙경부림프절을 먼저 떼어서 전이가 없으면, 아니 2mm 이하의 작은 림프절이 5개 이하로 전이가 있으면 반절제를 해도 될 것입니다. 물론 반대편 작은 결절을 검사해서 괜찮다면 말이지요."

수술은 계획대로 왼쪽 날개와 중앙경부림프절제거술을 먼저 한다. 그런데 갑상선조직이 보통이 아니다. 만성염증이 심해 조직을 조작하기가 여간 어려운 것이 아니다. 갑상선이 주위 근육과 유착이 심해 유착박리만 하는데도 피가 질질 나와 수술 시야가 좋지 않다. 갑상선조직도 딱딱하게 굳어 겸자로 갑상선을 잡고 수술 시야로 끌어올리는 작업도 만만치가 않다. 그래도 어찌어찌해서 왼쪽 수술이 끝난다. 그리고 긴급조직검사를 보낸다.

왼쪽 중앙경부림프절의 긴급조직검사 결과를 기다리는 동안 오른쪽의 0.5cm 결절을 찾아 떼어내는 작업을 하는데 이것 또한 만만치 않다. 유착이 심해 박리하기가 쉽지 않은 것이다. 다른 때의 수술보다 낑낑거리며 오른쪽 결절제거술을 하고 있는데 긴급조직검사 결과가 컴퓨터에 올라온다. '림프절 전이 4개 있음. 크기는 1cm.'

"햐~ 이거 예상을 완전히 벗어났잖아, 할 수 없지 뭐. 반절제의 꿈은 날아 갔네... 만성갑상선염 환자에서 전절제하면 부갑상선기능이 떨어지고 칼슘이 떨어져 손발이 저리는 합병증이 잘 생기는데..."

부갑상선을 보존해 주려고 오른쪽 어깨가 떨어져 나갈 정도로 슬슬 기면서 수술을 진행한다.

무사히 수술을 끝내고 회복실로 환자를 보낸 뒤 같은 또래의 다음 환자를 수술대 위에 눕힌다. 이 환자는 얼굴이 완전히 얼어 있다. 필자의 얼굴을 보고도 웃어주지 않는다.

"아~, 안심해요. 위험한 수술이 아니니까. 한숨 자고 나면 끝나 있을 겁니다."

이때 환자의 얼굴이 일그러지더니 갑자기 울음을 터뜨린다.

"왜 울어요? 안심해도 된다니까..."

"아뇨, 아기가 보고 싶어서 그래요... 흑흑...."

갑자기 조금 전 수술이 끝난 환자가 궁금해 회복실로 간다.

"아~ 해보세요."

"아~~"

"근데 아기는 안 보고 싶어요?"

"... 저 결혼 못 했는데요..." 하며 갑자기 눈물을 보인다.

"아이고~ 못 한 게 아니라 안 한 거겠지... 그런데 미안하게도 전절제가 됐어요. 수술 전에 갑상선염 때문에 커졌을 거라는 림프절들이 전이 때문에 커진 거라고 나왔기 때문에 그렇게 했어요. 그래도 너무 속상해 마셔... 오늘이 어버이날이라 어머니가 와 계시겠네..."

이 말 때문인지 환자는 더욱 서럽게 운다.

"울지 말아요. 곧 어머니 보게 될거요. 수술은 전절제가 됐지만 깨끗이 잘 돼서 아무 탈 없이 잘 회복할 거니까 걱정 말고..."

괜히 전절제까지 한 것이 미안해서 만성갑상선염에 생긴 암수술이었기 때문에 고생했다는 소리는 못하고 위로의 말만 늘어놓고 나온다.

"에휴... 이럴 때 옆에 짝이 있으면 더 좋을 텐데..."

혼자 중얼거리면서 다음 환자의 수술실로 들어간다.

수술 중 긴급조직검사는 시간이 걸리더라도 꼭 해봐야 된다

> 5월 11일 / 60대 초 여성 환자와 50대 말 여성 환자

지방병원에서 왼쪽 갑상선 날개에 생긴 유두암으로 전원 돼 온 환자다. 가져온 초음파 영상에는 왼쪽 날개에 0.9cm 크기의 결절이 앞쪽 피막에 붙어 있고(abutting), 오른쪽 날개에 1cm 크기의 결절 역시 앞쪽 피막에 붙어 있다. 재검토한 세침검사 결과에서 왼쪽은 유두암이고(카테고리 6), 오른쪽은 양성종양(카테고리 2)이란다. 그런데 초음파에 찍혀 나온 오른쪽 결절의 모양이 영~ 험악하게 보인다.

"흠, 세침검사는 양성이라 했지만 모양이 좀 험악한데… 경계가 삐죽삐죽하고… 에코가 낮고… 작은 석회화점(microcalcification)도 보이고… 닥터 김은 어떻게 생각해?"

"오히려 암으로 밝혀진 왼쪽 것보다 더 나빠 보이는데요?"

"그렇지? 하긴 얼굴이 험악하게 생겼다고 다 깡패가 아닐 수도

있기는 하지만…"

수술대에 누운 환자에게 다시 설명한다.

"아주머니, 오른쪽 혹이 기분 나쁘게 생겼는데 만약 암으로 나오면 전절제가 될 것입니다. 반대로 암이 아니고 림프절 전이도 없으면 반절제가 될 것이고…"

"아이고, 교수님이 알아서 해주시겠지요."

수술은 우선 오른쪽 결절만 떼어서 긴급조직검사실로 보내고, 왼쪽 갑상선 날개와 왼쪽 중앙경부림프절청소술을 시행한다. 오른쪽 결절은 초음파 영상대로라면 암이 거의 틀림없지만 세침검사에서 암이 아닌 것으로 나왔기 때문에 긴급조직검사 결과를 기다렸다가 암이면 전절제술이, 암이 아니면 반절제술이 될 것이다. 선입관념대로 전절제술을 했다가 암이 아닌걸로 나오면 그야말로 과잉절제가 될 것이 아닌가. 미국이라면 한쪽이 암으로 나오면 반대쪽이 암이든 암이 아닌 것으로 나오든 상관하지 않고 전절제를 하고 있긴 하지만, 그건 그 나라의 사정이고… 환자 입장에서 생각하면 시간이 걸리더라도 수술 중 조직검사결과를 기다렸다가 그 결과에 따라 수술 범위를 결정하는 것이 합리적이라 생각된다.

사실 긴급조직검사 결과를 기다리기는 하지만 속마음은 '아마 암으로 나올걸…' 하는 생각이었다. 아~ 그런데 조직검사 결과가

'양성'으로 나온다.

"만세! 만세! 해도 되겠는데... 아주머니, 반절제 성공했어요."

만약 지레짐작으로 오른쪽 날개를 떼어 버렸다면 쓸데없는 수술이 추가될뻔하지 않았는가.

수술 중 긴급조직검사나 면역염색이 가능하지 않은 병원에서 수술 중 긴급조직검사를 생략하고 집도의사의 감으로 갑상선전절제를 한다면 환자 입장에서는 억울하기 짝이 없는 것이다. 필자도 과거에 타 병원에서 암이라고 진단받고 온 환자에서 수술 중 긴급조직검사를 하지 않고 바로 전절제를 했는데 결과적으로 암까지 변하지 않은 양성종양으로 나와 얼마나 항의를 받았는지 모른다. 그 이후 암으로 진단받아 왔다 하더라도 꼭 수술 중 긴급조직검사로 확인하는 버릇이 생겼다.

오늘 이 환자는 수술 중 면역염색을 이용한 긴급조직검사 덕에 반절제로 수술을 끝낼 수 있다

다음은 50대 말 여성 환자.

이번에는 오른쪽 날개의 1.3cm 유두암이다(카테고리 6). 왼쪽 날개에도 0.45cm 결절이 있다. 오른쪽은 유두암이 분명한데 왼쪽 날개의 결절은 아직 암인지 아닌지 분명하지 않다. 수술 중 긴급조직검사로 확인해 봐야 된다. 그런데 모양이 좀 전의 환자와는 달리

좀 얌전해 보인다.

"이번에야말로 암은 아니겠지, 암이 아니면 반절제해도 되는데..."

우선 왼쪽 결절을 떼어내 긴급조직검사실로 보내고 오른쪽 날개를 절제하는 수술을 진행한다. '오늘 마지막 케이스니까 빨리 끝내고 회진 돌고 퇴근해야지...' 그런데 조직검사실에서 결과 통보가 빨리 올라오지 않는다. 또 면역염색 들어갔겠지... 실제로 면역염색중이라는 답이 온다.

거의 1시간 지나서 결과가 컴퓨터에 나타났다. '갑상선유두암임.'

"뭐라고? 아까 그 환자와 완전 반대잖아... 초음파 영상이 비교적 얌전했는데... 허참, 요즘 암은 교과서대로 놀지 않는단 말이야..."

결국 이 환자는 예상과 달리 전절제까지 하게 됐다. 그 덕에 퇴근시간은 늦어지고...

"역시 긴급조직검사는 시간이 걸리더라도 꼭 해봐야 될 거야. 카테고리 6 환자를 제외하고 말이야. 그래야 환자에게 불이익을 주지 않게 되지..."

기도벽을 침범한 갑상선암은
집도의를 긴장시킨다

> 5월 13일 / 70대 초 여성 환자

지난 4월, 타 병원에서 갑상선유두암으로 진단받고 전원 되어 온 환자다. 가지고 온 초음파 영상에는 왼쪽 갑상선 날개에 1.4cm, 오른쪽 날개에 0.9cm 크기의 암 덩어리가 보인다. 그런데 왼쪽 암 덩어리의 모양과 위치가 심상치 않다. 종양의 표면이 울퉁불퉁, 뾰쭉뾰쭉하고 미세한 석회화점들이 종양 안에 산재돼 있는데 이 종양이 왼쪽 기도벽과 딱 붙어 있다. 초음파 영상만으로는 자세히 알 수 없지만 암 덩어리의 일부분이 기도벽을 침범한 것처럼 보인다.

"아이구야, 암이 기도벽을 침범해 있으면 일이 만만치 않겠는데… 일단 MRI를 찍어보자."

암이 기도벽이나 식도벽같은 연조직을 침범했는지를 알아보려면 CT스캔이나 초음파보다는 MRI를 찍어봐야 한다. MRI 영상을 보니 아이쿠야, 기도벽을 침범한 것처럼 보인다. 그러나 다행히도 암이 기도내강(intrluminal spce)까지는 들어가지는 않은 것 같다 (T4a).

일반적으로 암이 기도를 침범한 정도를 침범한 정도에 따라 4가지 Stage로 나눈다. 보통 Shin의 분류를 가장 많이 쓴다.

Stage 1 : 기도연골막(perichondrium)까지만 침범된 경우

Stage 2 : 기도연골을 침범했지만 기도내강까지는 침범하지 않은 경우

Stage 3 : 기도내강 침범은 있지만 기도 점막을 뚫지 않고 점막하부까지 침범한 경우

Stage 4 : 기도내강 점막을 넘어 내강 속에 암이 침범된 경우

이렇게 나누는데, 암이 기도표면에서 기도내강으로 퍼져 들어갈수록 수술도 어려워지고 예후도 나빠진다. 기도표면과 심부기도벽까지만 침범한 경우는 소위 면도식절제술(shaving off)이라 불리는, 기도를 자르지 않고 무 껍질을 칼로 깎아내듯이 암조직을 절제해 내는 수술을 하고, 암이 기도내강까지 침범해 있으면 기도를 잘라내고 다시 연결해 주는 수술을 하게 된다. 당연히 기도를 잘라내는 수술은 면도식절제술보다는 위험하다. 잘라내고 연결하다가 연결 부위가 터질 수도 있고...

필자는 오래전에 면도식절제술로 기도벽을 침범한 갑상선암 16예를 치료한 경험을 국제학술지에 발표한 경험이 있는데(Head Neck 1993;15(4):289~91), 평균 70.7개월 추적에 16명 중 7명이 사망할 정도로 치료 성적이 좋지 않았다. 아마도 대부분의 환자가 심부기도벽을 침범하여 면도식절제만으로는 암이 완벽하게 제거되지 못했기 때문이 아니었을까 생각된다. 그때만 해도 요즘처럼 조기발견되는 환자수가 적었으니 말이다.

오늘의 이 환자는 우선 왼쪽 갑상선 날개와 왼쪽 기도벽과 딱 붙어 있는 암을 떼어냈다. 기도벽을 면도식으로 깎아 낼 때는 기도가 터지지 않도록 조심조심하면서…

사실 암이 기도벽 근처에 있을 때는 암의 사이즈가 아무리 작아도 일찍 절제해 줘야 심부기도벽이나 기도내강까지 침범하지 않아 안전하게 수술을 할 수가 있다. 기도내강까지 침범하면 창문형절제(window resection), 쐐기형절제(wedge resection), 분절형절제(segmental 또는 sleeve resection 등 침범 정도에 따라 여러 가지 형태의 절제를 하게 된다.

오늘 수술은 기도벽을 침범한 왼쪽 암 덩어리를 갑상선과 함께 면도식으로 절제해 낸 후, 남은 오른쪽 갑상선 날개도 무사히 절제해 낼 수 있었다. 그런데 기도벽을 깎아내고 보니 기도벽이 많이 얇아져 꼭 기도연화증(tracheal malacia)이 있는 것처럼 보인다.

"이럴 때는 연골을 튼튼하게 보강해 줘야지... 히스토아크릴(histoacril)을 약해진 기도벽에 뿌려주면 연골이 좀 보강되겠지..."

꼭 시멘트를 발라주는 것처럼 기도벽에 뿌려주고 나니 말랑말랑하던 연골이 조금 딱딱해지는 것 같다. '제발 별일 없이 잘 회복해주셔...' 속으로 기도하면서 수술을 종결시켰다. 물론 고용량방사성요오드치료를 추가해야 될 것이다.

회복실에서 만나본 이 70세 아주머니, 멀쩡하다, 너무 멀쩡하다. 목소리도 좋고, 손발저림도 없다.

"아주머니, 수술 잘 되었어요, 기도벽을 침범했어도 잘 회복할 겁니다."

기도벽을 침범한 갑상선암은 아무리 작아도 이렇게 집도의를 긴장시키는 것이다. 그런데 작은 암은 진단도, 수술도 하지 말라고? 에라이...

암이라고 확정된 것도 아닌데 수술 받으라구요?

> 5월 21일 / 20대 후반 여성 환자

젊은 여성 환자와 그녀의 아버지로 보이는 중년의 남자가 진찰실로 들어온다.

"어떻게 오셨나요?"

"타 병원에서 암의심이라고 해서요."

"그래요? 그럼 가지고 온 초음파부터 먼저 보도록 하지요. 흠, 여기 왼쪽 갑상선 날개에 암으로 의심되는 결절이 두 개가 보이네요. 1.2cm 크기와 0.8cm 크기의 결절인데요. 1.2 cm 결절은 앞쪽 피막을 침범해 있고, 0.8cm 결절은 식도벽에 딱 붙어 있어요. 결절 속에는 미세석회화(microcalcification) 소견이 있고 경계가 울퉁불퉁한 것으로 보아 암일 가능성이 높아요. 이전 병원의 세침검사 결과도 암의심(suspicious for papillary carcinoma, 카테고리 5)으로 나와 있고... 암의심으로 나오면 일단 수술을 권유하는 것으로 되어 있습니다."

그렇다. 미국국립암연구소에서 후원한 Bethesta세포병리보고 지침에 따른 암의심(카테고리 5)으로 나오면 일단 수술을 권유하는 것으로 돼 있다. 암의심이라고 하면 100% 암이라고 단정하지는 못하지만 암일 가능성이 높다는 뜻이므로, 수술을 통해 암이라고 확진되면 그때 가서 퍼진 정도에 따른 암수술을 하라는 것이다. 카테고리 5는 수술로서 확진됐을 때 25% 정도는 암까지 가지 않았다는 얘기도 된다. 그렇다면 한 단계 높은 카테고리 6은 어떤가? 이때는 암일 가능성이 더 높아져 97~99% 정도가 된다. 여기에서도 1~3%는 수술 후 암이 아닌 것으로 밝혀질 수 있다. 100% 정확한 진단은 없다는 얘기다.

초음파와 세침세포검사법이 나오기 전인 80년대 이전에는 어땠을까? 그때는 갑상선결절이 암인지 아닌지는 수술로 결절을 떼어내 조직검사를 해봐야 구분을 할 수 있었기 때문에 수술 후 암으로 밝혀진 것이 미처 반도 못됐다. 수술 전에 결절이 (1) 딱딱하다, (2) 표면이 울퉁불퉁하다, (3) 주위 조직과 고착돼 만져도 움직이지 않는다, (4) 주위의 림프절이 커져 있다 등의 소견이 있으면 암을 의심하고 수술을 권유했던 시대이니 진단의 정확도가 떨어질 수밖에 없었던 것이다.

그런데 초음파 유도하 세침세포검사법이 나온 이후에는 수술 전

암진단 정확도가 높아져 결절 때문에 수술을 해야 하는 경우가 과거보다 1/2 이하로 감소했다. 현재 세침세포검사법이 수술 전 암 진단으로 널리 이용되고 있기는 하나 아직도 진단 정확도가 100%에 못 미치고 있는 것이다. 뽑아낸 세포의 모양에 따라 75% 암의 심, 암가능성 97~99%로 진단을 하고 있는 실정이다. 이는 뽑아낸 세포의 모양만 가지고 진단하기 때문에 정확한 진단에는 한계가 있다는 것이다. 즉 아직까지 확정적인 진단은 수술로 떼어낸 조직에서 하는 병리조직검사에서만 가능하다. 이것이 현대의학의 한계다.

그러나 환자 입장에서는 왜 100% 진단이 안됐는데 수술을 받아야 하느냐고 의문을 제기한다. 당연한 의문이지만 어떡하랴… 여기까지가 한계인 것을… 만약 100% 확진이 돼야 수술을 받는다고 하면, 결국 암이 퍼진 다음에 수술을 받게 되어 예후가 나빠질 수밖에 없을 것이다.

오늘 외래에서 본 이 젊은 여성 환자에게 '필자가 보기에 암일 가능성이 농후하고, 그중 한 개는 식도벽에 붙어 있어(abutting) 앞으로 식도를 침범하게 되면 몹시 어려운 상황이 될지도 모르니 조만간 수술을 받는 것이 좋겠다'고 권유했다. 그리고 지금 수술하게 되면 반절제 가능성도 있고, 잘하면 신지로이드 복용도 필요 없을지 모른다고 덧붙였다. 그런데 옆에 있던 아버지가 화난 표정으로 "아니, 암이라고 확정된 것도 아닌데, 75%의 가능성을 가지고 수술을 받으라구요?" 하며 타 병원의 자료를 가지고 다시 나가 버렸다. 아마도 또 다른 병원을 순례할 모양이다.

"아깝다. 반절제의 기회가 또 날아가 버리는구나..."
씁쓸한 기분으로 다음 환자를 진찰하기 위해 방을 옮겨 간다. 할 수 없지... 뭐...

마음고통 터널을 통과한 소프라노 이야기

5월 26일 / 40세 여성 환자

"아이구, 어서 와요. 지난번 독창회 때는 너무 감동받았어요. 오페라 〈푸치니〉의 아리아는 고음처리가 무척 힘든 곡인데 너무 잘 불렀어요. 피나는 노력의 결과라 생각해요."

"교수님이랑 간호사님들이 와 주셔서 정말 감사했어요."

"사실 갑상선수술 받고 1년여 만에 독창회를 가진다는 게 어디 쉬운 일인가요. 보통 처음에는 괜찮다가 뒤로 갈수록 목소리 내기가 힘들어지는데, 어찌 된 일인지 뒤로 갈수록 소리가 더 잘 나오더군요."

"네, 저도 처음엔 긴장했었는데, 뒤로 갈수록 자신이 붙고 더 부를 힘이 남았다고 생각되더군요. 예쁘게 봐주셔서 감사합니다."

정확히 말해서 이 소프라노 환자분은 2014년 4월 4일에 왼쪽 갑상선 날개에 생긴 유두암으로 왼쪽 갑상선반절제술을 받았다. 수술할 환자들 중에 필자를 가장 긴장시키는 환자는 성악가들이다. 그중에서도 가장 골치 아픈 것은 소프라노 가수다. 아나운서, 탤런트, 교사 등 목소리를 주로 쓰는 직업들이 모두 그렇지만, 소프라노 가수에 비할 수 없다. 이들이 수술 후에 목소리가 변했다고 생각해 보라, 끔찍하지 않은가? 한 사람의 인생이 망가지는 것이 아닌가? 할 수만 있다면 그들의 수술은 피하고 싶은 생각이 들기도 한다. 독일에서 테너 활동을 하던 배재철 씨가 갑상선암수술 후 목소리를 잃어 큰 고통을 받았던 생각을 하면 성악가의 갑상선암 수술은 집도의의 입장에서 엄청난 스트레스가 아닐 수가 없다.

이 소프라노 환자는 작년 봄에 건강검진에서 갑상선암이 발견됐다. 초진 때 초음파 영상에서 보이는 암의 크기는 0.6cm 밖에 안됐지만 고놈이 자리 잡고 있는 위치가 여~엉 마음에 안 들었다. '크기는 1cm가 안 되고... 직업이 소프라노이고...'

스트레스를 피하고 싶어 웬만하면 좀 두고 보자 했으면 좋겠는데 암의 위치가 왼쪽 갑상선 꼭대기 피막에 붙어 있지 않은가. 요상한 위치인 것이다. 이 위치에 암이 있으면 깨알같이 작은 크기라도 암세포가 빠져나와 바로 옆목림프절로 전이가 잘 일어난다. 옆목에 혹덩어리가 발견되어 수술해보니 미처 발견되지 못한 깨알 갑상선암에서 전이되어 온 것이더라는 얘기다. 오래전이지만 필자는 이에 대한 논문을 발표해 당시로서는 거금이 수여되는 논문상을 받은 일도 있다(Head Neck1989;11(5):410~3).

자~ 이 환자를 어떻게 하는 것이 좋을까? 햄릿의 고민이 이만저만이 아니었던 것이다. 그냥 두고 봐?… 아니지, 그러다가 퍼져서 수술이 커지고 그야말로 성대와 관련된 근육들이 굳어지고 유착돼 노래를 부르지 못하게 되면 어떻게 할 것인가? 암이 퍼지기 전 작을 때 수술하면 수술침습이 작아 노래 근육들이 덜 지장을 받을 것이 아닌가?

이래저래 고민 끝에 수술을 권유했는데 마음고통이 심했을 환자가 의외로 쿨하게 수술을 받기로 했다. 성악가의 수술은 성대신경으로 가는 미세혈행과 림프혈액을 최대한 보존시켜 성대신경의 영양공급에 지장이 없도록 하고, 고음을 내게 하는 상부회귀신경 외분지와 윤상갑상근(cricothyroid muscle)을 원형대로 보존시키고, 육안으로 보이지는 않지만 미세한 성대신경분지를 보존시키고, 후두와 기도전면이 그 앞을 덮고 있는 띠근육(strap muscle)과 유착이 일어나지 않도록 해야 한다. 또 식도와 유착이 일어나지 않도록 하는 것도 중요하다.

말이 그렇지 이게 어디 쉬운 작업인가. 아무리 이렇게 해주려고 해도 암이 여기저기 퍼져 있으면 거의 불가능한 일이다. 말하자면 이 환자와 같이 목소리가 생명인 환자는 암의 크기가 작을 때 수술하는 것이 가장 유리하다는 것이다. 부담이 된다고 기피하면 점점 난처한 상황에 빠지게 된다.

이 소프라노 환자분은 다행히도 림프절 전이도, 피막침범도 아직 없어 갑상선암수술의 원칙을 지키면서 최소한의 수술침습으로 성공적인 수술을 할 수 있었다. 수술 후 신지로이드 복용 없이도 일상생활에 지장이 없다. 아니 지장이 없을 정도가 아니라 성악가로서의 길을 훌륭히 가고 있다.

"목에 수술 상처도 안 보이네요. 목주름이 좀 위쪽에 있었지만, 그 주름 따라 수술했던 것이 아주 잘 됐던 것 같아요."

"네, 말 안 하면 수술받은 줄도 몰라요. 무대에 서는데 지장도 없구요. 감사해요, 교수님."

그렇다. 목소리가 중요한 직업을 가진 환자는 그것 때문에 수술을 피할 것이 아니라 수술을 일찍 해서 수술침습을 최소화함으로써 목소리의 변화를 최대한 피할 수 있게 해야 한다. 겁이 나서 미적거리다가는 나중에 참으로 곤란한 지경에 이르게 된다.

인생사 다 이런 것이 아닐까? 이왕 닥친 일이라면 일이 더 커지기 전에 해치워 버리는 것이 훗날의 큰 재앙을 미리 막는 길이 아닐까 싶다. 마음고통의 터널을 통과한 소프라노 가수의 대성을 기대해 본다.

반절제, 반절제, 반절제...

5월 29일 / 29세 여성 환자

조금 전 수술이 끝난 29세 환자를 보기 위해 마취 회복실로 간다. 회복실 간호사가 환자가 뭐라 뭐라 하고 있는데 무슨 뜻인지 모르겠다는 표정으로 필자를 맞이한다.

"교수님, 뭐라 그러는데 무슨 말인지 모르겠어요. 반, 반... 뭐라고 하는 것 같은데..."

"어디 봅시다. 환자가 아직 완전히 깨어나지는 않았군."

"반절제, 반절제..."

"아, 반절제 했는지 물어보는 거구만. 눈 떠봐요, 반절제가 아니고 온절제가 됐어요, 반대편에 있던 것도 안 좋은 것으로 나와서..."

"네~~? 전절제요?"

완전히 실망한 얼굴로 기절하듯 고개가 뒤로 젖혀진다. '에휴~

내가 무슨 죄를 지은 것 같구나…'

  이 젊은 여자 환자는 타 병원에서 오른쪽 갑상선 날개에 생긴 결절로 세침세포검사를 한 결과 유두암의심(suspicious for papillary thyroid cracinoma)으로 나와서 필자에게 전원 되어 왔다. 암의심이니까 확진이 아니고 카테고리 5인 75% 암가능성인 것이다. 그런데 초음파 영상을 보니 오른쪽 날개에 유두암이 강력히 의심되는 0.6cm 저에코성 결절이 앞쪽 피막을 물고 있다. 이 경우 거의 암이 틀림없다. 미처 1cm가 안 되지만 피막을 침범하고 있기 때문에 수술을 권유해야 한다.
  1cm 미만암은 수술을 즉시 하지 않아도 된다고 주장하는 일본의 Miyauchi 그룹도 암이 피막을 뚫었거나, 성대 식도 기도 근처에 있거나, 림프절 전이 또는 원격 전이가 있으면 즉시 수술해야 된다고 이야기한다(Curr Opin Oncol 2015;27:15~20).

  이 환자는 오른쪽 작은 암 덩어리 외에 왼쪽 갑상선 날개에도 1.12cm 크기의 결절이 기도와 인접해 있는 것이 보인다. 결절의 모양이 오른쪽 것보다는 좀 얌전하게 보이기는 하지만 가장자리가 약간 삐쭉삐쭉, 요상하게 생겨 암일 가능성을 완전히 배제할 수가 없다. 이 결절이 양성종양이고 중앙경부림프절 전이도 2mm 이하의 작은 것으로 밝혀지면 반절제를 해도 될 것이다.

마취 준비실에서 필자를 보자마자 환자가 말한다.

"교수님, 반절제 해주세요."

"그럼, 그럼요. 그런데 요 왼쪽에 만져지는 결절이 암으로 밝혀지면 전절제를 하지 않을 수 없어요."

"그래도 …"

수술실로 옮겨진 환자가 참 어리게 보인다. 미혼의 어린 여성이 수술을 받게 되면 마음이 더 짠하다. 그래서 물어본다.

"결혼했어요?"

"네…"

"아이구, 다행이다. 그래도 예쁘게 해줄게요."

"교수님, 저 무서워요, 안 아프게 해주세요."

"좀 전에 진정제주사 맞았으니까 무서운 거 없어질 거예요. 물론 마취하고 수술하니까 아프지도 않을 거고… 안심해요…"

"반절제 해주…"

이윽고 환자는 깊은 잠에 빠져든다.

수술은 우선 왼쪽에 있는 결절을 먼저 떼어내 긴급조직검사실로 보낸 다음 암으로 확정된 오른쪽 갑상선 날개를 떼어내는 순서로 진행한다.

"왼쪽 결절이 암이 아닌 걸로 나오면 좋겠는데… 그런데 느낌이 별로 좋지 않네..."

오른쪽 갑상선 날개를 다 떼어낼 때까지도 왼쪽의 긴급조직검사 결과가 나오지 않는다.

"반절제가 됐으면 좋겠는데..."

30분을 넘게 기다린 후, 우리의 바람과는 달리 유두암이라는 조직검사결과가 나온다.

"에휴, 할 수 없이 전절제로 가야지... 대신 파라공주님은 철저히 보호하고..."

저녁 회진으로 병실로 올라간다. 환자의 신랑이 간호를 하고 있다. 훈남형으로 잘 생긴 청년이다. 전절제를 할 수밖에 없었다는 이유를 설명해 주니 신랑은 잘 이해하겠다는 표정을 짓는데, 당사자인 환자는 못내 아쉬운 표정을 지우지 못한다.

"저~ 방사성요오드치료는 하게 되나요?"

"아직 결정이 안됐습니다. 나중에 정밀 현미경검사 결과를 보고 결정할 겁니다."

환자가 몹시 불안한 표정으로 묻는다.

"저, 임신은 가능한가요?"

"물론 가능하지요. 열 쌍둥이 가져도 됩니다. ㅎㅎ"

그제야 안심이 되는지 필자에게 희미한 미소를 보내준다.

그렇다. 신혼의 젊은 신부는 암치료도 걱정되지만 그보다는 임신을 못할까 그것이 더 걱정되는 것이다. 아마도 전절제를 하고 요오드치료를 하게 되면 임신을 못 하게 된다는 오해를 해서 "반절제, 반절제, 반절제..."를 부르짖고 강조했던 모양이다. 갑상선암수술과 수술 후 방사성요오드치료는 임신과 전혀 관계가 없는데도 말이다.

"요오드치료 끝나고 6~12개월 후에는 언제든지 임신해도 됩니다. 요오드치료를 안 하면 언제라도 가능하고..."

박정수 교수의
갑상선암
진료일지

Summer

이해를 잘해주는 환자를 만나는 것도
복받은 일이지…

6월 1일 / 49세 여성 환자

저녁 회진 시간.

"오늘 수술은 잘 됐습니다. 다만 수술 전에는 반절제가 가능하면 그렇게 하려고 계획했는데 그만 전절제가 됐습니다. 수술 중에 5mm 이상 크기로 중앙경부림프절 전이가 3개나 발견됐기 때문입니다. 이런 경우 전절제를 하고 수술 후 방사성요오드치료를 해야 안심하고 살 수 있습니다."

설명을 듣던 환자의 남편분께서 질문을 한다.

"아니, 수술 전에 전화를 받기로는 림프절 전이가 없다고 했는데요."

"네, 그건 옆목림프절 얘기입니다. 영상소견으로 옆목림프절에는 전이가 없어 옆목림프절청소술(곽청술)은 안 해도 된다는 얘기입니다."

환자가 다시 묻는다.

"암병기로는 몇 기나 되는지요?"

"환자분 나이가 어떻게 되더라? 아, 49세군요. 그럼 3기입니다."

"네? 3기나 된다고요?"

"염려 마십시오, 3기라고 해서 치명적이지는 않으니까요."

갑상선암의 림프절 전이는 갑상선 주위의 중앙림프절로 먼저 가고 그 다음 옆목림프절(level2, 3, 4, 5)로 퍼지는데, 때로는 중앙경부림프절을 거치지 않고 바로 옆목림프절로 퍼지기도 한다. 특히 암의 위치가 갑상선의 맨 꼭대기에 있을때 그럴 수 있다. 옆목림프절 전이는 수술 전 영상진단으로 70~80% 정도 찾아낼 수 있지만 중앙림프절은 20~30% 밖에 찾지 못한다. 그래서 중앙림프절 전이 유무는 수술 중 집도의가 림프절을 절제하고 긴급조직검사를 해야 발견되는 것이다. 오늘 이 환자분도 수술 전에는 확실치 않았으나 수술 중에 전이가 발견된 것이었다.

작년에 미국갑상선학회의 가이드라인이 개정되기 전에는 갑상선유두암수술에서 암크기에 관계없이 피막침범이나 림프절 전이가 있으면 전절제를 하고 수술 후 방사성요오드치료를 해야 된다고 권유했는데, 이제는 육안으로는 침범이 안 보이는 현미경적

침범이거나 림프절 전이도 2mm 이하, 5개 이하이면 반절제를 고려해도 된다는 것으로 바뀌었다. 이유는 이런 조건의 환자에서는 재발률은 약간의 차이가 있으나 사망률에는 별 차이가 없고, 저칼슘혈증이나 목소리 변화 등 수술합병증이나 삶의 질을 따져 볼 때 수술침습이 적은 반절제가 유리할 수 있다고 생각되고 있기 때문이다.

그러나 오늘의 이 환자는 반절제를 해서는 안 되는 상태였기 때문에 전절제를 할 수밖에 없었다. 암병기는 45세를 기준으로 45세 이전이면 원격 전이가 없는 모든 유두암이나 여포암은 1기가 되고, 폐, 뼈 등으로의 원격 전이가 있으면 2기로 분류된다. 요컨대 젊은 나이이면 3, 4기가 없다는 소리다. 45세 이상되면 크기가 2cm 이하이고 림프절 전이가 없을 경우 1기이고, 2~4cm이고 림프절 전이가 없으면 2기, 4cm 이상 되고 피막침범이나 중앙림프절 전이가 있으면 3기, 그 이상 퍼지면 4기에 해당된다. 옆목림프절 전이도 4기다. 나이가 많으면 가혹하리만큼 병기가 올라가는 것이다. 나이 먹는 것도 서러운데...

그러므로 이 환자가 45세 이전이면 1기에 해당될 것이다. 말하자면 젊은 연령은 나이가 많은 연령과 같은 정도로 퍼져도 예후가 좋다는 것이다. 병기에 따른 10년 생존율은 병기1 - 99%, 병기2 - 95%, 병기3 - 84%, 병기4 - 40%로 보고돼 있다(Ann Surg

2007;245:366~378).

그런데 최근 병기 분류에 있어 45세 기준은 현실과 맞지 않는다는 문제점이 있어 연령이 상향조정돼야 한다는 의견도 대두되고 있다. 오늘 수술한 이 환자는 병기 기준에 따르면 3기에 속하지만, 실제 예후는 이보다 훨씬 양호할 것이라고 예측된다. 암이 오른쪽 날개에 2개, 왼쪽에 1개가 있었지만 모두 1cm미만 크기이고, 피막침범도 현미경적이고, 중앙림프절 전이도 완벽하게 제거되었다고 생각되기 때문이다. 여기에 추가로 고용량방사성요오드치료를 하면 더 안심해도 될 것이다.

대부분의 환자들은 반절제를 선호한다. 그렇지만 전절제를 해야 할 환자를 환자의 원에 따라 반절제를 해서 나중에 문제가 생기면 뒷감당이 점점 어려워진다. 첫 수술이 부적절하게 되면 환자의 앞날이 고행길로 들어서게 되는 것이다. 갑상선암수술은 첫 수술이 가장 중요하다는 얘기다.

오늘 수술받은 이 환자는 전절제를 해서 미안하다는 표정을 짓는 필자에게 전절제를 했어야 된다면 할 수 없지 않으냐는 반응을 보여 주었다.

병실을 나오면서 생각한다. '이해를 잘 해주는 환자를 만나는 것도 의사 편에서는 복받은 일이지…'

➕ 추가

2015년 개정된 미국갑상선학회 가이드라인에서는 연령을 45세에서 55세로 상향조정했다. 따라서 이 환자는 병기 3에서 병기 1로 조정됐기 때문에 예후는 매우 양호할 것이라 예측된다.

유두암의 미만성 석회화변종수술은 빠를수록 좋다

> 6월 3일 / 34세 여성 환자

단정하고 착한 인상의 젊은 여성 환자다. 수술대 위로 옮겨 누울 때는 몹시 불안할 것임에도 엷은 미소를 필자에게 날려 준다.

"어이구, 드디어 왔구만, 근데 이렇게 심한데도 몰랐다구? 하필이면 한가운데에 미만성이 생겨가지고… 이게 양쪽 날개로 퍼졌단 말이지. 다행히도 옆목림프절은 괜찮은 것 같아요. 그래서 오늘 수술은 전절제술과 중앙경부림프절청소술까지만 할 겁니다. 그런데 결혼은 했나요?"

"아뇨, 못했어요. 직장일 한다고…"

"못한 것이 아니라 안 한 거겠지… 요새 비갑상선전문의사들이 수술을 안 해도 된다고 떠드는 것을 어떻게 생각해요?"

"저는 교수님 책을 샅샅이 다 읽어 봐서요…ㅎㅎ"

"정말 무책임한 친구들이지요. 어제 본 85세 할머니는 20년 전에 환자분과 똑같은 위치에 유두암이 있어 수술했는데, 암이 양쪽 옆목, 종격동, 양쪽 폐, 오른쪽 늑막까지 퍼져서 오늘 내일하고 있지요. 하긴 그 할머니는 애초에 기도벽도 침범하고 피막 밖 띠근육도 침범해서 심했었지… 나이도 많았고… 암은 초기에 발견해서 간단히 고치고 약도 안 먹고 지내게 하는 것이 가장 이상적인 치료인데 말이지요. 이런 원칙을 무시하고 암을 키워서 수술해도 된다고 망발을 하니… 세상, 참…"

이 환자는 직장검진에서 우연히 발견됐다고 한다. 그런데도 초진 때 가지고 온 초음파 영상을 보니, 아이구야, 전형적인 미만성 석회화변종인 것이다. 기도전면 협부에서 진원지가 된 눈폭풍(snowstorm)이 양쪽 날개로 하얀 눈가루(석회화된 암세포 덩어리)를 뿌리고 있다.

이런 종류의 암은 초기부터 림프채널을 침범해서 암세포들이 갑상선조직 여기저기에 스며들듯이 퍼지면서 피막 밖으로 뚫고 나가 림프절로 퍼지고(72.2%) 폐, 뼈 등 원격 장기로 잘 퍼지는 성질(7.3%)을 가지고 있다(Ann Surg Oncol 2012;19:1874~80).

최근(1988~2008) 미국에서는 전형적인 유두암이 증가하는 비율(60.8%)보다 미만성 석회화변종이 증가하는 비율(126%)이 두 배 이상 되었다고 한다. 그래도 전형적 유두암 42,904명 발생에 미만성 변종이 261명에 불과해 아직은 드문 암에 속한다(Ann

Sur Oncol 2012; 19:1874~80).

　다른 암과는 달리 암세포들이 스며들듯이 퍼지고 만성 갑상선염과 동반되는 경우가 많기 때문에 하시모토 갑상선염으로 오인해 진단이 늦어지기도 한다. 남성에서도 생기지만 주로 젊은 여성에서 잘 생기고, BRAF유전자 돌연변이는 드물고 RET/PTC 재정렬 활성도가 증가되어 있다. 일반적으로는 전형적인 유두암보다 공격적이어서 예후가 나쁜 쪽으로 분류되지만

　최근에는 적극적인 수술과 고용량 방사성요오드치료 덕분에 전형적인 유두암보다 재발률이 다소 높음에도 10년 생존율은 비슷한 성적을 보이고 있다고 한다(생존율 100%, 무병생존율60.5%)((World J Surg 2015 March 6, epub). 한마디로 재발률은 높지만 사망할 가능성은 낮다는 소리다.

　오늘 이 환자에게 해준 수술은 갑상선전절제술 + 중앙경부청소술이었다.

　옆목림프절청소술을 하지 않아도 되게 된 것은 진단 후 더 퍼지기 전에 빨리 수술 날짜를 잡았기 때문인지 모른다. 미만성 변종이라 진단되면 수술이 빠를수록 유리한 것이다. 이제 오 코디네이터도 미만성(diffuse sclerosing variant of papillary carcinoma)이라는 진단명이 붙으면 말하지 않아도 수술 날짜를 당겨서 잡아주는

요령을 보여 준다. 이 환자는 두어 번의 고용량요오드치료가 추가되면 예후가 좋을 것으로 예측된다.

　회복실에서 환자를 만난다.
　"수술 잘 됐어요, 옆목까지는 안 퍼졌고… 잘 회복될 겁니다."
　마취에서 깨어나기는 했지만 아직 몽롱한 상태임에도 필자를 보자마자 묻는다.
　"교수님, 저 괜찮을까요?"
　"그럼, 그럼, 괜찮고말고… 이제 결혼해서 행복해질 생각만 하셔… 일만 하지 말고…ㅎㅎ"

수질암은 처음부터
수술을 넓게 해줘야 한다

> 6월 8일 / 62세 여성 환자

수술실, 마취 시작 전에 환자와 이야기를 나눈다.

"아주머니, 어쩌다 갑상선암이 발견됐어요? 특별한 증상도 없었다면서요?"

"제가 당뇨가 있거든요. 당뇨합병증검사하던 선생님께서 발견해 주셨어요."

"입원하기 전에도 말씀드렸지만 아주머니 암은 수질암(medullary thyroid cancer)이거든요. 수질암은 처음부터 수술을 넓게 해줘야 합니다. 다른 암과는 달리 림프절 전이도 잘하고, 재발도 잘 되고 해서요."

"네, 네, 교수님이 알아서 해주시겠지요."

이 환자는 지난 3월 타 병원에서 당뇨합병증검사 중 우연히 갑상선결절이 발견돼 세침검사를 했더니 저분화암(poorly differentiated carcinoma) 내지 수질암이 의심돼 필자를 찾아오게 됐다. 세침검사는 왼쪽 결절에서만 했다고 한다.

저분화암이냐 수질암이냐를 구분하기 위해 혈청칼시토닌을 측정했더니 776pg/ml으로 엄청 상승되어 있다(정상 10 pg/ml). 칼시토닌 수치가 많이 올라가 있다는 것은 수질암세포가 그만큼 많다는 것을 의미한다. 그러나 암이 퍼진 정도를 알기 위한 초음파 스테이징검사와 경부 CT검사에서는 양쪽 갑상선 날개에 결절들이 자리 잡고 있지만 중앙경부나 옆목림프절로의 전이 소견은 잘 보이지 않는다. 결절의 크기는 오른쪽에 있는 2개의 결절이 각기 2.24cm와 1.08cm이고, 왼쪽이 1.73cm였다.

가족력이 없고 연령이 62세인 것을 보아 수질암의 20%인 가족형보다는 80%를 차지하는 산발형일 가능성이 높다. 산발형이라도 30%의 환자는 RET체세포 돌연변이를 보여 암진행이 빠른 코스를 밟기도 하는데 이 환자는 아직 이 검사를 하지 않았다.

수질암은 유두암이나 여포암과는 달리 갑상선 고유의 세포가 아닌 여포(follicle)와 여포사이에 있는 C-세포에서 기원해 칼시토닌을 분비하며, 초기부터 림프절과 혈행을 따라 퍼지는 성질을 가지고 있다. 약 50%의 환자는 중앙경부림프절과 옆목림프절 전이를 보이고 일부는 반대편 옆목림프절 전이까지 보이기도 한다. 일반적으로 칼시토닌 수치가 높을수록 림프절 전이율이 높다.

약 15%는 기도, 식도, 후두 등을 직접 침범하고, 10% 정도는 폐, 간, 뼈 등 원격 장기로도 전이가 일어난다.

수술 전 손 소독을 하면서 수술도우미 닥터 김과 얘기를 나눈다.

"칼시토닌 수치가 776pg/ml나 되는데 림프절청소술을 어디까지 하는 게 좋을까? 이용상 선생이 연수 중인 독일의 Dralle는 200pg/ml 이상 되면 무조건 양측 옆목림프절청소술까지 하라고 하는데?(Curr Opin Oncol 2013;25:20~26)"

"다른 사람은 400pg/ml를 기준으로 하기도 하는데요?"

"하긴... 임상적으로 나타나는 경우에만 하자는 주장도 있긴 하지... 이 환자는 칼시토닌이 높아 양쪽 옆목림프절청소술을 해야겠지만 영상에서 너무 깨끗하단 말이야... 이렇게 하지. 우선 오른쪽 결절이 양성으로 나오면 오른쪽 옆목림프절청소술은 생략하고, 만약 오른쪽도 수질암으로 나오면 오른쪽, 왼쪽 다 옆목림프절청소술을 하지 뭐... 미국갑상선학회의 새 가이드라인은 500pg/ml 이하고 초음파 등 영상 검사에서 림프절 전이가 안 보이면 옆목림프절청소술을 안 해도 된다고 하기도 하고... 아직 중구난방인 것 같아..."

결국 이 환자는 갑상선전절제술 + 중앙경부림프절청소술 +

왼쪽 옆목림프절청소술을 하고 오른쪽 옆목림프절은 그대로 두었다. 오른쪽 결절이 긴급조직검사 결과 암이 아닌 것으로 나왔기 때문이다. 현재까지는 T1NoMo로 병기 1로 생각되지만 현미경정밀검사 결과에 따라 병기 2, 또는 병기 3으로 변경될지 모른다.

최근에 발표된 미국 갑상선학회 가이드라인은 산발형 수질암의 10년 생존율을 병기 1 - 100%, 병기 2 - 93%, 병기 3 - 71%, 병기 4 - 21%로 보고하고 있다(Thyroid 2015;25:567~610). 제발 정밀조직검사 결과로도 병기 1로 밝혀졌으면 좋으련만…

수술 후 마취 회복실에서 환자를 체크한다. 목소리, 어깨 움직임도 좋고 손발저림도 없다. 물론 눈꺼풀 처짐도 없다.

"아주머니, 수술 잘 됐어요.ㅎㅎ"

"네, 네, 고마워유…"

암이 완벽하게 제거됐는지는 혈청칼시토닌이 정상수준 이하로 떨어졌는지를 확인해 봐야 될 것이다. 전공의에게 일러 준다.

"수술 직후에는 칼시토닌이 안 떨어지거든, 최소한 1~2주 뒤에 체크해 봐야 될 거야. 그래도 내일 체크해 봐, 조금은 떨어질지 모르지… 이 환자는 예후가 좋을 것 같은 예감이 들긴 해. 육안으로 림프절 커진 것이 별로 없고 피막침범도 심하지 않고… 깨끗하게 제거된 것 같아서 말이지…"

+ 뒷이야기

일주일 후 칼시토닌은 2 pg/ml 이하로 떨어졌다.

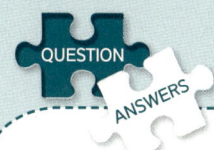

갑상선수질암에서 칼시토닌치의 배가시간이 길수록 예후는 좋다

수질암은 갑상선의 C-세포에서 생기는 암으로, 유두암이나 여포암보다는 예후가 좋지 않다. C-세포에서는 칼시토닌이라는 갑상선호르몬이 분비되는데, 혈액 속 칼슘 수치가 올라가면 이를 낮추는 일을 한다. 수질암에서 칼시토닌 수치가 높으면 그만큼 수질암이 심하다는 것을 의미한다. 정상 수치는 8.5~10.1mg/dl인데 수질암이 생기면 당연히 이 수치가 증가한다.

수질암 제거 후 추적검사에서 칼시토닌이 증가하는 속도가 빠르면 수질암세포의 증식이 빠르다는 것을 의미하고, 느리면 세포증식이 느리다는 것을 의미한다. 칼시토닌 수치가 두 배되는 시간을 배가시간((doubling time)이라고 하는데, 짧을수록 예후가 나쁘고 길수록 예후가 좋다.

배가시간	5년 생존율(%)	10년 생존율(%)
< 6개월	25%	8%
6~12개월	92%	37%
> 24개월	100%	100%

완치되고, 사랑 많이 받고...

6월 10일 / 35세 여성 환자

아침 회진 시간, 오늘 수술할 내용을 설명하기 위해 병실로 올라간다. 보통은 수술 전날 저녁에 설명하곤 하는데 이 환자는 어제 저녁 늦게 입원했기 때문에 오늘 아침에야 만나게 되는 것이다.

"지난 4월 외래에서 본 타 병원 초음파 영상에서는 왼쪽 갑상선 날개에 1.6cm 크기의 유두암이 앞쪽 피막을 뚫고 나간 것밖에 안 보였는데, 우리 병원 초음파스테이징검사와 CT스캔에는 왼쪽 옆목림프절까지 퍼진 것으로 나왔어요. 물론 세침검사로 확인된 것이지요. 그래서 오늘 수술은 갑상선전절제술, 중앙경부림프절청소술 외에 왼쪽 옆목림프절청소술까지 추가로 할 것입니다. 수술이 조금 커지게 된 것이지요."

"교수님, 그렇게 큰 암이 아닌데도 옆목까지 퍼지나요?"

"그럼요, 퍼질 수 있어요. 특히 갑상선의 맨 꼭대기에 암이 있을 때는 깨알만큼 작아도 바로 옆목으로 퍼질 수도 있어요. 비갑상선 전문의사들이 작은 암은 수술할 필요가 없다고 하는 것이 엉터리라는 것을 알 수 있지요. 옆목까지 수술하게 되니까 수술 상처가 좀 길어질 수 있는데 의외로 흉터가 그렇게 보기 싫게 남지는 않아요."

설명하고 돌아서 나오려는데 이 환자 좀 보소. "교수님, 여기 사인 좀…" 하면서 필자의 진료일지 책을 펼친다.

"어~ 그럼 해야지, 뭐라고 쓸까? 오늘은 좀 색다르게 해주고 싶은데…"

"네, 네, 완치… 뭐 이런 거요…"

"그럼 이렇게… 완치되고, 사랑 많이 받고… 그리고 복돼지 그려주고… 오케이?"

필자의 책을 미리 읽고 오는 환자는 왠지 모르게 친밀감을 느낀다. 말도 잘 통하는 것 같고…

밝은 표정으로 상대를 기분 좋게 하는 이 환자도 수술실로 옮겨진 뒤에는 긴장한 얼굴이 된다.

"교수님, 좀 추워요."

"맞아요, 추워요. 세균 번식을 막으려고 수술실은 좀 춥게 하고 있어요. 또 환자는 긴장하게 되니까 더 춥게 느껴지지요."

"저 이쁘게 해주세요."

"당근이죠... 자 ~ 주름 따라 하면 나중에 수술 자국이 잘 안 보이는데... 근데 주름이 목 중간에 있어서 좀 곤란하네... 목이 가늘고 길어서 수술은 쉽게 될 것 같은데... 좌우간 예쁘게 해줄게요."

"잘 부탁합니다."

환자가 마취에 들어간 다음 다시 초음파와 CT영상을 복습한다. 혹시 놓친 것이 없는지...

왼쪽 갑상선 날개의 암 덩어리 외에 오른쪽 날개에도 1cm가 안 되는 결절이 또 하나 더 보이는 것 같고 갑상선 전체가 만성갑상선염으로 부어 있다. 그리고 중앙림프절과 왼쪽 내경정맥의 level 3과 4 외에 level 2 에도 전이림프절들이 포진하고 있는 것 같다.

흠... 이런 갑상선은 수술시야가 깨끗하지 않겠는걸... 수술 후 부갑상선혈류장애도 잘 생기겠고...

마음의 각오를 단단히 하고 수술을 진행한다.

왼쪽 옆목림프절청소술은 어렵지 않게 잘 됐는데, 역시 중앙림프절청소술과 갑상선절제술이 쌈빽하게 되지 않는다. 만성갑상선염으로 조직이 잘 부스러지고 지혈이 잘 안돼 수술시야가 깨끗하지 않기 때문이다. 이럴 때는 파라공주와 성대신경 보호에 온 신경을 집중해야 한다.

드디어 수술이 마무리돼 간다. 필자의 왼쪽 옆에서 수술시야를 좋게 해주는 수술도우미 최가람 간호사에게 농담을 한다.
"까람아, 여기 파라공주님이 보여?"
"네, 보이는데요. 색깔도 좋구요."
"까람이에게 잘 보였다면 오늘 수술은 성공이다. ㅎㅎ"

수술이 끝나고 마취 회복실로 간다.
"아~ 소리 내보고."
"아~~ 근데 교수님, 저 일상생활 할 수 있을까요?"
"물론이죠, 오늘 수술 잘 됐어요, 염려 말드라고..."
앞으로 고용량방사성요오드치료를 두어 번 추가로 받으면 예후는 아주 좋을 것으로 예측된다. 오전에 책에 사인해 준 대로 완치된 뒤 평생 동안 사랑받고 사는 여인이 될 것 같다.

약한 자여 그대 이름은 남자이어라

> 6월 15일 / 29세 남성 환자

"조금 전에 수술 끝난 젊은 친구, 목소리 어때?"
"괜찮은 것 같은데요. 약간 변했다고 봐야 하나..."
"어디 그럼 마취 회복실로 가보자. 흠... 마취가 거의 다 깼군. 아~ 소리 내보세요."
"아~~, 아~~"
"오케이, 성대성형술(thyroplasty)이 잘 된 것 같군. 일상생활 하는 데는 큰 지장 없겠다."

이 환자는 오늘 갑상선전절제술 + 양측 중앙경부청소술 + 양측 옆목림프절청소술(곽청술) + 오른쪽 성대성형술을 받았다. 엄청 큰 수술인 것이다.

이 환자가 처음 필자를 찾은 것은 지난 5월 14일이었다. 오른쪽 옆목 턱 밑에 눈에 보일 정도로 불룩하게 자란 종양을 주소로 찾아온 것이다. 처음 목에 이상이 있다고 느낀 것은 1년 전쯤이었고, 불룩하게 올라오기 시작한 것은 2개월 전부터라고 한다. 가지고 온 초음파 영상을 보니 아이구야, 세상에…. 이렇게 심하게 퍼져 있다니… 오른쪽 턱밑(Level 2)에 어른 주먹만 한 혹이 반은 낭성화(물혹)가 돼 있고, 그 밑으로 연이어서 크고 작은 전이림프절들이 감자밭을 이루고 있다(Level 3, 4, 5). 뿐만아니라 왼쪽 옆목에도 여러 개의 석회화된 전이림프절들이 포진하고 있다. 오른쪽 갑상선 날개는 전체가 다 혹으로 대체되어 있는데. 이거야말로 대형 눈폭풍(snowstorm)이다. 눈폭풍의 핵으로부터 하얀 눈발이 여기저기로 휘날리고 있고… 석회화된 암세포 덩어리가 여기저기 퍼져 있다는 뜻이다.

"햐… 이건 전형적인 미만성 석회화(경화성)변종(diffuse sclerosing variant of papillary thyroid carcinoma)이다."

암이 퍼진 정도를 알기 위한 초음파스테이징 검사와 목 CT 및 폐 CT검사 결과를 보니 정말 만만치 않은 강적 중의 강적이다.

수술 D-day인 오늘 아침 회진 시간, 수술 범위에 대해 다시 간단히 설명하고 생길 수 있는 수술합병증에 대해 부연 설명을 한다.

"수술은 좀 크지만 잘 될 겁니다. 단지 걱정되는 것은 이렇게 림프절 전이가 많은 것을 다 긁어내고 나면 부갑상선으로 들어가는 혈액순환이 좋지 않게 돼 손발이 저릴 수 있다는 것입니다. 비타민 D와 칼슘을 복용하면 되지만 많이 귀찮지요. 그 외 여러 가지 문제 되는 합병증이 있을 수 있지만, 최대한 생기지 않도록 노력할 것입니다. 아이구, 옆에 있는 분은 여친인가 보다."

"네, 교수님 잘 부탁드립니다."

"염려 마셔, 두 사람 백년해로해야지..."

수술은 험난한 산악행군이었지만 양쪽 옆목림프절청소술과 중앙경부림프절청소술은 무난히 통과했다. 그런데... 미처 예상치 못한 거대한 암초가 오른쪽 갑상선에 버티고 있을 줄이야. 마의 삼각지점을 중심으로 암 덩어리가 오른쪽 성대신경을 완전히 둘러싸고 있으면서, 오른쪽 식도벽 근육과 한 덩어리를 이루고 있는 것이 아닌가. 오른쪽 부갑상선은 흔적도 없이 없어져 버렸고.

하... 이걸 어쩐다... 성대신경을 자르면 목소리 변화가 100% 오게 돼 있는데... 살려 보는 데까지 살려 보자. 그런데 너무 무리다. 불가능하다. 성대신경을 살려두려면 피치 못하게 암의 일부분이 남게 된다. 안 되겠다. 깨끗이 절제해내고 성대성형술을 해서 목소리를 유지시키는 것이 정답이다. 그래, 그렇게 하자.

결국 성대신경, 식도벽, 부갑상선, 중앙림프절들을 몽땅 제거하고, 왼쪽 갑상선도 같이 제거해냈다. 왼쪽 부갑상선과 성대신경은 그 자리 그대로 살려두고...

"휴... 이제는 음성클리닉에 연락해서 성대성형술을 하도록 하지..."

그리하여 성대성형술과 갑상선암수술의 대장정이 무사히 끝났다.

병실로 올라가니 아침에 함께했던 여친 대신에 환자의 어머니와 아버지가 간호를 하고 있다. 수술내용, 특히 오른쪽 성대신경을 희생시키고 성대 성형술을 할 수밖에 없었던 상황에 대해 설명한다.

"암이 너무 진행돼 있었어요. 앞으로 고용량방사성요오드치료를 추가로 할 것입니다. 남자들은 참 미련하지요. 이렇게 돼도 별로 감지를 못하고 있다가 암이 진행되고 나서야 병원을 찾게 되지요."

환자의 아버지가 설명한다.

"사실 그전부터 이상이 있었는데 3년 전에 취직하고 회사일에 전념하다 보니 그렇게 된 것 같아요."

"맞아요. 남자들이 불쌍하지요. 갑상선암에서는 '약한 자여, 그대 이름은 여자가 아니라 남자이어라'라는 말이 있지요."

그나저나 요즘 왜 젊은 사람한테서 미만성 석회화변종이 많이 생기노... 이 환자, 일본에 10년 동안 체류했다는데 그것과 관련이 있나... 그럼 일본 사람한테 미만성이 특별히 많더라는 보고가 있어야 할 것 아닌가... 그렇지는 않잖아... 전 세계적으로 미만성 석회화변종이 증가하고 있다고 하는데, 뭔가 이유가 있을 것 같은데, 아직까지 밝혀내지 못하고 있으니 답답하기만 하다. 에휴...

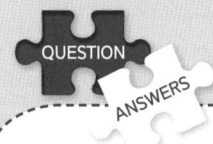

해조류의 과잉섭취는 갑상선에 해롭다?

해조류는 칼로리가 낮고 영양만점인 대표적인 웰빙식품이지만 우리나라 사람에게서 해조류의 과잉섭취는 갑상선기능저하증이나 자가면역성 갑상선 질환을 악화시킬 뿐만 아니라, 갑상선 질환을 유발할 수도 있다는 게 많은 전문가들의 견해다.
한국영양학회가 최근 발표한 바에 따르면 미역과 다시마 등 해조류에 많이 들어있는 요오드는 소아의 뇌 발달 등에 꼭 필요한 영양소이지만 300㎍(미역 3 g 분량)의 상한 섭취량을 초과하면 오히려 목이 붓고 체력이 떨어지는 갑상선기능저하가 생긴다.
학회가 정한 요오드의 하루 권장 섭취량은 150㎍이며, 상한 섭취량은 3천㎍이다. 또한 요오드를 보충해 주는 다시마환 등의 건강식품은 복용 시 조심해야 한다는 게 학회의 공식 입장이다.

결핵성 림프절염은 옆목전이림프절과 헷갈리기 쉽다

6월 19일 / 24세 여성 환자

인상이 좋은 환자다. 생글생글 웃는 모습이 참 귀엽다.
"에고, 우짜노? 젊은 미혼 여성이 이렇게 심해져서 발견되다니... 지난번 외래에서 설명했듯이 미만성 석회화변종이어서 전절제하는 것은 틀림없는데 옆목림프절청소술까지 하게 될지는 아직 결정이 안 났어요. 타 병원 세침검사 결과는 전이가 아닌 걸로 나오긴 했는데 초음파와 목 CT영상이 기분이 별로 안 좋아요. 수술 때 커진 옆목림프절을 먼저 떼어서 긴급조직검사를 해 보고 옆목림프절청소술을 추가할지 안 할지 결정할 겁니다."

겁나는 설명을 하는데도 이 환자는 웃는 표정으로 필자를 신뢰해 주는 것 같다.

미만성 석회화변종은 피막침범율, 중앙경부림프절 전이율,

옆목림프절 전이율, 원격 전이율이 일반 유두암보다 높다. 따라서 재발률과 장기생존율이 조금 나쁘다. 최근에는 재발률은 높지만 장기생존율에서는 차이가 별로 없다는 연구 보고도 있다(World J Surg 2015;39(7):1728~35). 그런데 재발에 가장 큰 영향을 미치는 요인은 옆목림프절 전이가 있느냐 없느냐에 있다. 따라서 집도의는 수술 전에 여러 가지 영상진단을 동원해서 옆목림프절에 전이가 있는지 없는지를 알아보려고 하는 것이다. 에휴, 전국의 미만성 석회화변종(diffuse sclerosing variant of papillary thyroid carcinoma) 환자는 필자만 찾아오나 보다.

일반적으로 초음파 영상에서 림프절의 석회화, 낭성변화(물혹), 주위 근육보다 좀 희게 보이는 고에코, 불규칙한 경계를 보이면 일단 전이를 의심하고 세침검사로 확인하는 절차를 밟는다. CT영상으로도 림프절의 낭성변화, 림프절괴사, 석회화, 허옇게 보이는 조영증강현상이 보이면 전이를 의심하게 된다. 그런데 아주 드물기는 하지만, 림프절의 석회화 현상이 있는 경우 헷갈리는 수가 있다. 결핵성 림프절염도 이렇게 보이기 때문에 전이가 없는데 있는 것으로 오인해 옆목림프절청소술을 하는 수가 있다는 것이다.

필자 그룹은 9,088명의 갑상선암수술 중 28명이 결핵성 림프절염이 같이 있었던 경험을 한 일이 있다. 19명은 수술 중 긴급조직검사를 해 결핵임을 확인하고 림프절청소술을 하지 않았고, 7명은 결핵과 림프절 전이가 동시에 있어 옆목청소술을 했으며, 나머지 2명은 결핵만 있었는데 청소술을 시행했다. 이 경험으로 결핵인지 전이인지 애매할 때는 반드시 수술 중 긴급조직검사를해야 한다는 결과를 국제학술지에 발표했다(ANZ J Surg 2014: July 1, epub).

오늘 수술한 이 환자의 왼쪽 옆목림프절 중 상부내경정맥림프절(Level 2)이 완두콩만큼 커져 있었는데 석회화 현상을 보이고 있는 것이다. 타 병원 세침검사 결과가 암이 아니라고 했기 때문에 전이보다는 결핵성 림프절염이겠지 하는 생각이 더 들었다. 아래쪽 Level 3과 4 림프절도 커져 있는데 이건 뭐 전이림프절로 생각됐다. 주위 근육보다 고에코 현상을 보였기 때문이다.

수술은 우선 Level 3와 4를 긴급조직검사실로 보내고 갑상선전절제와 중앙경부림프절청소술을 시행한다. 만성갑상선염이 전반적으로 동반돼 있어 수술 조작이 어려웠지만, 큰 이벤트 없이 갑상선절제술은 잘 종결된다.

갑상선 절제술이 끝날 즈음 긴급조직검사 결과가 나온다. Level 2 림프절은 결핵이고, Level 3와 4는 전이림프절이란다. 역시 예측한 대로다.

결국 수술은 갑상선전절제술, 중앙경부청소술, 왼쪽 옆목림프절 청소술이 됐다. 수술 회복 후에 두어 번의 고용량방사성요오드치료와 결핵성림프절염치료가 추가 돼야 할 것이다.

저녁 회진으로 병실로 올라간다. 환자의 어머니가 간호하고 있다. 일견 수술에 따른 합병증은 없는 것 같다.
"수술 깨끗이 잘 되었어요. 잘 회복될 것입니다."
"부갑상선은 잘 살려두었는지요?"
"그럼요. 지금 손발 저리지 않지요?"
수술 직후여서 몹시 아플 것임에도 보기 좋은 웃는 표정을 필자에게 보내준다.
병실을 나오면서 한나가 말한다.
"환자가 참 좋은 사람 같아요, 교수님."
"그런 것 같지? 예후도 좋을 것 같아, 수술은 좀 크게 되었지만…"

수술 3년 후에 옆목림프절 전이가 발견되다

6월 22일 / 47세 남성 환자

"미안해요. 왼쪽 옆목림프절 세침검사 결과 결국 암세포가 전이되어 있는 걸로 나왔어요. 재발이라고 볼 수도 있지만 사실은 첫 수술 때도 있었던 것인데 그때는 작아서 발견이 안됐던 것이지요. 지금 당장 급하지는 않지만 언제 좋은 날 잡아서 제거해 버리시지요. 지금 커져 있는 것은 한 개 밖에 안되지만 수술은 그 아래위 림프절들을 포함해서 옆목림프절청소술을 해야 해요. 림프채널(lymphatic channel)로 서로 연결돼 있어 아래위 림프절들을 다 들어내야 재발을 방지할 수 있기 때문이지요."

"오른쪽은 괜찮은가요?"

"현재로는 오른쪽은 괜찮아 보입니다. 따라서 왼쪽 청소술만 하면 될 것 같습니다. 수술은 어렵지 않으니까 너무 긴장 안 하셔도 됩니다."

사실 이 환자는 2012년 7월 건강검진에서 사이즈가 1.1cm, 0.4cm, 0.2cm, 0.1cm 되는 여러 개의 유두암이 발견돼 필자를 찾아왔는데, 이중 두 개는 피막을 뚫고 나갔고, 중앙경부림프절에 0.8cm 크기의 전이가 있었던 것이다. 그래서 갑상선전절제술과 중앙경부림프절청소술을 하고 수술 후 고용량(130mCi)과 저용량(30mCi)방사성요오드치료를 했다.

수술 후 환자상태는 양호해 일상생활을 잘 영위하고 있다고 생각했는데, 2014년 6월에 추적 촬영한 초음파 영상에서 왼쪽 옆목 Level 3 림프절(중내경정맥림프절) 한 개가 1cm는 안 되지만 눈에 들어왔다. 혹시 전이가 일어난 것이 아닐까 생각됐지만 혈청타이로글부린치(thyroglobulin)가 0.4ng/ml밖에 안돼 '괜찮겠지'하고 그냥 좀 지켜보기로 했다. 만약 1cm 넘게 커지면 세침검사를 하자고 하면서…

그런데 1년 후인 금년 6월, 초음파 영상에서 이 림프절이 1.7cm로 커지고 낭성화(물혹)를 보이고 있는 것이다… 하~ 림프절이 물혹으로 변해 보이면 유두암의 전이가 일어났다는 걸 의미하는데…?

세침검사로 확인하니 역시 유두암이 전이된 것으로 나온다. 첫 수술 3년 후에 옆목림프절 전이가 발견된 것이다. 수술 후 재발한 환자를 보면 무슨 죄를 지은 것처럼 미안하고 볼 면목이 없어진다.

미안한 마음으로 수술을 권유했는데, 의외로 쿨하게 "할 거면 빨리 해주세요"라고 한다.

환자가 마취되고 수술이 준비하는 동안 수술도우미 닥터 김과 과거의 영상과 타이로글로부린 수치의 변화를 다시 체크해 본다.
"여기 봐, 타이로글로부린 수치는 변화가 없잖아, 이게 문제란 말이지. 림프절에는 재발이 있더라도 잘 안 올라가는 수가 많단 말이야. 거꾸로 되짚어 결과론적으로 보면 과거 CT스캔에서 의심스러운 점이 보이기도 하지만 확실히 전이가 있었다고 말하기는 어렵고... 초음파에서는 아예 보이지 않고 말이지..."
"환자의 어머니와 형이 갑상선암이 있었다고 하네요."
"한 가족 중 3명에게 갑상선암이 있었다면 분명 가족성이 있다고 봐야지. 가족성은 재발이 잘 되지. 또 이 환자는 애초에 4개의 암포커스가 있는 다발성이고, 피막침범이 두 개나 있었고, 8mm 크기의 중앙림프절 전이가 있었던 걸로 보아 다른 환자보다 재발 가능성은 좀 높았다고 봐야 될 거야."

수술은 왼쪽 옆목림프절들을 몽땅 들어내는 청소술이었는데 큰 어려움 없이 일사천리로 진행된다. 문제 되는 level 3 림프절 외에는 커진 것들이 별로 없었기 때문이다.
하... 이게 첫수술 때 나타났다면 얼마나 좋았을까... 1차수술 때 옆목으로 전이가 잘 일어나는 조건(factor)들이 뭐가 있는지 따로 연구해봐야 되겠는걸...

병실에서 환자를 만나본다. 수술에 따른 문제는 없어 보인다.

"아이고, 무슨 팔자로 수술을 두 번씩이나 하고... 수술은 깨끗이 잘 됐어요. 왼쪽 팔 올려 보세요, 오케이, 좋아요. 잘 회복될 것입니다."

"그런데 3년 전 수술 때는 배액관이 없었는데 이번에는 있네요."

"아, 이번에는 림프절들을 떼어 냈기 때문에 배액되는 림프액이 많아서 배액관을 넣었지요. 참 그리고 방사성요오드치료를 추가로 할 것이지는 1주일 후 병리조직검사 결과를 보고 결정하려고 해요. 만약 전이림프절이 한 개만 있는 것으로 나오면 요오드치료를 안해도 될 겁니다. 지난번 1차 수술 후 고용량요오드치료를 했기 때문이지요. 만약 정밀조직검사로 여러 개가 전이된 것으로 나오면 또 요오드치료를 해야 될 것입니다. 지금 예측하기로는 아마도 요오드치료는 생략할 가능성이 높다고 생각됩니다."

"제발 그렇게 됐으면 좋겠습니다."

한동안 일본에서는 옆목림프절에 전이가 발견되지 않더라도 오늘 같은 환자가 생길 것에 대비해 예방적으로 옆목림프절청소술을 하던 때가 있었는데 이제는 더이상 그렇게 하지는 않는다. 미국이나 서구 여러 나라에서처럼 재발되고 난 다음에 수술해도 생존율에 차이가 없더라는 연구결과가 나왔기 때문이다. 그래도 환자 입장에서는 두 번 수술이 부담이 될 수밖에 없으니 이런 일이 자주 일어나지 않도록 좋은 수가 개발돼야 할 텐데 말이지... 에휴, 어렵다.

멕시코에서 왔어요

6월 24일 / 29세 여성 환자

며칠 전 외래에서다. 요즘 외래는 그전처럼 붐비지 않는다. 메르스 덕분이다. 전체 환자 수는 반으로 줄었으나 새로 오는 신환은 그렇게 줄지 않는다. 타 병원에서 암으로 진단됐는데 모두 많이 퍼져서 수술을 미룰 수 없는 환자들이기 때문이리라.

그런데 이 젊은 환자는 좀 다른 분위기를 풍긴다. 약간 이국적이라 할까…

"저, 멕시코에서 왔어요. 수술받으려고요."

"그래요? 암이라고 진단받았나요?"

"네, 지난 1월에 멕시코시티에서 세침검사를 했어요."

가지고 온 자료를 보니까 유두암 확진이다(카테고리 6). 초음파 영상에는 커다란 암 덩어리가 오른쪽 갑상선 날개를 2/3 이상 점령하고 있다. 손으로 만져지기도 한다.

"저, 빨리 수술받고 멕시코로 돌아가야 하는데 어떻게 좀 안 될까요?"

"마침 메르스 때문에 수술을 뒤로 미루는 환자들이 있어요. 스케줄 보고 자리가 나면 최대한 빨리 되도록 해 볼게요. 가져온 초음파 영상만 보면 혹시 반절제가능성도 있는 것 같은데 자세한 것은 더 검사를 해보고..."

"반절제하고 빨리 돌아갈 수 있으면 좋겠어요."

그런데 암이 얼마나 퍼졌나를 알기위한 초음파스테이징검사와 CT스캔을 보니 좀 실망스럽다. 중앙경부림프절 전이가 여러 개 보이는 것이다. 그동안 좀 나빠졌나 보다. 2mm 이하 작은 전이라면 반절제를 생각해 볼 수도 있는데 최소한 5mm 이상 크기이니 전절제를 피할 수가 없을지도 모르겠다. 어쨌든 수술 D-day를 초스피드로 잡아서 오늘 수술을 하게 된 것이다.

수술대에 누운 환자에게 그래도 희망적인 멘트를 날려 본다.

"재수가 좋아 커진 림프절이 전이가 아니면 반절제도 고려해 볼게요..."

수술은 우선 커진 중앙경부림프절들을 떼어내 긴급조직검사실로 보내고 오른쪽 갑상선 날개를 떼는 작업을 한다.

"아무래도 기분이 안 좋은걸… 커진 림프절들이 딱딱하단 말이야… 딱딱하면 전이인데…"

아닌게 아니라 얼마 지나지 않아 컴퓨터에 조직검사 결과가 올라온다. '전이림프절 4개 있음. 5mm 이상 크기임.'
"내 이럴 줄 알았지, 할 수 없지, 전절제를 하는 수밖에… 파라공주(부갑상선) 보호라도 철저히 해주자. 타국에서 저칼슘혈증으로 닭발이 되면 곤란하니까 말이지…"

수술 후 병실에서 환자를 만난다. 병상 옆에는 웬 백인 청년이 수줍은 표정으로 앉아 있다.
"남친?"
"네, 맞아요."
반절제가 안되고 전절제를 할 수밖에 없었던 사정을 얘기하고, 고용량의 방사성요오드치료까지 받아야 한다고 설명한다.
"그럼 교수님, 방사성요오드치료라도 좀 당겨줄 수 없을까요? 멕시코로 빨리 돌아가게요."
"네, 그건 좀 생각해 볼게요. 근데, 멕시코는 언제 갔어요?"
"7년 전에 이민 갔어요."

지난주에는 LA에 사는 소프라노 가수가 수술을 받았고, 좀 더 전에는 워싱턴, 밴쿠버, 니카라과 교포가 수술을 받았다. 참, 세상 많이 달라졌다. 필자가 젊었을 때만 해도 한국의 부자 환자들은 일본이나 미국으로 수술을 받으러 갔는데, 이제는 완전히 반대가 돼 외국에 사는 교포들이 수술받을 병이 생기면 한국으로 돌아와 수술받는 세상이 됐으니 말이다.

필자는 얼마 전부터 외국 교포가 수술받고 돌아갈 때는 그곳 지명을 붙여 '캐나다 신지', '밴쿠버 신지', '호주 신지', 'LA 신지', '워싱턴 신지' 등의 별명으로 〈거북이 카페〉 활동을 하라고 농담성 독려를 하고 있다. 오늘 수술받은 이 환자 역시 멕시코로 돌아갈 때는 '멕시코 신지'라는 별명을 붙여줄까 생각 중이다. 받아 줄랑가 모르겠지만…

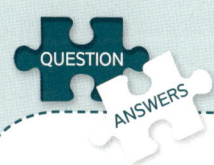

갑상선암으로 진단되면 즉시 수술해야 되나?

(1) 대부분 유두암은 거북이 암이다.
(2) 1cm미만 암은 6 ~ 12개월 간격으로 검사만 하다가 커지거나 퍼지면 해도 된다.
　　* 예외: 위치가 기도, 성대신경 근처, 뒤쪽 피막, 피막 뚫고 나간 것
　　　　　 림프절 전이, 원격 전이, 여러 개, 나쁜 세포
(3) 즉시 수술 – 고위험군 환자, 나쁜 세포암(키큰세포, 말발굽세포, 원주세포, 저분화, 미분화, 수질암)

저 30년은 살 수 있을까요?

> 6월 26일 / 30대 중반 여성 환자

저녁 회진 시간, 오후에 수술이 끝난 환자의 병실로 간다. 환자의 남편이 환자를 간호하고 있다. 수술받은 지 얼마 되지 않아 통증이 심할 텐데도 환자도 남편도 웃는 얼굴로 필자를 맞이한다. 암 진행 상태가 간단하지 않은 걸 알고 있는데도 이분들은 불안 초조보다는 평온하고 희망적인 분위기다. 좋은 징조다.

"갑상선전절제수술인데 잘 끝났어요. 미만성 석회화변종이라도 다른 환자와는 달리 옆목림프절 전이는 없었어요. 근데 양쪽 폐에서 전이가 발견됐기 때문에 나중에 고용량방사성요오드치료를 몇 번 받아야 할 겁니다."

"잘 치료받으면 저 30년은 살 수 있을까요?"

"아기는?"

"6살과 8개월짜리가 있어요."

"아, 고놈들 시집 장가가고 손주 볼 때까지 살 수 있을 겁니다."

이 환자도 미만성 석회화변종이다. 요즘은 미만성 시리즈라… 사실은 갑상선에 문제가 있다고 알게 된 것은 2012년 개인클리닉에서 검사를 받고 나서 부터였다고 한다. 암이라고 확진을 받지 못하고 그냥 우물우물 시간을 보내다가 최근에야 암이 의심된다는 소리를 듣고 필자를 찾아오게 된 것이다.

가지고 온 초음파 영상을 보니 이건 뭐 영락없는 미만성 석회화변종유두암(diffuse sclerosing variants of papillary carcinoma)이다. 오른쪽 날개에 눈폭풍(snowstorm)이 눈발을 휘날리고 있고, 중앙경부림프절들이 큼직큼직 해져있다.

미만성이 의심되면 초음파스테이징검사, 목 CT스캔 외에 반드시 폐 CT스캔을 추가한다. 일반 유두암보다 옆목림프절 전이와 폐 전이율이 높기 때문이다. 한 연구보고에 의하면 원격 전이율, 재발률, 5년 생존율이 일반 유두암의 경우 4.3%, 17.2%, 97.4%이었고 미만성의 경우 7.3%, 39.3%, 96.1%이었다고 한다(Curr Opin Oncol 2013;25:33~38).

이 환자는 눈폭풍이 크지 않고 옆목림프절 전이도 보이지 않아 비교적 얌전한 미만성이라고 생각되었는데, 아뿔싸, 비록 얼른 보면 잘 보이지 않을 정도이지만 폐 CT스캔에서 여러 개의 작은 전이 병소가 보이는 것이다.

폐 전이가 일어났다고 하면 일반적으로 환자들이 절망에 빠지지만 갑상선암에서는 반드시 그렇지만은 않다. 일반 영상이나 폐 CT스캔에는 보이지 않고 방사성요오드스캔에서만 흡착이 보이는 전이가 요오드치료로 완치 가능성이 가장 높고, 다음으로 높은 것이 방사성요오드를 흡착하는 아주 작은 폐 전이가 있을 때다. 그리고 45세 이전의 젊은 연령일수록 요오드흡착이 잘 돼 치료 효과가 좋다.

서울대 병원에서 폐 전이된 152명을 조사한 결과 10년, 20년 생존율이 각각 85%와 71%였다고 한다(Thyroid 2014; 24:277~86). 생각보다 생존율이 양호한 것이다.

오늘 필자의 환자는 연령이 어리고 아주 작은 전이이기 때문에 이보다 성적이 좋을 가능성이 높다고 생각된다. 방사성요오드치료 때 전이 병소에 요오드흡착이 잘되면 30년 살 수 있다는 말이 그냥 해 본 소리가 아닌 것이다.

수술은 깔끔하게 잘 됐다. 수술 후 목소리 변화도 없고 부갑상선호르몬 수치와 칼슘 수치도 정상으로 나와 손발저림도 없다. 수술합병증이 없다는 소리다.

아쉬운 것은 2012년에 갑상선에 문제가 있다고 했을 때 갑상선전문병원을 찾아 정확한 진단을 받고 조기에 치료했다면 폐에 전이가 되는 불상사는 피할 수 있었을지 모른다는 것이다. 철없는 일부 의사들이 '갑상선암은 암도 아니다, 조기에 치료할 필요가 없다' 등의 헛소리를 해서 환자들이 우왕좌왕하는 현실이지만, 언젠가는 바로 잡히리라고 생각된다. 얼마 전 미국 쇠고기 먹으면 광우병 걸린다는 허무맹랑한 소리에 온 나라가 휘둘린 때가 있었지만 지금 그런 소리를 하는 정신 나간 사람이 없지 않은가.

갑상선암 파동도 곧 수그러들 것이 틀림없다. '갑상선암도 암이다'라는 진리는 변할 수가 없기 때문에...

5년 동안 뭐 했어요?
이렇게 암을 키우게?

7월 1일 / 20대 중반 여성 환자

6월 23일, 외래진료실, 애 띤 얼굴의 환자가 가족들과 함께 진료실로 들어온다. 어? 목 정중앙 아래쪽이 불룩하네... 흠... 저 혹 때문에 왔겠구만...

"어서 와요, 이 혹 때문에 왔어요?"

"네..."

"언제 발견했어요?"

"20살 때니까, 한 5년 됐어요."

헉, 5년이나 됐다고? 혹을 촉지해보니 아이구야, 이거 심상치 않다. 딱딱하게 만져지는 혹이 흉골 바로 위 기도 정중앙에서 완전히 고착돼 옴짝달싹하지 않는다. 크기는 약 3cm쯤 되고... 이건 두말할 필요 없이 진행된 암인 것이다. 딱딱한 혹이 고착돼 있다는 것은 암이 주위 조직을 파먹어 들어갔다는 것을 의미한다.

이 환자의 경우는 암이 기도와 갑상선을 싸고 있는 띠근육(sternothyroid and sternohyoid muscle)을 침범해서 이렇게 움직이지 않을 가능성이 높다.

"아니, 5년 동안 뭐 했어요? 이렇게 병을 키우게?"

"그때 처음 찾아간 지방병원 선생님께서 병이 아니라고 했어요. 그저 후두가 좀 튀어나온 것이라 해서 그냥 두고 있었어요. 최근에 자꾸 커지고 불편해서 다른 병원에 갔더니 세침검사하고 나서 유두암이라고…"

(이런… 후두는 훨씬 위쪽에 위치하는데… 좌우간 환자는 첫 의사를 잘 만나야 돼… 그나저나 암이 기도를 침범해 있으면 일이 간단치 않은데?)

"교수님, 저 8월에 웨딩촬영해야 되거든요. 어떻게 수술 좀 빨리 안될까요?"

"아, 이 청년이 신랑 될 사람이구만. 근데 웨딩이 아니더라도 암이 좀 진행되어 있어 빨리 수술을 해야될 것 같아요. 우선 MRI 찍어서 기도를 침범했는지부터 알아보고… 기도침범이 있으면 기도를 잘라야 하기 때문에 수술이 크고 또 위험할 수도 있거든요."

사실 그렇다. 필자가 전공의를 하던 그 옛날에는 갑상선암의 사망 원인 중에서 가장 많은 것이 기도폐쇄(airway obstruction)가 아니었던가. 지금에야 초음파검사로 조기 발견이 많이 되어 이런 일이 드물게 되었지만 말이지.

암이 퍼진 정도를 알기 위해 초음파스테이징검사와 MRI를 찍어보니 갑상선협부(isthmus, 나비의 몸통에 해당하는 부위)에 생긴 암이 앞쪽으로는 띠끈육을 뚫고 나오고, 옆으로는 양쪽 갑상선 날개 쪽으로 퍼져 있다. 그러나 천만다행으로 종양의 뒤쪽에 있는 기도벽 자체는 망가지지 않고 암 덩어리로 눌러져서 기도가 좁아져 보이기만 한다. 또 중앙경부림프절은 몇 개가 커져 있지만 측경부림프절 전이는 보이지 않는다.

그래도 빨리 수술을 해주는 것이 유리할 것 같아서 오 코디에게 수술 날짜를 조정해보라고 일러둔다.

초스피드로 일이 진행되고 수술-Day가 오늘로 잡혔다. 메르스 덕택에 여유 자리가 있었나 보다. 암 덩어리가 흉골(sternum) 뒤쪽 상부종격동 근처까지 확산된 경우는 갑상선의 상부기도 앞쪽에서 암과 기도 사이를 박리한 다음 암 덩어리를 포함한 갑상선을 위쪽으로 당기면서 조금씩 상부종격동쪽으로 접근해야 한다. 급하다고 바로 종격동 근처를 먼저 박리하다가는 중요 혈관이 터져 큰 사고로 이어질 수 있기 때문이다. 그야말로 발발 기면서 기도 전면에 붙어 있는 암 덩어리를 분리해 내고 갑상선전절제술과 중앙경부림프절청소술을 해냈다. 암이 침범된 띠근육도 함께 절제해내고... 다 떼어내고 나니 기도가 납작해져 있다. 아마도 장기간 암 덩어리가 누르고 있어서 그렇게 됐나 보다.

"에휴~ 일찍 일찍 발견했으면 이런 고생 안 하고 간단히 협부절제술만하고 신지로이드 복용을 안 해도 됐을지 모르는데... 이 환자는 고용량방사성요오드치료까지 해야 하고... 그러면 임신도 6~12개월 뒤로 미루어야 하고... 12월에 결혼이라는데... 에휴..."

스케줄에 올라온 수술을 다 끝내고 병실로 올라간다. 수술 후 가장 신경이 쓰이는 부갑상선호르몬 수치와 혈청칼슘 수치가 정상으로 나왔다. 목소리도 낭랑하다.

"수술 잘 됐어요. 아무 탈 없이 잘 회복할 겁니다. 아이구 이 청년이 그 남친인가 보다. 이제 보니 잘 생겼네."

이 말에 이 명랑한 환자가 말한다.

"제가 이쁘게 생겼잖아요, 호호..."

"맞아, 둘이 나란히 서 봐. 그러고 보니 인상이 비슷하네... 분명 잘 살 거야, 내 지론이지... ㅎㅎ"

환자와 남친은 물론 환자의 부모님도 웃는 얼굴로 "고맙습니다, 고맙습니다"를 연발한다.

암은 진행됐지만 수술은 만족스럽게 됐다. 다만 띠근육을 제거했기 때문에 목 전면이 당기는 불편이 후유증으로 남을지는 모르겠다. 그래도 예후는 좋을 것이다.

  두 젊은이가 결혼해서 행복하게 살았으면 좋겠다는 생각으로 병실을 나서며 말한다.

  "한나야, 보기 좋제?"

예측했던 수술보다 작아지면 고마운 거지...

7월 6일 / 20대 후반 여성 환자

"오늘 환자분의 수술은 갑상선 반절제술이 될 수도 있고, 전절제술이 될 수도 있고, 전절제에다 왼쪽 옆목림프절청소술(곽청술)까지 확대될 수도 있어요. 수술 중 긴급조직검사에서 림프절 전이가 어디까지 되었나에 따라 달라질 수 있다는 소리지요. 어젯밤 꿈 잘 꿨어요?"

"작은 수술로 끝났으면 좋겠어요. 반절제술..."

"나도 그렇게 끝났으면 좋겠다고 생각하는데..."

이 환자의 암은 세침검사로 유두암으로 확진됐다. 1.3cm 암 덩어리가 갑상선의 협부(나비의 몸통에 해당되는 부위)와 왼쪽 날개가 연결되는 근처에 자리 잡고 있다. 협부는 그 두께가 0.5cm 정도밖에 안되는데 이 부위에 암이 생기면 앞쪽으로는 갑상선 피막을 뚫고 띠근육(sternothyroid and sternohyoid musce)을 잘 침범하고 뒤쪽으로는 (원래 기도와 붙어 있기 때문에) 기도를 잘 침범하게 돼 있다. 다행히도 이 환자는 암의 크기가 1.3cm나 됐고 앞쪽 피막침윤이 돼 있었으나, 기도침윤까지는 되지 않았다.

그런데 암의 진행정도를 알기 위한 초음파스테이징 검사와 CT 스캔에서 왼쪽 옆목림프절 중 Level 3와 4에 전이가 의심되는 림프절이 보이는 것이다. 특히 Level 3 림프절 중 한 개는 1.7cm까지 커져 있다.

"Level 3에 있는 저 큰 놈은 좀 더 알아봐야겠는데… 수술 전에 영상의학과에 부탁해서 저놈의 위치표시를 해 달라고 부탁해 보자. 수술 중에 저놈부터 먼저 끄집어내 긴급조직검사 해보게."

이렇게 해서 수술 D-day인 오늘 아침에 초음파가이드하에 커진 림프절을 찾아 X 표시를 해두었던 것이다. X 표시한 림프절이 전이림프절로 밝혀지면 무조건 옆목림프절청소술 + 중앙경부림프절청소술 + 갑상선전절제술이 될 것이고, X 표 림프절이 괜찮은 것으로 밝혀지면 그 다음에는 전절제술을 할 것이냐, 반절제술을 할 것인가를 결정해야 할 것이다. 즉 중앙경부림프절청소술을 해서 2mm 이상 림프절 전이가 5개 이상 나오면 전절제술을, 그 이하로 나오면 협부를 포함한 왼쪽 반절제술까지만 하면 될 것이다.

우선 중앙경부 림프절들을 먼저 떼어내 긴급조직검사실로 보내고 협부를 포함한 왼쪽 갑상선 날개를 절제하는 수술을 한다. 요즘은 암의 위치가 협부와 멀리 떨어져 있으면 협부를 살리는 반절제술을 하고 있는데 이 환자는 협부까지 같이 절제해 낸다. 그리고 협부의 절제면 조직도 긴급조직검사를 의뢰한다. 암세포가 이곳에 없다는 것을 확인하기 위해서다.

여기까지 수술을 끝내자 옆목림프절 조직검사 결과가 올라온다. '림프절 전이 없음,'
"오케이, 이제 중앙림프절 전이만 없으면 된다. 일단 수술창 닫고 기다리지 뭐…"
30여 분을 기다리니 컴퓨터에 결과가 올라온다. '중앙림프절 전이 없음, 절단면에도 암세포 없음.'
"햐~ 이 환자 오늘 대박이다. 결국 반절제로 끝났잖아. ㅎㅎ"

가벼운 발걸음으로 병실 회진을 간다.
"오늘 대박 터졌어요, 수술 전 설명한 여러 가지 가능성 중에 가장 작은 수술이 됐어요. 아무 탈 없이 잘 회복할 겁니다. 앞으로 결혼하고 아기 가지고 하는데도 전혀 지장이 없을 거고… 그런데, 이 좋은 소식에도 웃어 주지를 않네…"
그제야 복 많은 인상의 환자가 배시시 미소를 보내온다. 가족들도 덩달아 웃으면서 "고맙습니다"를 연발해 준다.

"어쨌든 예측했던 수술보다 작아지면 고마운 일이지... 그렇지, 한나야?"

수술 크기의 운명이 뒤바뀌는 수도 있다

> 7월 8일 / 50대 중반 여성 환자와 50대 후반 남성 환자

사람이 살다 보면 운명이 뒤바뀌는 수가 있다. 갑상선암수술도 하다 보면 그날 수술 중 긴급조직검사 결과에 따라 전절제가 예정돼 있던 환자가 반절제가 되고, 반절제가 예정돼 있던 환자가 전절제로 뒤바뀌는 수도 종종 있다.

50대 중반의 이 여성 환자는 만성갑상선염으로 인한 갑상선기능저하로 갑상선호르몬인 신지로이드를 복용하던 중 초음파검사에서 오른쪽 갑상선 날개에 유두암이 발견돼 전원 되어 왔다. 가지고 온 초음파 영상에는 1.2cm, 0.6cm, 0.5cm 크기의 종양이 오른쪽 날개에 나란히 자리 잡고 있었다. 제일 큰 1.2cm 짜리는 오른쪽 기도벽과 딱 붙어 있어 수술을 미루면 안 되게끔 보였다. 기도벽을 뚫고 들어가면 일이 심각해지기 때문이다. 또한 갑상선 실질은

저에코를 보여 만성 갑상선염을 암시하고 있고, 오른쪽 기도-식도 협곡을 따라 림프절 몇 개가 커져 있었다. 영상의학과에서는 전이가 많이 의심된다고 판독했다(T3N1a). MRI 사진에는 암 덩어리가 기도벽과 붙어있지만(abutting) 기도벽이나 기도내강침범은 없는 것으로 보였다.

수술 전날 저녁, 환자에게 설명한다.

"만성갑상선염 환자는 일반 사람보다 갑상선암이 약 3배 더 잘 생기는 것으로 돼 있어요. 현재 중앙경부림프절 전이가 많이 의심되기 때문에 왼쪽 갑상선 날개가 괜찮게 보여도 전절제가 될 가능성이 많아요. 물론 림프절 전이가 없는 것으로 밝혀지면 반절제가 될 수도 있지만…"

그래서 환자는 전절제를 각오하고 수술실에 입실한 것이다.

수술은 우선 커진 림프절들을 먼저 떼어내 긴급조직검사실로 보내고 오른쪽 갑상선 날개를 떼는 순서로 진행한다. 떼어 낸 림프절들이 큼직큼직하고 좀 단단한 느낌을 주어 '아마 전절제술을 해야 될 거야'라고 생각하며 반대편 날개까지 뗄 준비를 하고 있는데, 조직검사 결과가 올라온다. '림프절 전이 없음.'

"뭐? 그럼 반절제만 해도 되잖아. 만성갑상선염이 있는 환자들은 림프절들이 커져 있어 전이로 오인하는 수가 많긴 하지… 수술은 이것으로 종결이다. 다음 환자 준비하셔… 오늘 이 환자는

'에헤라디야'다. ㅎㅎ"

다음 환자는 50대 남자, 색소폰 연주가다. 수술 후 연주 생활에 지장이 올까 몹시 걱정하고 있다. 조금 전의 여성 환자와는 반대로 갑상선기능항진증으로 지난 3년간 항갑상선제제를 복용하고 있는 중에 왼쪽 갑상선 날개에 유두암이 발견됐다. 기능항진증 환자는 저하증 환자보다 갑상선암이 생길 확률이 더 높고, 예후도 약간 더 나쁜 것으로 돼 있다.

초음파 영상에는 2.6cm와 1.3cm 크기의 암 덩어리가 왼쪽 날개에 버티고 있다. 큰 놈은 왼쪽 기도벽과 유착돼 있으나, 기도벽 침윤은 아직 안 돼 있는 것 같고 주위의 림프절도 괜찮게 보인다. 흠… 잘하면 왼쪽 반절제가 가능할지도 모르겠는데… 수술침습이 작아야 색소폰 연주에 지장이 덜 될 거고…

수술 전에 다시 설명한다.

"가능하면 반절제를 하겠습니다. 현재로는 반절제 가능성이 좀 있어 보이는데 그렇게 됐으면 좋겠습니다. 혹시 림프절 전이가 난데없이 보이면 전절제로 돌아설지 모르지만요."

그런데, 그런데… 실망스럽게도 긴급조직검사에서 중앙림프절 전이가 4개 이상 발견됐다. 그것도 큰 것은 0.8cm가 넘는 수준이다.

"도대체 초음파 영상은 어떻게 된 거야? 이렇게 큰 것도 영상에

비치지 않다니 말이야...”

 그렇다. 옆목림프절 전이 여부는 70~80% 정도 맞추지만, 중앙 경부림프절 전이는 30% 정도밖에 맞추지 못하는 것으로 돼 있긴 하다. 결국 정확한 것은 수술 중에 조직검사를 해 봐야 알 수 있다는 것이다.

 할 수 없이 이 환자에게는 전절제까지 하지 않을 수가 없었다. 림프절 전이까지 됐으니 고용량방사성요오드치료까지 추가될 것이고... 에휴...

 수술 후 병실로 회진을 가서 두 환자분에게 수술을 그렇게 할 수밖에 없었다는 내용을 설명한다. 반절제 여자 환자분은 큰 선물을 받은 것처럼 기뻐하고, 예상과는 달리 전절제를 받은 남성 환자분 역시 처음에는 떨떠름한 표정이었지만, 이내 수용을 하고 고마움을 표시해 준다.

 수술을 많이 하다 보면, 오늘처럼 수술 크기의 운명이 예측과 다르게 뒤바뀌는 경우가 있다. 인생이 우리가 바라는 것과는 달리 엉뚱한 방향으로 갈라지듯이 말이다.

교수님도 오래오래 건강하십시오

> 7월 10일 / 50세 남성 환자

　필자는 다음날 수술 예정인 환자와 이미 수술한 환자 중 문제가 있는 환자들을 중심으로 저녁 회진을 돈다. 내일 수술 예정 환자 중 가장 신경 쓰이는 환자는 바로 이 50세 남성 환자다. 암이 퍼진 부위가 수술 접근이 난처한 종격동에 위치하고 있기 때문이다. 이미 외래에서 수술할 내용에 대하여 설명을 해두었지만, 다시 한번 이해시키기 위해 환자를 만난다.

　환자는 지난 4월, 건강진단에서 오른쪽 갑상선 날개에 갑상선 유두암이 발견됐다고 한다.
　초음파스테이징검사를 해 보니 암 덩어리의 크기는 1.34cm 밖에 안됐지만 갑상선의 앞쪽 피막을 완전히 뚫고 나가 띠근육을 침범하고 있고, 아래쪽 기도전면과 오른쪽 기도-식도 협곡을 따라 큼직큼직한 전이림프절이 종격동 쪽으로 퍼져 있다.

"종격동림프절 전이 정도와 혈관과 식도, 기도와의 관계를 더 파악해야 되겠는데…"

그래서 PET-CT를 추가해서 봤더니 다행히도 식도, 기도, 혈관 침범은 없고 림프절 전이가 상부종격동까지만 퍼져 있다. 혈관 아래 폐문(hilum)도 괜찮다.

병실에서 설명한다.

"내일 수술은 암이 종격동으로 퍼져서 좀 까다롭긴 하겠지만 잘 될 겁니다. 너무 걱정하지 마십시오."

환자의 아내가 필자가 집필한 책 〈갑상선암 진료일지〉에 실린 림프절 위치에 따른 레벨 분류를 크게 확대한 그림을 펼치고는 Level IV 부위를 가르키며 질문한다.

"교수님, 퍼진 데가 여기 옆목림프절인가요?"

"아이고, 거기가 아니고, 이 그림에는 빠졌는데 흉골 뒤쪽 림프절을 말한 것이에요. 여기 목 한가운데에서 밑으로 내려와서 폐쪽으로 가는 부위지요, 보통 Level VII라고 해요."

사인펜으로 쇄골과 쇄골이 만나는 흉골(sternum)에 표시를 하고 그 뒤편에 모여 있는 상종격동림프절을 표시하며 설명한다.

"폐 CT스캔과 PET-CT스캔에는 아직 폐 전이는 안보이고 종격동 림프절도 잘하면 목 절개를 통해서 끄집어 낼 수 있을 것 같습니다.

여의치 않으면 흉골을 열고 해야 될지도 모르겠고… 여하튼 잘 해 드릴게요."

어떻게 들으면 무서운 내용임에도 환자와 환자의 아내는 신뢰의 미소를 보내면서 〈갑상선암 진료일지〉를 펼쳐 보인다.

"교수님, 저서에 사인 좀…"

"당근 해드려야지요. ㅎㅎ. 복 돼지 그려 드릴까?"

"네, 네, 그렇게 해 주세요."

이 부부는 이미 공부를 많이 한 것이다. 이런 분들과는 얘기가 통하고 서로 신뢰가 쌓여 환자와 의료진 간의 감성 교환이 훨씬 부드럽기 때문에 분위기가 화기애애하다.

"흠, 내일 수술이 잘 될 것 같은데…"

드디어 수술 D-day, 수술조수 닥터 김에게 말한다.

"다행히도 큰 혈관 아래쪽까지는 안 퍼진 것 같아. 그래도 이 부위 림프절은 기도벽에 바짝 붙여 박리해야 혈관을 안 다치게 될 거야. 혈관 근처에서 놀면 위험해지지…"

수술은 중앙경부림프절청소술, 갑상선전절제술, 그리고 문제의 상종격동림프절청소술을 순서대로 진행한다. 까다로운 수술이었지만 큰 무리 없이 잘 종료되었다.

저녁 회진으로 병실에 들른다. 환자의 아내가 간호를 하다 말고 필자를 맞는다. 비교적 큰 수술이었음에도 환자의 표정이 좋다. 고통으로 일그러진 얼굴이 아니다. 목소리도 좋고 손발저림도 없다. 성공적인 수술이 된 것이다.

"아이고, 수술이 잘 된 것 같아요. 앞으로 한달 반 내지 두 달 후에 방사성요오드치료만 받으면 안심하고 살 수 있을 겁니다."

"고맙습니다, 고맙습니다. 교수님도 오래오래 건강하십시오."

"ㅎㅎ 환자가 내 건강을 다 걱정해 주시고... 어쨌든 고맙습니다."

진단은 좀 늦었지만,
예후는 좋을 것 같아...

7월 15일 / 20대 초 여성 환자

"아이구, 이렇게 커지도록 뭐 했노? 발견은 3년 전에 했다며?"

"그때는 타 대학병원에서 세침검사 결과가 괜찮다고 해서요."

"이렇게 큰데도 괜찮다고? 내 참~ 갑상선전문병원에서 한 번 더 진찰받아 봤으면 좋았을걸... 그건 그렇고, 영국에서 공부한다고? 런던?"

"아뇨, 켐브리치..."

"아이고, 생활비랑 학비가 엄청 들텐데?"

"맞아요, 지금 좀 후회하고 있어요."

"영국은 의료 후진국인데... 어때요?"

"맞아요. 무슨 검사 하나 하는데도 한 달이나 걸려요."

이 환자를 처음 진찰한 것은 지난 7월 초다. 엄청 큰 갑상선결절로 왔다. 결절의 직경이 약 6cm 넘는다. 초음파 영상으로 그 크기가 다 측정이 안 될 정도로 큰 결절이 왼쪽 갑상선 날개를 완전히 점령하고 있었다. 혹 전체가 눈폭풍(snowstorrm) 그 자체였다. 작은 석회화(calcification) 눈가루가 결절 전체에 쫘악 깔려 있는데다 드문드문 오른쪽 날개에도 보이고… 한눈으로 봐도 미만성 석회화변종이었다. 다른 병원에서 한 최근의 세침검사 역시 유두암으로 나왔다. 초음파스테이징검사와 CT스캔에는 중앙경부림프절과 왼쪽 측경부림프절에 큼직큼직한 전이가 보인다.

하… 젊은 사람에게 이 무슨 시추에이션? 3년 전에 제대로 진단만 해주었어도 옆목림프절까지 전이는 안 됐을지 모르잖아.

수술조수 닥터 김과 초음파 영상과 CT스캔을 보며 얘기를 나눈다.

"거 참 이상하지. 요즘 미만성 풍년이란 말이야. 이 환자 바로 전에 수술한 28세 여성 환자도 미만성이었고… 왜 그럴까? 전 세계적으로 미만성이 증가하고 있는 추세에 있지만 요즘 우리 경험으로 봐서는 굉장히 빠른 속도로 증가하고 있는 것 같단 말이야."

"방사선 피폭에 노출될 기회가 과거보다 많아져서 그런 것 아닌가요?"

"그럴 가능성이 있다고 봐. 일반 유두암은 BRAF유전자 돌연변이가 많다면 미만성은 RET/PTC 재정렬(rearrangement)

활성도가 증가한 경우가 많거든(Crit Rev Oncol Hematol 2015;94(1):64~73). 옛날 체르노빌 원자로 사고로 생긴 유두암에서 이런 경우가 많았으니 말이지... 앞으로 역학조사를 해봐야 될 거야."

"그런데 이 환자에서 왜 처음에 진단이 잘 안됐을까요?"

"세침검사의 한계겠지. 누가 뽑느냐, 누가 판독하느냐에 달렸지만 미만성암은 처음에는 암세포로 이루어진 결절이 명확하지 않아 세침으로 암세포를 정확하게 타킷 하기가 어려울 수 있어. 그냥 만성 갑상선염으로 오해하기가 쉽다고. 그래서 첫 세침검사에서 암세포가 안 보인다 해서 절대로 환자한테 안심하라고 하면 안 된다는 말이지. 꼭 6~12개월 후에 재검을 해봐야 해."

"3개월 후에 재검하는 경우도 있잖아요."

"세침검사에서 암세포가 안 보인다고 해도 초음파 영상이나 기타 임상소견에서 암이 많이 의심되면 3개월 후에 재검해 보는 것이 좋겠지. 또 암이라는 확증은 못 잡았지만 결절의 크기가 4cm 넘으면 진단적 결절절제수술을 권유하는 것이 좋아. 우리 경험으로는 이럴 경우 30% 이상이 최종진단에서 암으로 밝혀졌으니까 말이야... 또 조심해야 할 것은 첫 세침검사에서 암세포가 안 나왔다 하더라도 결절이 점차 커지는 경향이 있으면 진단을 정확히 붙이기 위한 결절절제술을 하는 것이 좋아. 이 환자는 초기에 암을 진단하지 못한 것이 좀 아쉽기는 하지만... 아주 초기에 발견됐다면 간단한 반절제수술로 고칠 수 있었을지 모르는데 말이지."

이 환자의 수술은 갑상선전절제술 + 중앙경부림프절청소술 + 왼쪽 측경부림프절청소술(곽청술)이 됐다. 종양의 크기가 6cm가 넘어 수술 조작이 어려웠지만 성대신경, 부갑상선 등 중요 구조물을 다치지 않고 별 이벤트 없이 수술이 종료됐다.

"교수님, 미만성에서 반절제를 하면 안 되나요?"

"아주 초기 중의 초기라면 몰라도 대부분은 전절제하고 수술 후 고용량의 방사성요오드치료를 해야 돼. 다발성이 많고, 림프절 전이가 잘되고, 폐 전이율도 높고 해서 말이지… 최근 발표된 논문에는 원격 전이율 5%, 재발률 14%, 사망률 3%로 보고돼 있어요. 일반 유두암 보다 좀 나쁘지(Crit Rev Oncol Hematol 2015;94(!);64~73, World J Surg 2009;33(5):958~62)… 그래서 첫 치료를 좀 빡세게 해줘야 하는 거야…"

수술 후 병실로 올라가니 이 아가씨 환자 벌써 생글생글 웃으면서 필자를 맞는다.

"수술 잘 됐어요, 목소리 좋고, 손발저림 없고, 왼쪽 어깨 움직임도 좋고… 잘 회복될 거야. 고용량방사성요오드치료를 한 달 반에서 두 달 사이에 받으면 크게 걱정하지 않아도 될 거고. 근데 왜 하필이면 학비가 비싼 영국에서 공부해? 독일 같은 데는 학비가 거의 안 들 텐데?"

"독어를 못 해서요. 또 영국에서는 아르바이트가 가능하거든요."

병실을 나서면서 한나가 말한다.

"교수님, 외국에서 공부하는 젊은 사람들은 표정이 밝고 참 좋아요. 말하는 것도 상대를 편안하게 느끼도록 하구요. 저 환자도 참 좋은 사람 같아요."

"나도 그렇게 생각해. 저 환자, 진단은 좀 늦었지만 예후는 좋을 것 같아…"

옆목에 생긴 물혹은
전이암일 가능성이 높다

> 7월 20일 / 30대 중반 여성 환자

일반적으로 의사들은 환자들의 몸 어느 곳에든지 물혹(cyst, 낭종이라고도 한다)이 생겼다고 하면 암보다는 양성혹 쪽으로 생각하는 경향이 많다. 100% 맞는 말은 아니지만 물혹은 양성혹에서 압도적으로 많이 볼 수 있다는 것은 사실이다. 갑상선에서는 대체로 혹이 물로만 차 있으면 암일 가능성은 거의 없지만 물과 육질이 섞여 있으면 암일 가능성이 점차 증가한다. 즉 물이 차지하는 부분이 많을수록 양성이 가능성이 높고 육질이 차지하는 부분이 많을수록 암일 가능성이 증가한다는 것이다.

그러나 갑상선을 떠나 목의 측면 즉 옆목에 가면 얘기는 달라진다. 옆목에 생기는 물혹으로는 선천성 림프낭종(cystic hygroma), 새열낭종(brancheal cleft cyst) 등이 있고, 후천적으로는 결핵성 농양(tuberculous abcess), 림프관류(lymphocele, 목 수술 후

림프액이 고이는 것), 암 전이림프절의 낭성화(cystic metastasis) 등이 있다. 갑상선암 환자에서 옆목에 물혹이 발견되었다면 이는 암이 옆목림프절로 전이되어 낭성화 된 것으로 생각하면 틀림없다.

갑상선 자체의 물혹은 양성일 가능성이 많은데 비해 옆목림프절 물혹은 암이 전이되어 온 것이 대부분이라는 점이 흥미롭다.

오래전 필자가 신촌 세브란스에 근무할 때 중년의 남성 환자가 오른쪽 위쪽 옆목에 5cm가 넘는 큰 물혹으로 찾아왔다. 모 과에서 몇 년 동안 주삿바늘로 물만 **빼**는 치료를 받다가 치료에 반응이 없어 전과를 해 온 것이다. 필자 역시 외래에서 주삿바늘로 뽑아 보니 초콜릿색과 약간의 피가 섞인 액체가 좌악 나오는 것이 아닌가.

이런 액체는 암 전이 말고는 생각할 게 없다. 즉시 내용물에서 타이로글로부린(thyroglobulin)을 측정했더니 5000ng/ml 이상으로 나온다. 즉 갑상선암이 전이되어 온 것이다. 초음파로 갑상선을 뒤져보니 아니나 다를까, 오른쪽 갑상선 맨 꼭대기에 팥알 크기의 암이 도사리고 있었다.

오늘 수술한 35세의 여성 환자도 그 환자와 아주 비슷한 코스로 찾아왔다. 1년 전부터 오른쪽 윗 옆목이 불룩해져서 뭔가 이상이 생겼다는 것을 감지했으나 별다른 치료 없이 지내오다 지난 5월 초부터 눈에 띄게 커져서 동네 병원에서 유두암이 의심된다는 진단을 받았다는 것이다.

가지고 온 초음파 영상을 보니 역시 오른쪽 옆목 위쪽 Level II와 III 림프절 위치에 3.2 cm 크기의 물혹이 버티고 있고, 연이어 커진 림프절들이 염주알처럼 나란히 Level IV를 향해 내려오고 있다. 그리고 오른쪽 갑상선 날개의 꼭대기 지점에 0.89cm 크기의 암 덩어리가 갑상선 피막을 물고 있다. 요 작은 암에서 옆목림프절로 퍼져나간 것이겠지… 더 시간이 지나면 폐로 퍼질 것이고… 동네의 작은 병원 의사가 이를 놓치지 않고 진단을 잘해 준 것이다. 환자의 키가 160.7cm밖에 안되는데 체중이 93.2kg나 되고 목이 짧고 목살이 두꺼운데 말이다…

수술은 갑상선전절제술 + 중앙경부림프절청소술+ 우측 옆목림프절청소술을 한다.

고도비만 환자는 수술시야가 나쁘고 수술 중 작은 혈관이 잘 터지고 지방이 많아 조직 박리에 어려움이 많지만 큰 이벤트 없이 무사히 종결됐다.

이 낙천적인 환자는 큰 수술 후임에도 불구하고 웃는 얼굴로 필자를 맞는다. 고도비만인 환자는 수술 후 호흡곤란이 올 수도 있는데 전혀 그런 기색 없이 편안한 호흡을 하고 있다. 목소리도 좋고,

부갑상선호르몬 수치도 정상이고, 어깨 움직임도 지장 없고, 눈꺼풀 처짐(Horner 증후군)도 없고, 유미루 누출도 없다. 성공적인 수술인 것이다. 앞으로 고용량방사성요오드치료를 추가로 받으면 예후는 좋을 것으로 예측된다. 환자에게 말해준다.

"수술 회복은 잘 될 것입니다. 그런데 약속 한 가지를 해줘야겠습니다. 체중감량을 꼭 해야 합니다. 모든 암의 원인으로 비만이 어느 정도 관여하는 것으로 돼 있습니다. 특히 유방암과 갑상선암은 비만이 심한 사람에게서 2~3배 잘 생기는 것으로 돼 있어요. 아직 젊은데 지금부터 체중 관리를 철저히 해야…"

"네, 교수님. 저도 그렇게 생각하고 있어요. 체중 감량할게요, ㅎㅎ"

체중 조절이 어렵다는 것은 필자도 경험으로 잘 알고 있다. 그래도 우짜노, 좀 더 오래 살려면 노력하고 노력해야지…. 적게 먹고 많이 움직이고…

남자는 갑상선암에 안 걸리는 줄 알았지요

7월 22일 / 60대 초 남성 환자

필자는 갑상선암에 있어서는 '약한 자여 그대 이름은 여자가 아니라 남자이어라'라고 강조하고 강조한다. 정말로 그렇다. 대체로 남자들의 갑상선암은 예후가 여자보다 나쁘기 때문이다. 교과서에도 그렇게 기술돼 있다. 왜 그럴까?

남자의 갑상선암은 처음부터 여자보다 성질이 고약한 암세포로 구성되기 때문에 그렇지 않을까 추측하지만 아직 확실한 증거는 없다. 그것보다는 남자가 여자보다 진단이 늦어져 그럴 것이라는 것이 더 설득력을 갖는다.

임상에서 남성 환자가 여성보다 진단이 늦어지는 이유는 다음과 같다.

1. 남자는 자기 몸의 변화에 대하여 여자보다 무심하다. '괜찮겠

지'하고 넘긴다.

2. 병이 생기면 이를 숨기려는 본능이 있다. 가족에게까지 숨기려 한다.

3. 해부학적으로 후두연골(아담스 애플)이 여자보다 튀어나오고, 목 근육이 발달돼 갑상선에 혹이 생겨도 잘 인지되지 않는다.

4. 직장일 때문에 진단받을 시간이 없다.

5. 남자는 갑상선병에 잘 안 걸린다고 생각한다.

오늘 수술한 이 60대 초 남성 환자는 병기로 따지면 4기에 해당하는 환자다. 지난 7월 초 처음 진찰할 때 환자의 자료를 보지 않고도 '어이쿠, 엄청 심하다. 어쩌다가 이렇게 키워서 왔노?'하는 생각이 들었던 환자였다. 오른쪽 갑상선 부위가 불룩하게 보이고 양쪽 옆목이 울퉁불퉁 종양이 자리 잡고 있었다. 가지 온 초음파 영상에는 엄청 큰 종양이 오른쪽 갑상선을 완전히 점령하고 있고, 왼쪽 갑상선에도 이 보다는 작지만 여러 개의 종양이 또아리를 틀고 있다. 뿐만아니라 양쪽 옆목에는 낭종(물혹)화된 전이 림프절들과 그렇지 않은 림프절들이 마구 뒤엉켜 있다.

"대단하구만, 양쪽 Level II, III, IV, V 들이 완전히 점령 당했네... 대전투가 되겠다. 더 퍼지기 전에 빨리 서둘러야겠어."

빨리 서둘러 잡은 수술 D-day가 오늘인 것이다. 수술대에 누운 환자와 얘기를 나눈다.

"기록에는 갑상선에 이상이 발견된 것은 5년 전이었다고 돼 있는데 그동안 치료를 받지 않고 뭘 하셨어요?"

"5년 전에 내과에서 뭐라 그러긴 했는데, 남자는 갑상선병이 안 걸리는 줄 알고 그냥 뒀지요. 그냥 후두에 변형이 좀 되었나 보다고 생각했어요."

"그랬군요. 남자도 갑상선암에 걸리지요, 여자보다는 4:1로 적게 걸리기는 하지만요. 적게 걸리는 대신 경과는 여자보다 나쁜 걸로 돼 있어요. 어제 말씀드렸듯이 목 전체에 림프절 전이가 심해 이걸 다 제거하고 나면 부갑상선으로 가는 혈액순환이 잘 안돼서 수술 후 손발이 저릴 수 있어요. 비타민-D와 칼슘을 평생 동안 복용해야 될지도 몰라요. 물론 안 생기도록 최선의 노력을 할 것입니다."

"아이고, 교수님만 믿겠습니다. 잘 부탁드립니다."

수술은 그야말로 폭풍우 속에서 8,000계단 올라가는 태산 등반처럼 힘든 대장정이었지만 큰 이벤트 없이 무사히 끝났다. 세상에... 요즘 세상에 이렇게 심하게 된 뒤에 병원을 찾다니... 5년 전 초기에 진단됐다면 이 고생 없이 간단히 고칠 수 있었을지 모르는데 말이다... 하긴 8인의사연대의 말대로 한다면 모든 갑상선암 환자는 이 정도가 돼야 진단하고 수술해야 된다는 소리 아닌가.

한 번만 이런 환자를 보면 그런 철없는 소리를 못할 터인데 말이지...

수술(갑상선전절제술 + 중앙경부청소술 + 양쪽 옆목림프절청소술)이 끝나고 수술조수로 들어온 닥터 김이 말한다.

"교수님, 남자 환자가 경과가 나쁜 이유는 진단이 늦게 되는 것 말고 또 뭐가 있을까요?"

"확실하지는 않지만 남성호르몬이 나쁜 쪽으로 작용하지 않을까 추측하고 있는데... 확실히 연구된 것은 아직 없어요. 여성의 갑상선암을 보면 폐경기 이후 에스트로겐이 적게 나오고 남성호르몬이 상대적으로 많아지는 노년 쪽으로 갈수록 경과가 나쁜 것을 볼 수 있으니, 여성호르몬과 남성호르몬이 갑상선암 경과에 어떤 영향을 미칠 것이라는 생각은 들지만, 아직 규명된 것은 없어요. 앞으로 연구해야 할 과제지... 아무튼 암은 아직 연구해야 할 과제가 많이 남아 있어요. 하지만 변하지 않는 철칙은 암치료의 원칙은 초전박살이라는 것이지... 기다렸다가 커지고 난 다음에 치료하라는 것은 불길이 번지고 난 다음에 꺼도 된다는 소리와 똑같은 소리야... 오늘 수술한 환자를 보면 잘 알 수 있을 거야."

수술 후 병실에서 환자를 만난다. 좋다. 그렇게 큰 수술을 받았는데도 표정이 좋다. 가장 우려하던 손발저림도 없다. 칼슘 수치도 정상 범위 내에 있다. 그러나 부갑상선호르몬 수치는 정상보다 약간 떨어져 있다. 이 정도 수준이면 며칠 가지 않아 정상 수치 안으로 진입할 것이다.

"수술 잘 됐습니다. 한 2~3일만 고생하면 될 것 같습니다."

환자와 부인이 너무 고마워한다.

"감사합니다. 감사합니다."

병실을 나오면서 생각한다.

'유방암도 남자에서 생길 수 있는데... 하물며 갑상선암이 남자에게는 잘 안 생긴다는 생각은 어디에서 나왔을까? 에휴...'

갑상선암도 고치고, 기능항진증도 고치고, 목 디스크도 고치고…

> 7월 27일 / 40대 중반 남성 환자

"어이구, 오늘 수술은 목 디스크도 같이 하게 됐네요. 갑상선암 수술과 다른 수술을 동시에 하는 것을 별로 좋아하지 않는데, 목 디스크 수술은 예외로 하고 있어요. 갑상선수술을 먼저 하고 디스크수술을 나중에 따로 하게 되면 디스크 수술이 엄청 어려워지기 때문이지요."

이 환자는 경추 5번과 6번 디스크가 심해져서 수술이 필요한 상황이었는데, 마침 갑상선암이 발견되어 오늘 동시에 수술을 하게 됐다. 최근 몇 개월간 몸의 피로가 너무 심해 지난 4월 13일 원인을 찾다가 PET-CT 영상에서 갑상선암을 의심케하는 종양이 발견돼 세침검사를 한 결과 유두암으로 진단된 것이었다.

가지고 온 초음파 영상은 미세한 석회화를 보이는 거대결절이 오른쪽 갑상선 날개를 완전히 점령하고 있다. 정상 조직이 전혀 안 보이는 것이다. 게다가 오른쪽 옆목 총경동맥과 내경정맥을 따라 전이림프절 몇 개가 혈관에 딱 붙어 있다. '만만치 않은 놈들이로구만….'

그런데 환자의 갑상선기능검사가 심상치 않다. 갑상선호르몬 중 T4 수치가 5.2ng/ml(0.8~1.7ng/ml)로 굉장히 높은 것이다. 갑상선기능항진증이 심하다는 뜻이다. 그러고 보니 안구도 약간 커지고 돌출돼 있다. 극심한 피로증도 바로 갑상선기능항진증 때문이었던 것이다. 심장도 두근거리고 땀도 많이 흘린단다. 뿐만아니라 잠깐동안이었지만 다리가 마비되는 증상도 몇번 있었단다(transient paralysis). 일시적인 다리마비 증상은 갑상선기능항진증 환자 중 젊은 남성 환자에게서 가끔 나타는 증상인데, 이때 혈청칼륨(K)을 측정해보면 정상보다 낮은 것으로 나온다. 근육의 신경전달기능에 이상이 생겨 그렇지 않을까 생각된다.

갑상선기능항진증이 있으면 갑상선암이 정상보다 좀 더 잘 생기고 예후도 더 나쁠 것이라고 생각되고 있다. 갑상선세포를 자극하는 자가항체가 암세포 표면에 있는 TSH수용체와 결합해서 암세포를 성장시키기 때문이다. 그리고 기능항진증 환자에게 생기는 갑상선암은 경과가 나쁜 키큰세포변종(tall cell variant)이 많다 (Thyroid 2014;24(2):347~54).

환자는 지난 5월 12일 초진 후 메티마졸 복용으로 갑상선기능(euthyroid)을 정상으로 유도하고 류골용액(Lugol solution)을 1주일 간 복용시켜 최적의 수술상태로 만든 후, 오늘을 수술D-day로 잡았다. 수술은 갑상선전절제술 + 중앙경부림프절청소술 + 오른쪽 옆목림프절청소술(곽청술)을 먼저 하고, 이어서 신경외과 척추수술팀이 목 디스크수술을 하기로 한다. 갑상선수술을 하기 위해 목 절개를 먼저 해놓았기 때문에 신경외과팀은 목을 절개하는 수고는 안 해도 될 것이다.

갑상선수술은 큰 이벤트 없이 스무스하게 끝났지만 역시 지혈에 악명 높은 기능항진증조직이어서 애를 좀 먹었다. 신경외과 김교수를 만나 얘기를 나눈다.

"목 절개는 오른쪽으로 길게 했는데 괜찮을지 모르겠네요. 보통 목 디스크 수술은 왼쪽 목 절개를 많이 하던데?"

"아닙니다. 상황에 따라 오른쪽으로도 하고, 왼쪽으로도 하죠. 이 환자는 오른쪽으로 들어갈 겁니다."

"그럼 잘 됐네요. 오른쪽을 넓게 열어 났으니까... 잘 부탁합니다."

목 디스크수술까지 끝난 후에 병실로 가서 환자를 만난다. 두 가지 수술이 만만치 않았는데도 환자 상태는 좋게 보인다.

"어때요? 많이 아프지요? 안 아프도록 진통제 처방해뒀으니까 아프면 참지 말고 진통제 달라고 하세요. 수술은 잘 됐으니 2~3일만 참으면 될 겁니다."

"고맙습니다, 교수님."

"환자분은 오늘 수술로 세 가지 병을 고쳤어요. 갑상선암, 갑상선기능항진증, 그리고 목 디스크까지... ㅎㅎ"

그래도 환자의 아내는 마음이 안쓰러운가 보다. 눈자위가 촉촉해진 채로 의료진을 배웅해준다.

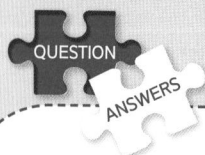

수술 후 TgAb가 높아요

TgAb가 생성되는 곳 : 갑상선 안 림프구, 림프절, 골수

정상치 : 10~124 IU/ml
　　　　　정상인의 10~20%, 갑상선암 환자의 25~35% 검출
　　　　　갑상선염, 스제그렌병, 당뇨, 류머티스
　　　　　갑상선전절제 후 1 ~ 2년까지는 측정된다.
감소했다가 증가 : 재발 의심

요즘 수술은 간단한 게 없다니까…

> 7월 29일 / 40대 초 남성 환자

드디어 오늘 수술 중 가장 큰 수술을 받을 환자분이 수술대 위로 옮겨 눕는다.

"어서 와요. 너무 긴장하시지 말고… 수술은 좀 크지만 잘 될 겁니다. 근데 기록에 보니까 갑상선결절이 처음 발견된 것은 3년 전이라고 되어 있네요?"

"네, 건강검진에서 발견됐는데 그때는 결절 크기가 0.5cm 밖에 안돼서 그쪽 병원에서 그냥두고보자고 하던데요."

"그랬었군요. 사이즈가 작으면 그럴 수도 있지요. 그런데 그 다음에는 어떻게 했어요?"

"작년 11월에 다시 검사했을 때는 1cm 가까이로 커져서 세침검사를 했어요, 비정형세포라나 뭐라나 또 두고 보자고… 그리고 지난 5월에 다시 검사했을 때 처음으로 암으로 나왔다고 했어요."

그렇다. 결절의 사이즈가 0.5cm이면 두고 봐도 된다는 것이 일반적인 견해다. 세계 어느 나라 의사도 다 그렇게 생각한다, 그런데 갑상선만 전문적으로 보는 의사의 입장에서 보면 결절의 사이즈만 가지고 얘기하는 것은 다소간의 위험이 있다고 본다. 1cm 미만 암은 당장 수술하지 말고 지켜보다가 커지거나, 림프절 전이가 발견되거나, 피막침범이 있게 될 때 수술해도 늦지 않다고 주장하는 일본의 쿠마병원도 기도, 식도, 피막 근처 결절은 적극적으로 진단해서 암이 의심되면 처음부터 수술을 권유하고 있다.

필자는 이외에도 암의 위치가 갑상선 꼭대기 피막 근처에 있으면 사이즈에 구애받지 말고 처음부터 적극적으로 치료를 해야 된다고 생각하고 있다. 이 위치의 암은 깨알처럼 작은 것이라도 바로 옆목림프절로 전이를 잘하기 때문이다.

오늘 수술하게 된 환자도 바로 이런 경우에 해당된다. 가지고 온 초음파 영상, CT스캔, PET-CT스캔이 "아이구야, 또 강적을 만났네" 소리를 절로 나오게 한다.

갑상선암으로 보이는 결절은 미처 1cm가 안 되는 크기로 왼쪽 날개 꼭대기 피막 근처에 있지만, 옆목 내경정맥 Level 3과 Level 4에 전이 림프절들이 내경정맥과 엉켜 있고, Level 4 림프절 전이는 흉관(thoracic duct)이 들어오는 위치까지 버티고 있다. 흠... 이곳 림프절을 떼고 나면 유미루(chyle fistula)가 잘 생기는데...

또 왼쪽 기도-식도 협곡을 따라 왼쪽 종격동 쪽으로도 전이림프절들이 내려가고 있다. 이곳 수술은 왼쪽 성대신경이 다칠 확률이 높은 곳이다.

수술은 왼쪽 옆목림프절청소술(곽청술), 갑상선전절제술, 중앙경부림프절청소술 순으로 한다. 옆목림프절청소술은 림프절 전이가 혈관들과 붙어 있어도 큰 이벤트 없이 잘 됐지만 왼쪽 기도-식도 협곡을 따라 종격동으로 내려가는 림프절청소술은 살얼음 위의 피겨스케이팅처럼 매우 난이도가 높은 수술이었다. 수술시야가 좁은 공간에서 왼쪽 성대신경과 왼쪽 하부 부갑상선까지 온전히 보존하려다 보니 그런 것이다.

"에휴... 3년 전에 제대로 진단하고 수술했더라면 이런 고생 없이 간단히 반절제로 고쳤을 텐데... 요즘 수술은 간단한 게 없다니까..."

확실히 그렇다. 작년에 비해 암이 진행돼 오는 환자 수가 압도적으로 많아졌으니 말이다. 어쨌든 수술은 무사히 끝났다. 비록 진땀은 흘렸지만.

저녁 회진으로 병실에서 환자를 본다.

"아~ 해 보세요, 눈 크게 떠 보고, 왼쪽 팔 올려 보고... 손발 안 저리고?"

다 좋다. 혈청칼슘, 부갑상선호르몬 수치도 좋다. 유미루도 안 보인다. 수술에 따른 합병증이 없는 것이다.

"수술 잘 된 것 같습니다. 아무 탈 없이 잘 회복할 것입니다. 방사성요오드치료를 두 어 차례 추가로 받으시면 예후는 좋을 것입니다."

옆에서 간호하던 환자의 아내가 따라 나오며 말한다.

"교수님, 고맙습니다, 고맙습니다."

"네, 네. 그런데 수술을 3년 전에 했더라면 더 좋았을 걸 그랬어요. ㅎㅎ"

앞으로도 이런 환자 수는 늘어날 것이다. 갑상선암은 수술할 필요가 없다는 그 뭐라나 8인 뭐 그런 사람들 때문에 말이지.

역시 남자 환자는 불쌍하단 말이야...

> 8월 3일 / 42세 남성 환자

수술이 만만치 않을 오늘의 하이라이트 갑상선암 환자다. 지난 5월 초순 경 건강검진에서 발견되었단다. 그것도 와이프가 어거지로 검사를 시켜서 말이다. 물론 갑상선암으로 인한 증상은 없다. 근데 초음파스테이징 영상이 T4aNb1로 판독될 정도로 엄청 퍼져있다. T4a라면 암이 갑상선피막 밖으로 진격해서 이웃 동네를 침범했다는 소리이고, N1b라면 옆목 내경정맥 림프절까지 침범했다는 소리다. 이 환자에서는 기도벽(tracheal wall)과 왼쪽 옆목 Level 3와 4 림프절들을 침범해 있다. 특히 Level 4 림프절 전이는 총경동맥(common carotid artery), 내경정맥, 흉관(thoracic duct)이 쇄골하정맥과 만나는 부위와 한 덩어리가 되어, 어디가 어디인지 잘 모를 정도로 엉망이었다.

이럴 때는 자기공명영상(MRI)을 찍어 기도벽과 동정맥 침범 정도를 알아봐야 한다. 다행히도 자기공명영상에는 접경(abutting) 정도만 있지 내강까지 침범은 보이지 않는다. 좀 걱정되는 것은 왼쪽 오른쪽 기도-식도 협곡이 갑상선암과 중앙경부림프절 전이로 꽉 차 있어 성대신경과 식도벽이 어떻게 되어 있는지 파악이 잘 안 된다는 것이다. 이렇게 전이가 심한 환자를 수술하고 나면 부갑상선의 혈액순환이 나빠져 손발이 저려 올 수 있다. 전공의에게 수술 합병증을 설명할 때, 이에 대해 강조하라고 일러둔다.

수술대로 옮겨 누운 환자에게 얘기한다.
"참, 남자들 불쌍하단 말이야. 발견됐을 때는 이미 암이 많이 진행돼 있으니까 말이지… 내 열심히 잘해 줄 테니까 너무 걱정말드라고… 수술은 왼쪽 옆목청소술, 중앙경부청소술, 갑상선전절제술 순으로 할 겁니다."

그런데 왼쪽 옆목림프절청소술(곽청술)이 만만치 않다. 키 173cm, 체중 88 kg, 비만도 29.4로 수술시야가 나쁘고 전이림프절들과 흉관(thoracic duct)이 한 덩어리가 되어 총경동맥과 미주신경 사이를 침범해 수술진행이 아주 곤란했기 때문이다. 이 부위를 수술하고 나면 유미루(chyle fistula)나 오너증후군(Horner's syndrome)이 생길 수 있는데… 그래도 어찌어찌해서 왼쪽 옆목림프절청소술은 무사히 끝났다.

문제는 왼쪽 갑상선암 덩어리와 왼쪽 기도-식도 협곡을 따라 퍼져 있는 림프절 전이가 필자를 미치게 한다는 것이다. 갑상선 원발암은 피막을 완전히 뚫고 나가 왼쪽 성대신경을 둘러싸고 있고 협곡을 따라 전이림프절들 역시 림프절피막을 뚫으며 서로 엉켜 있었다. 소위 침윤형(infltrating type)인 것이다. 포장형(encasement type)보다 나쁜 형이다.

"성대신경을 자르지 않을 수가 없겠는데... 그러면 반대편 성대신경을 온전히 보존해야 되는데... 하긴 양쪽 성대신경 다 자르고 기도조루술(기도에 구멍 뚫어 숨 쉬게 하는 것)을 한 환자가 몇 명 있었지... 그래도 이 환자에겐 그런 신세는 면하게 해주어야 할 텐데..."

반대편 갑상선절제술과 중앙경부림프절청소술부터 먼저 하면서 반대편 성대신경을 노출시킨다. 반대편, 즉 오른쪽도 왼쪽과 비슷한 암의 진행 상태를 보였지만 성대신경을 따라 전이되어 있는 림프절들을 걷어내고 나니 성대신경 보존이 가능해졌다. 다행히도 오른쪽 윗동네 파라공주님(parathyroid gland, 부갑상선)도 잘 보존된 것 같다.

"간호사, 가족을 수술실로 불러요. 수술 전에 성대신경 절단에 대해서는 설명을 못해 줬으니까... 놀라지 않게, 우선 수술은 잘되고 있다고 설명하고…"

환자의 아내가 울면서 수술실에 들어온다.

"너무 놀라지 말고요. 여기 보시다시피 암이 왼쪽 성대신경을 완전히 침범하고 있어서 성대신경을 절제해내지 않을 수 없어요. 잘라내고 성대성형술을 해주면 일상생활에 큰 지장은 없을 겁니다. 고음은 좀 힘들겠지만요."

환자의 아내가 나가고 난 뒤, 가능하면 신경을 조금이라도 더 살려보려 노력했지만 도저히 무리하고 생각돼 암이 침윤되어 있는 부위를 절제해낸다. 그리고 미세신경 현미경수술에 능한 성형외과 전문의가 합류해 남아있는 신경을 연결해 주도록 한다. 그래야 나중에 목소리의 질이 조금이라도 좋아지기 때문이다. 미세신경연결 현미경수술이 끝나고, 마지막에 음성클리닉팀이 들어와 성대성형술을 한 후에야 오늘의 대장정이 끝난다.

드디어 회복실에 있는 환자를 만난다. 우선 호흡이 편안해 보여 안도가 된다.

"아~ 소리 내 보세요."

"아~~, 아~~"

약간 저음이지만 생활에 큰 지장은 없겠다. 회복실 밖에서 떨고 있는 환자의 아내에게 환자의 상태와 수술내용에 대하여 설명을 해준다.

"환자를 좀 볼 수 없을까요?"

"그러세요. 목소리가 약간 저음이 됐지만, 차츰 좋아질 겁니다."

환자를 보자마자 폭풍 눈물을 쏟으며 말한다.

"여보, 여보, 많이 아파? 아파?"

"좀 더 마취에서 깨면 병실로 보내드릴 겁니다. 이제 보니 부부가 닮았네.ㅎㅎ"

"네, 닮았단 소리 많이 들어요. 교수님, 괜찮겠죠? 괜찮겠죠? 감사합니다, 감사합니다."

허 참, 역시 남자 환자는 불쌍하단 말이야... 그래도 젊으니까 고용량방사성요오드치료를 몇 차례 빡세게 하면 경과는 괜찮을 것 같은데...

✚ **사족**

이런 환자를 보고도 증상이 없는 갑상선암은 진단도 치료도 할 필요가 없다고 할 텐가? 이 철없는 8인들아!!

비만인 것도 서러운데 암까지 걸리고...

8월 7일 / 40대 초반 여성 환자

　최근에 들어 갑상선암수술 환자 중 비만 환자가 차지하는 비율이 점차 증가하는 것 같다. 대한비만학회에서 발표한 비만의 정도를 보자. 보통 비만 정도는 체질량지수로 표현된다. 체질량지수는 몸무게(kg)/키 제곱미터(m2)(Kg/m2)로 계산해 낼 수 있다. 저체중은 체질량지수 18.5이고, 정상은 18.5 ~ 22.9, 과체중 23~24.9, 1단계 비만 25~29.9, 2단계 비만 30~35, 고도비만은 35 이상이다.
　지난주에 수술한 여성 환자 중에 체질량이 35 이상 되는 환자가 두 사람이 있었고(한 분은 40 이상), 이번 주는 오늘 수술한 40대 초반 환자까지 포함하면 네 사람이나 된다. 모두 고도비만에 속하는 사람들인 것이다.
　오늘 수술한 여성 환자는 키 166cm, 체중 116kg, 체질량지수

41.94의 초고도비만으로 갑상선암이 아니더라도 이대로 가면 수명에 심각한 영향을 받을 정도였다. 그냥 비만이 아니라는 것이다. 이제 비만은 모든 암 발생의 20% 정도에 관련돼 있고 갑상선암도 비만인 사람에게서 잘 생긴다는 것으로 흔히 알려져 있다(Eur J Endocrino 2013;168:(6 :879~86). 뿐만아니라 비만인 사람에게서 갑상선유두암이 생기면 암이 더 잘 퍼지는 공격적인 임상경과를 취하는 경향도 있다(J Clin Endocrinol Metab 2010;95(9):4244~50).

최근 연구에 의하면 비만인에게서 BRAF유전자 돌연변이율도 높다는 것도 밝혀지고 있다. BRAF돌연변이가 있으면 불량한 예후를 암시하기 때문에 비만인 사람의 유두암은 그렇지 않은 사람의 유두암보다 경과가 좋지 않을 것이라는 것을 유추할 수 있는 것이다(Ann Surg Oncol; Published online: 28 July 2015).

오늘 수술한 40대 초반 여성 환자는 오른쪽 갑상선 날개에 여러 개의 결절이 발견됐는데 세침검사 결과, 그중 미처 1cm가 안 되는 결절이 유두암으로 진단됐다. 1cm가 안되기 때문에 수술을 서둘지 않고 지켜보다가, 커지는 증거가 있을 때 수술해도 될 것 같다는 생각도 들었지만 고도의 비만이기 때문에 더 퍼지기 전에 수술을 하는 것이 좋겠다 싶어 수술을 권유했다.

비만인 사람은 목이 짧고 목살이 두껍기 때문에 수술시야 확보를 위해 보통 때 보다 목 절개선을 길게 넣어야 한다. 작은 절개선으로 수술하다가는 좁고 깊은 수술시야 때문에 수술을 망칠 수 있기 때문이다. 그리고 수술시간도 최대한 짧게 해야 한다. 마취시간이 길면 마취에서 깨어나는 것도 느리고 자가호흡이 잘 안돼 위험에 빠질 가능성도 배제할 수 없기 때문이다. 수술 중 지혈 작업도 더 꼼꼼히 해야 한다. 혈관이 약해 잘 터지기 때문이다. 이래저래 비만인 사람을 수술할 때는 여러 가지 취약점이 많아 신경이 곤두서는 것이 사실이다.

수술은 최대한 빠른 속도로 오른쪽 날개와 오른쪽 중앙경부림프절들을 떼어서 긴급조직검사를 보낸다. 보통 때 같으면 조직검사 결과가 나올 때까지 기다렸다가 수술창상을 봉합하는데 오늘은 기다리지 않고 상처봉합을 먼저 해 버린다. 림프절 전이가 있다고 나오면 다시 창상을 열고 남은 왼쪽 날개를 뗄 각오를 하면서 말이다.

얼마 후 컴퓨터에 긴급조직검사 결과가 올라온다. '림프절 전이 없음.'

"오케이! 수술 종결이다"

마취 회복실에 환자를 체크하러 가 본다. 옳지, 환자가 호흡을 제대로 한다. 편안해 보인다.

"환자분, 아~ 해 보세요."

"아~~ 아~~"

"수술 잘 됐어요, 반절제 했습니다."

"네, 감사합니다" 하며 희미한 미소를 보내온다.

저녁 회진으로 병실로 갔더니 환자의 남편이 간호를 하고 있다. 아내와 달리 남편은 상대적으로 왜소해 보인다. 환자가 듣기 싫어 하겠지만 비만의 해로운 점에 대하여 여러 가지 설명을 해준다.

"환자분은 티코 엔진에 그랜저 차체를 얹어 놓은 것과 같아요. 이대로 가다가는 엔진에 무리가 와서 무슨 일을 당할지 몰라요. 어떻게든 체중 조절을 하셔야 합니다. 결국은 적게 먹어야 하고…"

"저도 노력하지요. 첫 애 낳고 30kg 찐 것이 줄지 않고, 이렇게 돼 버렸어요. 빼야지요. 저 많이 안 먹는데… 남편이 고기를 좋아해서 마른 비만이 있어요."

"잘 됐네요. 남편분하고 같이 비만 탈출해서 해로 해야지요."

거 참, 비만인 것도 서러운데 암까지 걸리고… 의사한테 살 빼라는 잔소리까지 듣게 되고…. 환자분 오늘 밤은 필자 대신에 "에휴, 에휴~~"하는 탄식을 많이 하겠다. 내가 쓸데없는 말을 했나? 에휴…

열한 살 소녀에게 갑상선암이...
오! 하느님

> 8월 12일 / 11세 어린이 환자

지난 7월 23일, 외래환자들로 눈코 뜰 새 없이 바쁜 시간에 외래 간호사가 말한다.

"교수님, 다음 환자는 병명을 환자 모르게 해 달라고 하는데요."

"뭐? 왜? 환자에게 병명을 숨겼다가 나중에 알게 되면 실제보다 심각하게 생각하는 경향이 있어서 숨기면 안 되는데..."

"환자가 열한 살 밖에 안 된 어린아이여서 부모가 숨기기를 원하는데요."

"그래도 숨기면 안 좋은데... 열한 살쯤 되면 알 만한 것 다 아는 나이인데... 어쨌든 우선 보자고."

정말 예쁘게 생긴 소녀가 엄마랑 진찰실로 들어온다. 열한 살이지만 키도 크고 의젓하다. 반대로 울상이 된 엄마는 옆에서 안절부절이다.

"어디 보자, 아이고, 오른쪽 목이 불룩하게 부었네... 근데 엄마보다 딸이 더 침착하네... 걱정 마라, 선생님이 고쳐 줄게."

가지고 온 초음파영상을 보니 아이구야, 시베리아 눈폭풍(snowstorm)이 엄청나게 휘몰아치고 있다. 갑상선 양쪽 날개가 눈꽃송이와 모래알로 가득 차 있다. 어디 한 군데라도 성한 데가 없다. 초음파 영상에는 옆목을 찍지 않아서 보이지는 않지만, 양쪽 옆목이 손으로 만져만 봐도 더글더글 자갈밭이다. 이 정도면 폐도 안심할 수 없다. 미만성 석회화변종이라도 이렇게 퍼진 것은 드문데... 오! 하느님, 이 어린 소녀에게 왜 이렇게까지 하십니까...

사실 어린이는 미만성이 아니더라도 처음부터 많이 퍼지는 특징이 있긴 하다. 진단이 됐다 하면 80~90%는 이미 옆목림프절로 퍼져 있다. 초음파스테이징검사와 목과 폐CT를 찍게 하고 오 코디에게 수술 날짜를 좀 당겨보라고 한다.

"햐... 요즘 내가 너무 과로하는 것 같은데... 오는 환자마다 심하게 퍼져 있단 말이야... 수술을 뒤로 미룰 수도 없고... 왜 작년보다 심한 환자들이 많아질까? 게다가 갈수록 젊은 환자들이 많아지고..."

결국 수술 날짜를 당겨 오늘, D-day가 됐다. 수술조수로 들어온 닥터 김과 초음파 및 CT 영상을 보며 얘기를 나눈다.

"퍼져도 너무 퍼졌지? 갑상선조직에 정상 부위가 안 보이잖아? 그리고 림프절 전이가 너무 심하지? 양쪽 옆목은 말할 것도 없고, 양쪽 중앙경부림프절도 더글더글하고... 상부 종격동까지 자갈밭이 됐고... 이것들을 다 떼내고 나면 부갑상선으로 가는 혈행이 나빠져 닭발이 되기 쉽겠는데? 우짜든 저칼슘혈증이 오는 것은 막아야 되는데... 어릴 때부터 손발이 저리면 평생 고생하게 된단 말이지... 에휴..."

"어린아이에게 왜 생겼을까요? 얼마 전에도 어린이 환자가 있었잖아요?"

"모르지... RET/PTC rearragement 돌연변이가 양성으로 나온 것으로 보아 혹시 방사성 피폭과 연관이 있을지도... 혹시 다섯 살 이전 어릴 때 CT스캔을 많이 찍었나... RET/PTC 재정렬은 10가지 정도가 밝혀졌는데 1과 3이 갑상선유두암에서 가장 많이 발견되고 있어요. RET/PTC3 재정렬 활성도가 높으면 잘 퍼지는 것으로 돼 있고..."

수술대에 누운 소녀는 의외로 담담한 표정이다.

"어제 잘 잤어?"

"아뇨, 좀 못 잤어요."

"긴장했구나. 선생님이 잘 해줄 거니까 염려하지 마. 자고 나면 끝나 있을 거야..."

수술은 양쪽 옆목림프절청소술, 갑상선전절제술, 양쪽 중앙경부림프절청소술, 상종격동림프절청소술(Level 7) 순으로 진행한다. 특별히 왼쪽 상부 파라공주님 보호에 온 신경을 집중시키면서...

양쪽 하부 파라공주님들은 다수의 전이림프절들에게 침범을 당해 자취를 감췄기 때문에 더 이상 수색을 포기한다. 한 개의 파라공주님만 온전하게 보호되면 앞으로 살아가는데 지장은 없을 것이다. 수술은 한나절 꼬박 걸렸지만 큰 이벤트 없이 만족스럽게 종결된다.

저녁 회진으로 문제의 소녀 병실로 올라간다. 어, 근데 이 녀석이 울고 있다.

"애가 왜 이렇게 울고 있죠?"

"글쎄, 아프다고 저렇게 울고 있네요."

"아프면 진통제 달라고 하지... 아~~ 소리 내 봐. 울면 더 아파..."

환자의 상태는 만족스럽다. 아직 부갑상선호르몬과 칼슘 수치는 안 나왔지만 손발저림은 없어 보인다. 환자의 엄마가 걱정스러운 표정으로 묻는다.

"교수님, 다른 데 퍼진 곳은 없었나요? 폐 같은데..."

"현재까지는 퍼진 곳이 보이지는 않아요. 나중에 방사성요오드 치료 때 폐에 새카맣게 전이가 발견되는 수가 있는데, 그런 전이는 대부분 고칠 수가 있지요, 염려 안 하셔도 됩니다."

병실을 나오면서 한나에게 말한다.
"한나야, 역시 아이는 아이다. 의젓하고 음전해서 어른보다 낫다고 칭찬했는데 말이지…"

그렇다. 이제 열한 살 밖에 안된 소녀에 불과한데 잠시 성인급으로 점수를 많이 줬나 보다. 어쨌든 잘 회복해서 심성 좋고 사랑받는 여인으로 성장했으면 좋겠다. 암, 그렇게 되고 말고.

갑상선설관낭종암

> 8월 14일 / 20대 중반 여성 환자

갑상선설관낭종(甲狀腺舌管囊腫, thyroglossal duct cyst)이라는 선천성 기형병이 있다. 병명에서 짐작할 수 있듯이 갑상선과 혀(舌)를 잇는 관(管, duct)에 생긴 물혹이다. 갑상선은 어머니 뱃속 태생기 7주쯤 되는 때 혀뿌리에 있는 설맹공(舌盲孔, foramen cecum)에서 갑상선 씨가 생기고, 이것이 설골(舌骨, hyoid bone)을 지나 가느다란 관을 타고 목의 중앙 부위 기도전면으로 내려와 나비 모양으로 위치하게 된다. 이 가느다란 갑상선설관은 태생 8~10주쯤 되면 막히게 되는데 이 관의 일부가 막히지 않고 물이 차 있는 상태를 갑상선설관낭종이라 부른다.

갑상선설관낭종은 전 인구의 7%에서 볼 수 있고, 50%는 갑상선조직을 낭종 속에 내포하고 있다(Ann Surg Oncol

2006;13:745~52). 갑상선설관낭종은 목에 생기는 선천성 기형 중에서 가장 흔한 것으로 50~60%는 5세 이전 소아에서 발견된다. 1/3 정도는 20세 이상 성인에서도 볼 수 있는데 나이가 들면서 낭종 속 갑상선조직에서 암이 생길 가능성이 높아진다. 소위 갑상선설관낭종암인 것이다. 대부분은 유두암인데 굉장히 희귀해서 전 세계적으로 지금까지 250여 남짓 보고되어 있다. 이 암의 70%는 20세 이상 성인에서 발견되고, 일반 갑상선암과 달리 남녀비가 1:1로 비슷한 빈도로 생긴다(World J Surg 2000;24:886~90).

치료는 Sistrunk수술법이라 해서 낭종을 설골(hyoid bone)과 함께 완벽하게 제거하고 림프절 전이가 있으면 경부청소술도 함께 해 주는 것이다. 수술 후 방사성요오드치료가 필요할 정도로 암이 진행되어 있으면 갑상선에 암이 없어도 갑상선전절제술을 동시에 시행해 줘야 한다. 갑상선암이 동시에 발견되는 비율은 최고 40% 정도로 보고돼 있다(Surgical Oncology 2014;23:161~166). 대부분의 환자는 치료성적이 좋지만 퍼진 정도에 따라 예후는 달라질 수 있다.

오늘 수술한 갑상선설관낭종암 환자는 26세 여성 환자다. 약 1년 전부터 턱 밑 목 중앙 부에 혹이 있다는 것을 인지했으나 그냥 두고 보고 있다가 지난 6월 타 병원에서 세침검사로 갑상선유두암 진단을 받았단다.

환자의 목을 처음 본 날 '와~, 이거 희귀암이다, 그런데 상당히 퍼져 있겠다'는 생각이 들었다. 가지고 온 초음파를 보니 눈폭풍의 핵이 4cm 크기로 설골 근처에 자리 잡고 있다. 자세히 보니 이것이 아래로 내려와 후두의 위쪽 일부를 잠식하고 있는 것 같다. 양쪽 Level 2 림프절도 커져 있고…

"어어? 성대 근처가 위험해 보이는데? 이러면 난처한데…"

CT스캔을 보니 정말 암이 후두의 위쪽을 침범하고 있다. 나아가 일부는 성대 근처까지 파 먹어 오는 것처럼 보인다. 그리고 왼쪽 갑상선 날개에 1.3cm 크기의 갑상선암도 웅크리고 있고…

"음성클리닉 팀과 합동작전을 벌여야 될지 모르겠네. 우선 MRI 사진 찍어서 후두침범 여부를 확실히 하는 게 좋겠다."

다행히도 CT스캔에서 암이 후두와 성대 부위를 잠식하고 있는 것처럼 보였던 것이 MRI에서는 얌전하게 보인다. 암이 후두를 침범(infiltration)하지 않고 단순히 밀고 있는 것(pushing)으로 보이는 것이다.

"흠… 걱정한 것처럼 성대는 안 건드려도 되겠는데… 그래도 수술할 때 음성클리닉팀은 대기시켜 놔야지… 만일을 위해서…"

필자를 비롯한 의료진은 이 여성 환자의 상태가 수술 후 여러 가지 문제를 일으킬 가능성이 높기 때문에 수술의 위험성에 대해 설명을 하고 또 한다. 그런데 이 환자 좀 보소. 속으로는 어떨지 모르겠지만 전혀 걱정하는 빛을 보이지 않는다. 너무 늠름하다. 의료진이 알아서 해주겠지 하는 표정이다. 의료진을 너무 신뢰해서 그런지도 모르겠다. 하긴, 별별 떨면서 유별나게 행동하면 될 것도 잘 안되는 수가 있지.

어제 저녁 회진 후에 갑상선 전담간호사 한나에게 말했다.

"저런 반응을 보이는 환자는 대게 수술이 잘 된다, 두고 봐라."

수술은 평소와는 달리 절개선을 목 아래쪽이 아닌 중간쯤의 목주름을 따라 길게 넣는다. 위쪽의 갑상선설관낭종암과 아래쪽의 갑상선암을 동시에 수술하기 위해 중간지대를 선택한 것이다. 자... 과연 설관낭종암이 후두 안쪽 성대 쪽으로 침범했을까? 긴장하면서 그쪽으로 박리해 들어가니 '에헤라디야' 대박이다. 암이 후두와 성대 쪽을 밀고만 있지 침윤은 안 하고 있는 것이다.

"음성클리닉팀에 연락하셔, 들어올 필요 없다고... ㅎㅎ"

이후 수술은 일사천리로 된다. 갑상선설관낭종암은 Sistrunk 수술법으로, 아래쪽 갑상선암은 전절제수술과 중앙경부림프절 청소술로 별 어려움 없이 종결된다. Level 2의 림프절은 단순비대(reactive hyperplasia)로 생각돼 건드리지 않기로 한다. 생각보다 수술이 깨끗하게 진행된 것이다.

"내가 그랬지, 이 환자는 수술이 잘 될 거라고... 수술 적출물은 사진으로 남겨 두셔, 나중에 교육용으로 쓰게…"

병실로 올라가니 이 성격 좋은 환자, 벌써 편안하게 앉아 있다. 어머니가 옆에서 간호를 하고 있다. 오늘 수술이 생각보다 만족스럽게 되었다고 설명한다.

"이 환자 성격이 참 좋은 것 같아요. 스트레스가 클 텐데도 흔들리지 않고 잘 견뎌주었어요. 원래 성격이 좋은가 봐요."

"그런 것 같아요."

이 환자는 큰 스트레스가 닥쳐와도 이를 중화시켜 의연하게 대처하는 힘을 가지고 있는 것 같다. 너무 대견하여 환자와 환자의 어머니와 악수를 나누고 병실을 나온다. '남자라면 큰일을 할 통 큰 사람이 되겠네' 생각하면서 말이지… 아니, 여자라고 큰일 못할 것도 없지.

실망하고 우울해할 필요는 없지,
긴 앞날을 준비해야지

8월 17일 / 18세 소녀 환자

아, 요즘은 왜 이렇게 어린 환자가 많이 찾아올까? 교과서적으로 말하면 갑상선암이 생기는 피크 연령은 40대 말에서 50대 초로 돼 있는데, 요즘에는 점점 연령이 내려오는 느낌이 든단 말이지. 젊고 어린 환자들만 찾아와서 그런가? 설마 그럴리야…

지난주에 굉장히 진행된 미만성 석회화변종유두암을 수술한 열한 살 소녀로 인해 마음이 짠했는데 오늘은 18세 소녀를 수술하게 됐단 말이지, 그것도 같은 병명으로… 허참…

이 환자도 초음파 영상에서 전형적인 눈폭풍이 오른쪽 갑상선 날개에서 시작하여 왼쪽 날개로 눈가루를 휘날리고 있었다. 지난번 11세 소녀보다는 심하지는 않지만 오른쪽 옆목 Level 3 림프절 중 한 두어 개가 커져 있는 게 보인다.

"수술 전에 저 커진 림프절을 세침검사로 전이 여부를 확인해봐야 될 거야. 미만성은 림프절 전이를 잘 하니까 말이지…"

오 코디가 말한다.

"교수님, 얘가 고3이거든요. 어떻게 빨리 안될까요? 교수님 세계학회 가시기 전에 수술 스케줄 올리면 무리일까요?"

"고 3이 아니더라도 미만성은 빨리 해주는 게 좋지. 나이가 어릴수록 빨리 퍼지는 경향이 있으니까, 다음 주말에 출국하니까 다음 주 초에 날짜 잡아봐요."

그래서 초스피드로 잡은 수술 날이 오늘인 것이다.

수술대에 누운 환자를 보니 참 예쁘게 생겼다. 쌍꺼풀진 눈에 해맑은 얼굴이다. 며칠 전 영상의학과 손 교수와 환자의 초음파 사진을 보며 나눈 얘기가 생각난다.

"교수님, 어린 여자 환자는 모두 예쁘게 생겼어요. 뭐라고 표현하면 좋을까? 아, '처연하다'는 표현이 맞겠네요. 아이가 철없이 보이지 않고 의젓하고 어른스럽고…"

"맞아, 음전하고 조용하지… 반대로 부모는 안절부절 어쩔 줄을 모르고…"

오늘 수술하게 된 이 소녀도 그렇다. 인생을 오래 산 사람처럼, 그저 담담하게 받아들여야 하는 일이라면 받아들인다는 분위기다. 복잡하게 생각하는 어른들과 달리, 닥쳐온 일을 그저 단순하게 생각해서 그런지도 모른다.

마취의사가 오기 전 소녀와 얘기를 나눈다.
"언제, 우짜다가 발견되었노?"
"2년 전부터 갑상선기능저하증으로 약을 먹었는데, 지방병원 선생님께서 이번에 발견해 주셨어요."
"지금 옆목림프절 세침검사는 괜찮다고 나왔는데, 그래도 수술 중에 떼어서 조직검사로 다시 확인해 보려고 해, 아무래도 고놈이 기분이 나빠서 말이지..."
동반돼 있는 만성갑상선염(하시모토 갑상선염) 때문에 림프절이 커졌을 수도 있지만 기분 나쁘면 확인해 봐야 한다. 전이가 아닌 것으로 나오면 천만다행인 거고...

수술은 우선 5cm 정도의 갑상선절제술 절개선을 통해 커진 오른쪽 Level 3 림프절을 떼어서 긴급조직검사실로 보내고 갑상선전절제술과 중앙경부림프절청소술을 시행한다.
"제발 옆목림프절은 괜찮아야 되는데... 옆목청소술까지 하면 절개선이 길어지는데..."
갑상선절제술이 끝날 즈음에 긴급조직검사 결과가 올라온다.
'림프절 전이 있음.'
"아이쿠, 결국 옆목까지 수술해야 되는구만... 확인 안 했으면 큰일 날 뻔 했잖아."

그래서 수술은 갑상선전절제술, 중앙경부림프절청소술, 오른쪽 옆목림프절청소술이 된 것이다. 절개선은 2cm 정도만 더 오른쪽으로 확대하고…

수술 후 병실에서 만난 이 소녀 환자, 역시 의젓하고 늠름하다. 수술에 따른 합병증은 하나도 보이지 않는다. 큰 수술 후에 실망하는 기색도 없다. 보호자로 있는 어머니에게 설명한다.

"수술이 좀 커졌지만 잘 됐어요. 이제 공부만 열심히 하면 되지요. 방사성요오드치료는 수능 치르고 해도 상관없어요."

이 말을 들은 소녀환자는 배시시 웃고, 어머니는 안도의 미소를 지어 준다. 그래, 너무 염려 마. 이 정도의 병으로 실망하고 우울해 할 필요는 없지, 긴 앞날을 준비해야지…

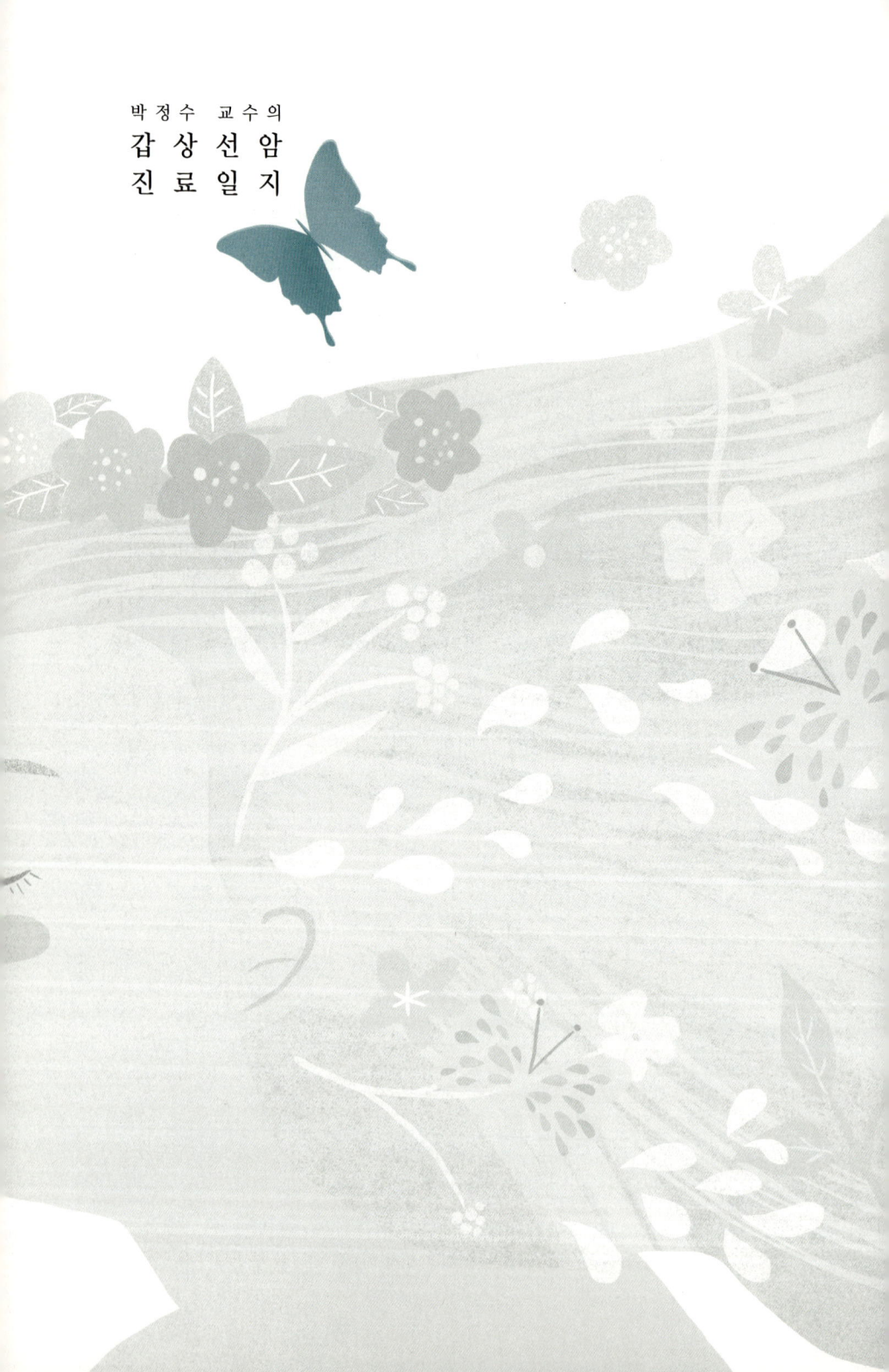

박정수 교수의
갑상선암
진료일지

Autumn

육감이 나쁘면 반드시 조직검사로 확인해 봐야 한다

> 9월 2일 / 20대 초 여성 환자

생글생글 웃음이 인상적인 여성 환자다.

"우째 이렇게 어린 분이 갑상선암에 걸려 왔노? 요새는 젊은 아이들이 많아졌단 말이야... 허, 참..."

가지고 온 초음파 영상에는 저에코에다 경계가 삐죽삐죽한 결절이 오른쪽 날개 아래쪽 피막근처에 포진하고 있다. 초음파 모양만 봐도 '이거 암이네' 생각되는데 세침검사 결과가 베데스타 카테고리 6으로 나왔으니 유두암이 틀림없다.

암의 사이즈가 0.7cm 정도이고 연령도 22세 밖에 안 된 젊은 환자이니 좀 두고 봐가면서 커지면 수술을 해도 되지 않을까 생각도 했지만 암의 위치가 피막을 물고 있고 Level 4와 중앙경부림프절(Level 6)도 좀 커져 보이는 것이 마음에 걸렸다. '이걸 그냥 두었다가 퍼지면 나중에 그 감당을 어찌할까... 환자가 얼마나 원망

할까...'

결국 환자에 설명한다.

"그냥 관찰 좀 하다가 커지면 수술해도 되는데... 피막범침이 있고 림프절이 좀 커진 게 기분 나쁘니 수술하는 게 좋겠어요. 그냥 둬서는 저절로 좋아질 리 없고 천천히 퍼지지만 결국은 나빠지게 되니까 작을 때 하는 것이 유리해요. 지금 수술하면 반절제 가능성이 있을지도 모르고..."

그렇게 오늘이 수술 D-day 가 된 것이다. 수술 전날 아침, 영상의학과 김 교수와 환자의 영상에 대해 이야기를 나누었다.

"김 교수, 여기 중앙림프절이 상당히 커져 있는데 혹시 전이된 것은 아닐까?"

"제 눈에는 전이보다는 그냥 비대증(reactive hyperplasia)인 것 같은데요, 이 환자는 만성갑상선염이 심하거든요, 그 때문에 생긴 반응성 비대증 같아요."

"저기 오른쪽 Level 4 림프절도 기분 나쁘게 생겼는데..."

"그것도 갑상선염이 심해 생긴 반응성 림프절비대증 같은데요. 그리고 Level 4 림프절은 세침검사에서도 음성으로 나왔구요."

"정말? 기록에 닥터 김이 그렇게 말했다고 적어 놓는다? 그래도 림프절 인상이 더러운데... 아무래도 수술 중 조직검사는 해 봐야겠어요."

이 환자에서도 수술 범위 결정에 변수가 많게 된 것이다. 가장 간단한 반절제에서부터 전절제와 오른쪽 경부청소술까지 말이다. 어떻게 될지는 수술을 해 봐야 알 수 있다.

수술은 통상적인 갑상선수술 절개선을 5cm 가량 넣고, 우선 오른쪽 level 4 림프절 중 커진 것 몇 개를 떼어내 긴급조직검사실로 보낸 후 오른쪽 갑상선절제술과 중앙경부청소술을 진행한다. 오른쪽 갑상선이 거의 떨어져 나왔을 즈음에 긴급조직검사실부터 보고가 올라온다. '림프절 전이 있음.'
"그럼 그렇지... 아무래도 육감이 좋지 않더라니... 할 수 없다, 전절제하고 옆목림프절청소술까지 해야지 원... 이 아가씨, 실망하겠다."
그래서 수술은 오른쪽 옆목림프절청소술(곽청술), 중앙경부림프절청소술, 갑상선전절제술이 됐다.
"에휴, 갑상선암은 0.7cm 밖에 안 됐는데 옆목림프절까지 그렇게 퍼져 있다니... 그러니 갑상선암은 작다고 깔보면 안 되는기라. 그리고 검사 결과가 괜찮게 나오더라도 육감이 나쁘면 반드시 조직검사로 확인해 보는 것이 중요하단 말이지."

그렇다. 갑상선암은 나이가 어릴수록 림프절 전이율이 높아지는 경향이 있다. 소아 연령에서는 발견되면 이미 80~90%가 옆목림프절로 전이가 일어나고, 폐 쪽으로 원격 전이도 잘 일어난다고 되어 있지 않은가. 그래서 목림프절결핵이나 폐결핵으로 오인하고 결핵치료만 해서 곤란을 당한 의사도 있었지.

오늘 수술한 이 22세 환자는 성인이긴 하지만 아직 암의 진행 코스에서 청소년의 그것에서 벗어나지 못했을 거라고 짐작이 된다. 다행히 청소년 갑상선암은 첫 발견 때 이미 많이 퍼져있다 하더라도 성인과는 달리 치료에 반응이 좋아 장기생존을 기대할 수 있다.

병실에서 만난 이 환자, 금방 수술 끝난 환자답지 않게 보기 좋은 생글 웃음을 보내준다.
"수술이 예상보다 좀 커져서 미안해, 대신 수술은 깨끗이 돼서 아무 후유증 없이 잘 회복될 거야. 한 이틀쯤 아프고 나면 괜찮을 거고, 앞으로 살아가는데도 지장 없을 거야."
괜히 안쓰러워, 안 해도 될 설명을 길게 하고 병실을 나선다.
"한나야, 저 환자 참 착하게 보이지?"
"네, 그런 것 같아요, 교수님."

아기만 생각하면 눈물이 나요

> 9월 4일 / 30세 여성 환자

　수술대에 옮겨 눕는 환자를 보니 눈매가 선명하고 애띠게 생긴 아가씨다. 괜히 아까운 마음에 한마디 한다.
　"거 참, 결혼은 했어요?"
　"네, 했어요."
　"아, 다행이다. 아기는 없고?"
　"있어요, 두 살"
　여기까지 말하는데, 갑자기 눈시울이 붉어지며 눈물이 가득 고인다.
　"왜 울어요? 수술 잘 될 건데."
　"그게 아니고, 아기가 보고 싶어요.ㅠㅠ"
　아차, 그렇지. 수술대에 오른 대부분의 아기 엄마는 아기 이야기가 나오면 "아기만 생각하면 눈물이 나요" 하면서 폭풍 눈물을 흘린다. 괜한 걸 물었구나.

"걱정 말고, 내 수술 잘해 줄게요. 그런데 타 병원 오른쪽 옆목림프절검사 결과는 전이가 없다고 돼 있는데, 우리병원 초음파스테이징검사는 아무래도 전이가 있는 것 같거든요. 그래서 우선 오른쪽 옆목림프절을 먼저 떼어서 긴급조직검사 해 보고, 전이가 있으면 옆목림프절청소술까지 하게 될겁니다."

"네, 수술만 철저하게 해주세요. 재발 없이요, 아기 키워야 하니까요."

보통 젊은 여성 환자는 "예쁘게 수술해 주세요"라고 부탁하는데, 이 아기 엄마는 다르다. 자기 몸보다 아기를 먼저 생각하는 것이다.

"염려 마셔, 상황에 맞게 잘 해줄게요."

환자가 마취에 들어가고 초음파 영상과 CT스캔을 다시 검토해 본다. 오른쪽 갑상선 날개에 1.85cm크기의 눈폭풍핵이 삐쭉삐쭉 흉측하게 자리잡고 있고, 여기서부터 작은 석회화 눈가루가 산지사방으로 흩어져 있다. 역시 요즘 많이 보는 미만성 석회화변종인 것이다. 미만성이면 옆목림프절까지 잘 퍼지지.

수술은 1.8cm 크기의 오른쪽 Level 3 림프절을 먼저 떼어서 긴급조직검사실로 보내고 오른쪽 갑상선절제술을 시행한다. 미만성이다 보니 만성갑상선염이 동반돼 갑상선조직이 단단하게 굳어 있어 있다. 따라서 수술 조작이 유연하지 못하다. 이럴 때 일수록 조직박리는 조금씩, 조금씩 하면서 출혈점을 봉합결찰(suture ligation)해 줘야 한다. 부갑상선으로 가는 미세혈행은 최대한 보존해 가면서 말이다.

수술 중에 수술도우미 간호사(scrub nurse)와 얘기를 나눈다.

"사람이든 동물이든 새끼를 보호하고 사랑하는 감성은 암컷이 수컷을 월등하게 능가하는 것 같아요. 또 타인의 불행을 그냥 지나치지 못하고 아픔에 공감하면서 민감하게 반응하는 것 역시 여성이 훨씬 더 잘하는 것 같고요. 실험적으로도 그렇게 나왔지. 어린이집에서 보모가 다친 척 하니까 여자 어린이는 즉시 달려와서 '선생님 아파?' 하고 민감하게 반응하는데 반해, 남자 어린이는 그냥 한번 흘깃 보고는 하던 놀이를 계속하는 결과를 얻었다는 거에요. 남자와 여자는 선천적으로 타인의 불행을 받아들이는 데 감성 차이가 있는 것 같아요."

"절대 공감되는데요, 여자가 더 우월하네요."

"아니지, 대신 남자는 돌발상황에 대처하는 순발력이 여자보다 뛰어나지요. 그래서 세상에는 남녀가 조화롭게 살게 되어 있어요. ㅎㅎ"

얼마 되지 않아 컴퓨터에 긴급조직검사 결과가 올라온다. '림프절

전이 있음.'

"내 그럴 줄 알았지... 안타깝지만 옆목림프절청소술(곽청술)까지 추가해야지."

이렇게 해서 이 환자는 갑상선전절제술, 중앙경부림프절청소술, 오른쪽 옆목림프절청소술을 진행하게 됐다.

저녁 회진으로 병실에 들르니 환자의 남편과 친정아버지가 간호를 하고 있다. 안쓰러워하는 가족에게 수술 내용에 대해 간단히 설명해 준 뒤, 안심해도 된다고 위로해 준다. 수술에 따른 저칼슘혈증, 목소리 변화, 오너증후군 등의 합병증은 전혀 보이지 않는다.

"교수님, 그래서 전절제 했어요?"

"그래요, 방사성요오드치료도 하게 될 겁니다."

"네, 네, 고맙습니다. 교수님."

남편과 친정아버지가 진정으로 고마움을 표시한다. 애 띤 얼굴의 아기엄마는 미소로 고마움을 표시하고 있지만 속으로는 '아기만 생각하면 눈물이 나요' 하고 눈물을 삼키고 있을지 모른다.

'에휴...~ 왜 요즘은 젊은 환자들이 많아지고 있지...'

환자의 희망사항도 고려해야 한다

> 9월 7일 / 30대 초 여성 환자

지난 6월 3일 지방병원에서 유방검진을 하다가 우연히 왼쪽 갑상선 날개에서 유두암이 발견돼 찾아온 환자다. 가지고 온 초음파 영상에는 유두암으로 확진된 왼쪽 날개의 1.5 cm 크기의 결절뿐 아니라 오른쪽 날개에도 0.7cm 결절이 보인다. 그런데 이 결절 모양이 기분 나쁘다. 가장자리가 불규칙하고 작은 모래알 같은 석회 침착(calcifications)이 결절 안에 흩어져 있다. 유두암의 초음파 소견인 것이다. 그런데도 지방병원에서는 암이라는 증거는 못 잡아냈다고 한다. 세침검사에서 암세포를 보지 못했다는 것이다.

"중앙경부림프절도 정상은 아닌 거 같은데?"

옛날에는 한쪽 날개가 암으로 확증된 경우, 반대편에 의심스러운 결절이 있거나 림프절 전이가 의심스러우면 고민 없이 전절제 술을 했는데...

그런데 환자가 반절제술을 강하게 원하고 있다. 지난번 지방병원에서 오른쪽 결절이 암이 아닐 가능성도 있다고 했기 때문일 것이다. 환자에게 말한다.

"내가 봐서는 오른쪽 결절이 영 기분 나빠요, 이 결절이 암이 아닌 것으로 밝혀지면 반절제를 해줄게요."

옛날과는 달리 이제는 수술 범위를 결정할 때 환자의 희망사항이 의학원리에 반하지 않을 경우 이를 되도록 수용하는 경향이 있다. 즉 의사 측의 일방적인 결정이 아니라 환자 측의 의견이나 희망사항도 존중돼야 한다는 것이다.

일부에서는 '전절제를 할 것이냐, 반절제를 할 것이냐'를 환자 측에서 결정하도록 하는 경우도 있다고 하는데, 아무리 환자의 의견을 존중한다 하더라도 그것은 아니라고 생각된다. 의학 지식이 없는 환자가 어떻게 결정한단 말인가. 환자에게 선택권을 가지도록 할 때는 치료 방법과 치료 결과에 대한 장단점의 설명이 선행돼야 하는데 이런 과정이 없이 환자에게 떠넘기는 것은 의사의 책임 회피라고 밖에 생각되지 않는다. 전절제 또는 반절제를 할 때는 그렇게 할 수밖에 없다는 것을 환자가 이해할 수 있도록 해야 하는 것이다.

수술조수로 들어온 닥터 장과 초음파를 보며 얘기를 나눈다.

"환자가 반절제를 원하니까 조건이 허락되면 반절제를 할 생각이야. 저기 저 오른쪽 결절을 먼저 떼어 긴급조직검사를 해야겠지만 위치가 뒤쪽 피막 성대신경 근처에 붙어있어 고것만 떼어 내기가 용이하지 않을 것 같아. 그러니까 왼쪽 갑상선 날개와 왼쪽 중앙경부림프절청소술을 먼저 해서 림프절에 전이가 있으면 바로 전절제술을 하고, 만약 전이가 없으면 오른쪽 결절을 떼어내 조직검사를 하는 과정을 밟아야 할 거야."

"좀 복잡하네요, 시간도 걸리겠고요."

"할 수 없지, 환자의 희망사항을 최대한 고려해야 하니까."

그런데 맙소사, 중앙경부림프절 긴급조직검사 결과가 전이가 있기는 한데 1mm도 안 되는 미세 전이라는 것이 아닌가. 이 정도 전이는 무시해도 된다. 할 수 없이 다시 오른쪽 결절을 떼서 긴급조직검사실로 보내는 작업을 한다. 이 위치의 결절은 앞쪽 피막 근처와는 달리 결절만 따로 떼내는 것이 정말로 어렵다. 시간이 걸리더라도 성대신경과 부갑상선이 다치지 않도록 온 신경을 집중시켜 결절을 제거한다.

"어디 결절을 쪼개 보자, 뭐, 모양이 암 맞네. 그래도 긴급조직검사실에 보내 확인해 본 후에 전절제술로 들어가자."

얼마 지나지 않아 긴급조직검사 결과가 나온다. '유두암임.'

"내 그럴 줄 알았지, 환자는 싫어하겠지만 전절제를 하는 수밖에…"

결국 전절제까지 했는데, 오늘은 이렇게 결정되기까지 시간이 너무 걸렸다.

"그래도 우짜노, 환자의 희망사항도 고려해야 하니까 말이지, 반절제는 안되었지만…"

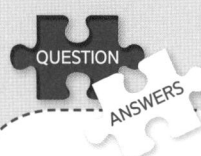

반절제 환자는 신지로이드 복용을 안 해도 된다고요?

얼마 전 환자 한 분이 꼭 반절제를 해달라고 한다.
"환자분은 꼭 전절제가 필요한 상태인데 왜 반절제를 고집합니까?"
"반절제를 하면 약 복용을 안 해도 된다고 해서요."
"아이구, 누가 또 잘못된 정보를 줬구나. 일부 의사들이 반절제는 약 복용을 안 해도 된다는 소리를 한다고요? 이거 큰일 났구만."
갑상선이 하는 일은 갑상선호르몬을 분비해서 우리 몸에 있는 모든 장기의 대사를 조절하게 하는 것인데, 이것이 모자라면 칼로리 소모가 잘 안돼 모든 장기의 기능이 떨어지게 되어 있다. 소위 갑상선기능저하가 초래된다. 반절제 후 남은 갑상선이 기능을 잘해서 정상호르몬 수준을 유지하면 약을 복용하지 않아도 되지만, 남겨둔 갑상선의 기능이 신통치않아 호르몬이 모자라게 되면 신지로이드로 모자란 호르몬만큼 보충해주어야 한다.
최근 필자와 김수영 강남세브란스 교수가 미국 내 과학회지(2020년 Am J Int Med)에 발표한 논문에 의하면, 반절제 후 5년간 주적 갑상선호르몬 상태를 조사한 결과 66% 환자가 호르몬 보충이 필요한 기능저하 상태에 있었고 37%만이 약 복용을 안 해도 되는 상태였다고 한다. 기능저하에 빠진 환자는 원래부터 TSH(갑상자극뇌하수체홀몬)가 상승해 있거나 만성갑상선염(chronic thyroiditis)이 동반해 있었던 환자였다고 한다. 따라서 반절제를 하면 호르몬 보충을 안 해도 된다는 소리는 근거 없는 소리이다. 신지로이드 복용 여부는 추적 TSH의 결과에 따라 결정해야 하는 것이다.

지은 죄가 없으니 곧 돌아오겠지 뭐…

9월 16일 / 63세 여성 환자

수술대에 옮겨 누운 환자를 보니 나이가 좀 있는데도 얼굴이 갸름하고 목이 길고 피부가 곱다. 마취 전 긴장을 풀어주기 위해 환자에게 말을 건다.

"아이고, 환자분, 젊었을 때는 미인이라는 소리 좀 듣고 살았겠습니다."

"아이. 교수님, 저 긴장하지 말라고 그러시는 줄 압니다. 저 긴장 안 합니다."

어이쿠 들켰나 보다. 그래도 거짓말은 아닌데… 여하튼 목이 길고 살집이 없는 분은 비만한 환자보다 수술시야가 좋아 수술하기가 편해서 좋다.

사실 이 환자는 갑상선 속에 크고 작은 암 덩어리(3mm~8mm)가

좌우 양쪽에 여러 개(우측 3개, 좌측 6개)가 흩어져 있는데 대부분이 갑상선 뒷면 피막을 따라 위치해있고, 일부는 부갑상선들이 있음 직한 곳에 포진해 있어 머리가 아프다. 갑상선 뒷면에는 성대신경이 따라 올라가고 부갑상선들이 붙어 있기 때문에 암 덩어리를 떼고 림프절을 청소하고 나면 목소리가 변하거나 부갑상선 혈류가 나빠져 손발이 저리게 될 수도 있기 때문이다. 아무리 조심을 해도 이런 합병증이 뒤따를 수 있기 때문에 수술 전에 환자에게 설명을 해야 한다.

어제 저녁 회진 때 환자에게 이러한 가능성에 대해 이야기했지만 환자는 별로 걱정하지 않는 듯하다. 교수님이 알아서 해주겠지 하는 표정이다.

그런데 이 환자분은 정말 그럴 위험이 다른 환자보다는 다소 높을 개연성이 있어 걱정이 된단 말이지. 다행히도 환자의 목이 가늘고 길어 수술에 유리한 점이 있는 것 같기도 하다. 수술하면서 조수로 들어온 전공의에게 말한다.

"어제 자네가 수술 전 설명한 것 중에 저칼슘혈증으로 인한 일시적 손발저림은 시간 지나면 다 좋아진다고 기록되어 있던데? 다 좋아지는 것은 아니지, 대부분 좋아지기는 하지만 일부 환자는 안 돌아오는 수도 있지, 일시적 열 명에 한 명 정도는 영구적이 된단 말이지…"

"제가 지금까지 본 교수님 환자 중에는 일시적 저칼슘증 환자도 본 적이 없어서요."

"사실 파라공주님 보호에 신경을 제일 많이 쓰고 있기는 하지…"

"다른 병원 교수님은 환자들이 퇴원할 때 예방적으로 아예 칼슘과 비타민D 처방을 하는 수도 있다고 하던데요."

"내 환자 중 어떤 사람은 '나는 왜 칼슘 처방이 없어요?' 하고 묻는 사람도 있어. 칼슘 복용을 안 하면 더 좋은데 말이지…ㅎㅎ 한국 사람은 남과 다르면 좀 불안해하는 경향이 있어요."

수술은 오른쪽 날개부터 떼고 왼쪽 날개를 떼는 순으로 한다. 과거에 갑상선기능항진증을 앓았다고 하더니 역시 조직을 박리할 때마다 질질 출혈이 잘 된다. 그래도 끈기를 가지고 출혈이 되지 않게 조금씩 조금씩 박리해 나간다. 파라공주님 근처에는 얼씬도 안 하려고 애를 쓰면서…

좌측 갑상선까지 다 떼고 나서 초음파 영상을 다시 점검하니 갑자기 좌측 중앙경부림프절 중에 커진 놈(3.8mm짜리)이 절제되어 나왔는지가 걱정이 된다. 다시 좌측 중앙경부림프절 부위를 헤집고 들어가 커져 보이는 놈을 찾아 제거해 준다. 의심스러운 놈을 남겨 두었다가 나중에 재발되면, 환자도 의사도 마음고생이 이만저만이 아니기 때문이다.

이윽고 별 이벤트 없이 수술이 종결되어 마취 회복실로 환자를 이송한다.

"파라공주님(부갑상선)은 잘 모셔둔 것 같은데 손발은 안 저리려나…"

마취 회복실의 환자 상태는 만족스럽다. 필자를 보자 목을 가리키며 "여기가 아파요, 이파요…" 하며 호소한다. 흠 목소리는 좋군.

"수술 잘 됐어요, 곧 안 아픈 주사 놓아 드릴 겁니다."

부갑상선호르몬과 칼슘 수치는 좀 더 기다려야 결과가 나올 것이다. 저녁 회진 때 보면 되겠지.

저녁 회진으로 환자의 병실로 올라가니 환자는 없고 남편만 반갑게 맞이한다.

"어? 환자분이 어디 가셨나요?"

"네, 네, 잠깐 화장실에 갔는지…"

"그럼 됐어요. 환자가 자리를 뜰 정도면 상태가 좋다는 뜻이지요."

인사를 하고 돌아 나오는데, 화장실 앞에서 활짝 웃으며 필자 일행을 맞는 환자를 만나게 된다.

"아이구, 좋으시군요. 손발은 안 저리시고?"

"네, 네, 괜찮은데요."

"전절제했는데 수술 잘 됐어요. 잘 회복하실 것입니다. 혹시 손발 저리다고 놀라지는 말고요, 일시적으로 그럴 수 있으니까."

전공의에게 묻는다.
"저 환자 칼슘과 부갑상선 수치는 어때?"
"칼슘은 완전 정상이구요, 부갑상선 수치가 정상보다 좀 낮은데요."
"수술 때 자네가 조수로 들어왔지? 부갑상선 색깔은 어땠어?"
"오른쪽 위쪽 것은 분홍빛으로 완전 정상이었구요. 왼쪽 2개는 교수님께서 근처에 가지도 않으셨다 했는데요."
"그럼 시간 지나면 정상 수치로 돌아오게 돼 있다. 걱정 안 해도 된다. ㅎㅎ..."
역시 수술 전에 우려했던대로 부갑상선으로 가는 혈행이 좀 감소 되어 있는 모양이다. 지은 죄가 없으니 시간 지나면 곧 돌아오겠지 뭐...

✚ 뒷이야기
수술 후 첫 외래 방문 때 체크한 부갑상선호르몬과 칼슘 수치는 완전 정상 범위 내로 복귀해 있었다.

비정형이라도 초음파 모양이 기분 나쁘면 수술을 권유해야...

> 9월 18일 / 56세 남성 환자

갑상선에 혹(결절)이 발견되면 환자나 의사는 그 혹이 '암이냐, 암이 아니냐' 하는 것에 온 신경이 집중된다. 현재 전 세계적으로 결절이 '암이냐, 아니냐' 하는 진단은 초음파 영상에서 암이 의심되면 초음파가이드하에서 가느다란 세침으로 세포를 뽑아 세포의 모양을 현미경으로 보고 진단하는 것이 일반적이다. 세침으로 잘 안 될 때는 좀 더 큰 바늘로 결절에서 조직을 떼어서 보는 코어니들생검(core needle biopsy)을 이용하기도 한다. 어느 것을 이용하든 세포검진 결과가 똑 떨어지게 '암이다, 암이 아니다'라고 나오면 얼마나 좋겠냐만은 현실에서는 그렇지 못하다는 것이 문제이다.

그래서 미국국립암연구소의 후원으로 Bethesta에서 세침검사 결과에 따라 진료가이드라인을 제시해 진료 때 참고하도록 하고 있다. 즉 세침검사 결과를 6가지 카테고리로 나누어 각각의 카테고리에 따라 암의 가능성과 진료지침을 마련한 것이다.

6가지 카테고리 중 가장 난처한 것은 카테고리 3인 비정형세포(atypia)로 나올 때다. 비정형이란 정상을 벗어났다는 의미로 양성종양일 수도, 암일 수도 있다는 애매한 소리이다. 이렇게 나온 환자를 수술했을 때 암으로 밝혀지는 것은 5~15% 밖에 안된다. 그렇기 때문에 이 경우는 3~6개월 후에 재검사를 권유하도록 돼 있다. 보통 두 번 내지 세 번 이상 연속해서 비정형으로 나오면 종양을 다 떼어서 정확한 진단을 얻도록 하고 있다. 이때의 수술은 암 수술이라기 보다는 종양을 떼어서 정확한 진단을 붙이기 위한 것이다.

그러나 예외가 있다. 첫 세포검사에서 비정형으로 나왔지만 바로 수술을 권유하는 경우다. 세포는 비정형이지만 BRAF유전자 돌연변이, RET/PTC재배열 돌연변이, CK19, HBME-1, Galatin-3 단백질 등 분자생물학적으로 암을 의심케 하는 소견이 나오면 바로 수술을 한다. 또 이러한 분자생물학적 소견이 없더라도 초음파 영상이나 기타 영상소견이 암을 강력히 의심케 하는 소견이 있으면 수술을 권유하게 되어 있다.

오늘 수술한 56세의 남성 환자가 비정형세포로 나왔지만 바로 수술을 권유했던 케이스였다. 그는 지난 5월 중순경 오른쪽 갑상선 날개의 1.2cm 결절의 세침검사 결과가 비정형세포로 나와 필자를 찾아왔다. 가지고 온 초음파 영상에는 1.2cm 크기의 결절이 오른쪽 날개의 꼬리 부분에 자리 잡고 있는데 그 모양새가 아주 기분 나쁘게 생겼다. 작은 석회화침착(calcified deposit)이 결절 속에 있고 가장자리가 들쭉날쭉 못생겨 보였던 것이다. 게다가 갑상선의 피막까지 침범하고 있고. 왼쪽 날개에도 3mm 크기의 결절이 보이기는 했지만 둥그스름하여 암은 아닌 것으로 생각됐다. 아무래도 기분이 나빠 환자에게 진단적 결절적출술(diagnostic lumpectomy)하고 그 결과가 암이면 암수술을 하고, 암이 아니면 종양적출술만 하자고 권유했다.

일반적으로 애매한 결절로 진단적 수술을 할 때는 결절을 포함해 그 결절이 있는 갑상선 날개를 다 떼는 것이 교과서적이라 알려져 대부분의 외과의사는 그렇게 하고 있다. 그런데 필자는 이런 관행에 찬동하지 못한다. 진단이 목적이라면 우선 종양만 적출(enucleation)해서 수술 중 긴급조직검사를 하고, 그 결과에 따라 암으로 나오면 갑상선 날개를 다 떼는 암수술을 해주는 것이 더 합리적이라 생각하기 때문이다. 만약 그 결절이 암이 아니라면 쓸데없이 정상 갑상선조직이 제거되는 우(愚)를 범하는 것이 아닌가 싶어서다.

그래서 오늘 수술은 우선 오른쪽 날개에 있는 결절만 적출해서 긴급조직검사실로 보낸다. 그런데 이놈의 조직검사 결과가 금방 나오지를 않는다. 또 면역 검사에 들어 갔다나 뭐라나... 거의 1시간이 지나, 지쳐 갈 때쯤 결과가 올라온다. '여포변종유두암임.'

"에휴~ 암수술로 들어가야지... 오른쪽 날개 다 떼고 중앙경부림프절청소하고... 여포변종은 림프절 전이를 잘 안 하니까 잘 하면 반절제로 끝날지 모르겠다. 근데 어랍쇼, 림프절 전이가 여러 개 있다고? 그것도 크기가 3mm 이상 짜리도 있다고? 야~ 그럼 반대편 날개도 다 떼는 전절제수술을 해야 되잖아..."

처음의 진단적 결절적출술이 전절제와 중앙경부림프절청소술까지 돼 버린 것이다.

수술이 끝난 뒤 병실 회진을 올라가니 보호자인 두 딸이 간호를 하고 있다.

"비정형으로 나왔지만 수술에 동의해 줘서 참 다행입니다. 결과적으로 수술을 한 것이 참 잘 된 것입니다."

"아이고, 고맙습니다. 교수님 말씀 들은 것을 정말 다행으로 생각합니다. 감사합니다."

"수술은 깨끗하게 잘 된 것 같습니다. 아무 탈 없이 잘 회복하실 겁니다. 앞으로 방사성요오드치료까지 추가하면 장수하실 수 있을 겁니다."

병실을 나오면서 생각한다.

"역시 비정형이라도 초음파 모양이 기분 나쁘면 수술을 권유해야…"

퇴근길 승용차 속에서 갑자기 궁금해지는 것이 있어 전공의에게 전화를 한다.

"아까 그 환자, 부갑상선하고 칼슘 수치 보고를 못 들은 것 같은데… 어때?"

"어? 말씀드렸는데요. 두 가지 다 정상으로 나왔어요."

"그럼 됐어, 수고 했다…"

건너편 한강변의 불빛이 피곤에 찌든 필자의 안구를 정화시키고 있다.

잘 된다는 게 뭐야?
암으로 나와야 된다는 건가...

> 9월 21일 / 40대 초반 여성 환자

　월요일 아침 회진 시간, 지난주 수술한 환자들에게 특별한 이벤트가 없었기 때문에 대부분 오늘 퇴원이 가능할 것이다. 하늘도 청명한 초가을의 아침, 환자들이 기분 좋게 퇴원했으면 좋겠다고 생각하며 병실 회진을 간다. 오늘 퇴원 예정인 40대 초반 여성 환자의 병실이다. 오른쪽 갑상선날개절제술 후 최종 병리조직진단이 아직 안 돼 있지만, 오늘 퇴원이 가능한 환자다. 수술 후 상태가 양호하기 때문이다.

　근데 환자의 얼굴이 굳어져 있다.
　"저 질문 있는데요, 수술 전에 암이라고 확정이 안 됐는데 왜 수술을 했어요? 지난 금요일 수술 후에 암이 아닐 가능성도 있다고 했잖아요."

"아~ 그건 지난번 병원 세침검사 결과와 분자생물학적 검사가 암이 맞다고 나왔기 때문에 수술을 한 것이지요. 수술 중 긴급조직 검사 결과에서 암세포 대신에 갑상선염세포가 보인다고 해서 그대로 말한 것이고요. 아직 확정된 것은 아니고요."

"근데 이 병원에서 수술 전 세침 슬라이드는 암이 아닐 수도 있다 해 놓고 왜 수술했어요?"

"세포검사는 여러 번 해서 한 번이라도 나쁜 것으로 나오면 나쁜 쪽 결과를 따라서 치료방침을 결정하게 되어 있어요. 열 번 해서 한 번이라도 나쁜 세포로 판정되면 한 번의 나쁜 쪽 결과를 따라야 한다는 것이지요. 암이라고 진단한 병원도 대한민국의 대표 암병원인 국립암센터이기도 하고요. 이런 경우 수술을 안 하면 비난 받지요."

"아니, 수술 전에 초음파 모양도 암이라고 했잖아요?"

"그랬지요, 키가 크고 저에코고… 근데, 지금 환자분 말이 내 판단을 존중하지 않는 것 같아 기분이 안 좋아지려고 하는데요. 보통 암이 아니라고 나오면 '만세, 만세' 하는데…"

"수술 전에 왼쪽 갑상선에도 작은 결절이 있어 그것도 떼어서 검사한다고 해 놓고서는 왜 안 했어요?"

"그건 수술 중에 내가 만져보고 할 필요가 없다고 판정했기 때문이지요."

이 환자는 필자를 의심하고 있다. 질문이라기보다 추궁을 하고 있는 것이다. 논쟁을 하자는 것도 아니고... 필자가 이 나이에, 평생 갑상선암만 붙들고 늘어진 이 나이에, 딸 같은 환자에게 추궁을 당하고 있어야 한단 말인가.

회진 후 바로 환자의 의무기록과 지난 병원인 국립암센터의 검사기록을 재검토한다. 분명 갑상선유두암에 합당된다고 했다 (compatable with papillary thyroid carcinoma). 세포진검사 결과뿐 아니라 HBME-1 단백질검사, CK-19, Galectin-3 단백질검사가 모두 양성으로 나왔다. 이는 세포진검사가 확실치 않게 나오더라도 이들 단백질검사가 양성으로 나오면 유두암일 가능성이 높다는 얘기인 것이다(Diagn Cytopathol 2008;36(8):550~6) (Strong expression of HBME-1 associated with high risk clinicopathological factor of papillary thyroid carcinoma. Pathol Oncol Research 2015;21(3):736~742).

초음파 영상을 다시 봐도 유두암의 특징을 보이고 있다. 저에코에다 키가 크고 경계가 삐죽삐죽하고... 지금 다시 봐도 유두암외에 다른 것은 생각하기 어렵다. 수술 중 긴급조직검사에서 말한 만성갑상선염도 이렇게 보이던가?

임상에서 검사 결과가 암인 것 같기도 하고, 암이 아닌 것 같기도 하게 나오면 의사는 암 쪽으로 생각하고 일을 추진하게 돼 있다. 수술해서 암이 아닌 것으로 밝혀지면 그보다 더 좋은 일이 어디 있겠는가? '만세, 만세' 해야 되는 것 아닌가? 암인데 수술을 안 해서 나중에 생명이 위태롭게 되는 것보다야 백번 낫지 않은가?

황 00 전공의에게 물어본다.

"환자에게 주말에 어떻게 설명했어? 수술 전에 암이 아닌 걸 알고 수술했다고 했어?"

"아뇨... 수술 중 긴급조직검사에서 암세포를 못 본 것 같다고 했어요."

"왜 환자 측이 암이 안 나왔다고 저렇게 예민해졌지? 암이 아니면 좋아해야 되는데 말이지..."

"아~ 그거요, 암으로 안 나오면 암보험금이 안 나와서 병원비가 부담되니 그런 것 같아요."

"흠, 그런 게 있었구만, 그럼 국립암센터에 가서 암진단서 끊어서 보험사에 제출하면 되잖아. 그 정도 검사 결과면 카테고리 6이 돼서 암진단서 끊고도 남지... 빨리 환자한테 올라가서 좀 도와줘라. 환자 측 입장에서 보면 암으로 안 나온 게 어떻게 보면 열받을 만도 했겠네... 그런 사정이 있으면 따질 듯이 추궁할 게 아니라 주치의하고 좋게 의논을 했어야지... 요즘 사람들은 도대체 일을 해결하는 게 좀 미숙하단 말이지..."

얼마 지나지 않아 전공의가 보고를 한다.

"그 환자에게 국립암센터 검사결과지 복사해서 그쪽 병원에 가서 진단서 빨리 끊으라고 했어요."

"수고했다. 그쪽 병원 친구들이 까칠해서 진단서 못 끊겠다고 버티지는 않겠지. 우리 병원에서는 그 정도 검사 결과 나오면 군말 없이 끊어 주는데…"

"참, 그 환자분 그렇게 해 드리니까 참 고마워하던데요."

"그래? 근본은 괜찮은 사람인가 보지… 우리 병원 최종 결과는 아직 안 나왔지? 아까 알아보니까 특수염색에 들어갔다고 하던데… 어쨌든 잘 돼야 할 텐데…"

잘 된다는 게 뭐야? 암으로 나와야 된다는 건가… 참 아이로니컬 하네…ㅎㅎ

✚ 뒷이야기

이 환자는 결국 갑상선유두암으로 확진됐다. 의료진으로서는 이 결과가 환자에게 잘 된 것인지 잘 안된 것인지 현재로서는 판단이 서지 않는다. 해석은 환자의 몫으로 남겨둘 수밖에…

마의 삼각지대 암은 수술이 어렵다

> 10월 7일 / 46세 여성 환자

"좀 전에 수술 끝난 환자 목소리 들어 봤어? 그 왜 마의 삼각지대에 암이 생겨 성대 신경을 둘러싸고 있었던 환자 말이야."

"못 들어 봤는데요."

"그럼 지금 회복실에 가보자. 어? 그 환자가 안 보이네? 벌써 병실로 올려보낸 모양이지?"

"그런가 봐요. 목소리가 괜찮으니까 올려보냈겠지요."

"좀 변했을지 모르지… 신경조작을 많이 했으니까 말이야."

이 환자는 타 병원에서 갑상선유두암 진단을 받고 지난 8월 18일에 전원 되어 왔다. 물론 아무런 증상 없이 건강검진에서 발견되고 세침검사로 확인됐던 케이스다. 가지고 온 초음파 영상을 보니, 어? 왼쪽 갑상선 날개의 마의 삼각지대에 암 덩어리가 떡하니 버티고 있다. 크기는 1.6cm 정도이고. 그뿐만 아니라 오른쪽 날개에도 0.6cm 크기의 암 덩어리가 있다. 이렇게 되면 전절제가 돼야 한다. 그런데 골치 아픈 것은 이 암 덩어리가 왼쪽 성대신경은 물론 왼쪽 기도벽을 침범하고 있는 것처럼 보인다는 것이다. 성대신경이야 살려 보려 노력하다 안되면 암 덩어리와 같이 절제해 내고 성대성형술을 하면 되지만, 기도벽이 심하게 침범 당해 있다면 얘기가 달라진다. 기도절제수술은 수술위험도가 높기 때문에 스트레스가 이만저만이 아닌 것이다.

어제 아침, 수술 예정인 환자들의 영상과 검사 데이터를 점검하는 시간에 전공의 닥터 황에게 지시를 내린다.

"이 환자 초음파 영상이 아주 기분 나쁘다. 이것만 가지고는 기도가 침범됐는지 확실치 않아. 환자가 입원하면 즉시 MRI를 찍도록... 연골조직 침범 여부를 아는 데는 MRI가 최고지... 만약 기도 내강까지 침범이 있거나 기도벽 전체 두께가 침범당해 있다면 기도를 잘라야 되지만 기도연골 일부만 침범돼 있으면 면도하듯이 깎아내도 되거든... 물론 제일 럭키한 것은 기도침범이 없는 것으로 밝혀지는 것이고..."

오늘 아침 회진 시간.
"그 환자 MRI 어떻게 나왔어?"

"제가 보기에는 기도침범이 없는 것 같던데요. 있다 하더라도 기도벽 가죽만 약간 침범돼 있을 거 같아요."

"그러면 다행이고..."

병동 스테이션에서 확인한 MRI는 정말 생각했던 것보다 양호하다. 잘하면 기도벽은 손보지 않아도 될 것 같다. 그래도 환자에게는 수술 범위에 대해 여러 가지 가능성을 얘기해 둔다. 어디까지나 수술을 해 봐야 확실한 것을 알 수 있기 때문이다.

수술은 기도침범이 의심되는 왼쪽 갑상선 날개를 떼는 작업부터 시작한다. 정말 갑상선을 기도로부터 분리하는데 큰 어려움이 없다. 일부분에서 기도벽 침범이 있었으나 무 껍질 벗겨 내듯이 얇게 벗겨 내니 쉽게 떨어져 나온다. 좀 더 늦게 진단됐다면 곤란해질 뻔했다는 생각이 든다. 그런데 이런 생각도 잠시뿐, 암을 기도로부터 분리한 후 성대신경을 따라 후두 쪽으로 올라갈 때 까다로운 문제에 봉착하게 된다. 성대신경이 후두로 들어가는 바로 그 부위에서 암이 신경을 둘러싸고 있는 것이다.

에휴... 내 이럴 줄 알았지. 이래서 마의 삼각지대에 암이 자리 잡고 있으면 곤란해 진단 말이야. 그래도 어쩌랴, 신경을 살리는 데까지 살려 봐야지. 어깨가 떨어져 나가는 세밀한 작업 끝에 겨우겨우 신경으로부터 암이 분리돼 나온다. 휴... 이후 나머지 오른쪽 갑상선 날개를 떼는 작업은 쉽게 쉽게 일사천리로 진행된다.

1cm 미만의 작은 갑상선암은 당장 수술하지 않고 지켜보다가 3mm 이상 커지거나 림프절 전이가 발견되었을 때 수술해도 된다고 주장하는 일본의 쿠마병원도 암이 기도, 식도, 성대신경, 총경동맥 근처에 있으면 즉시 수술해야 된다고 하는 이유가 이들 장기에 암이 침범하면 아주 위험한 상태에 빠지기 때문이다.

그 무슨 8인연대인가 하는 사람들이 갑상선암은 증상이 있을 때만 진단하고 수술해도 된다고 했다고? 아서라 이 사람들아, 증상이 있다는 것은 암이 갑상선 주위에 있는 이런 장기로 침범했다는 얘기인데 과연 이렇게 되고 난 다음에 치료했을 때 결과가 어떻게 될 것이라는 걸 알기나 알고 한 소리인가? 모르면 조용히 있을 것이지, 자기들 생명 아니라고 함부로 말을 하면 안 되지 이 사람들아.

수술이 무사히 끝나고 병실로 환자를 보러 올라간다.
"아~ 소리 해 보세요."
"아~~ 아~"
"환자분, 수술이 잘 된 것 같습니다. 나중에 동위원소치료 한두 어 번 받고 나면 별일 없이 잘 사실 수 있을 겁니다."

필자의 오른쪽 어깨는 뻐근하게 아프지만 머릿속은 가벼워지고 있다. '역시 마의 삼각지대 암은 수술이 어려워...'라고 생각하면서 병실을 나선다.

✚ 용어 해설

'마의 삼각지대'라는 말은 정식 의학용어는 아니다. 갑상선 뒷면 상측 1/3, 기도-식도 협곡 지점을 나타내는 말로 필자가 지어낸 용어다. 이 지점 근처에 암이 생기면 성대신경, 기도, 식도, 후두, 상부 부갑상선이 바로 침범 당하기 쉽다. 때문에 이 부위는 크기가 작은 암이라도 빨리 수술받는 것이 유리하다.

증상이 있을 때 발견하고 치료하면 고행길로 들어선다

> 10월 11일 / 60대 초 여성 환자

 지난 10월 8일 오후 외래진료실, 후덕한 60대 초반 아주머니 환자다. 필자와 인연을 맺은 지는 11년이 좀 넘는다. 갑상선암 때문에 11년 내내 고생을 많이 한 분이다.
 "어이구, 어서 오세요. 어째 얼굴이 좀 부어 보이네요. 숨찬 것은 좀 어떠시고?"
 "요즘 와서 숨이 더 차요. 평지 걸을 때는 좀 괜찮다가 조금 오르막이거나 오래 걸으면 숨이 차서 힘들어요."
 "네, 그러실 겁니다. 얼마 전에 찍은 폐 CT사진에서 폐로 전이된 암이 좀 더 진행된 것으로 나왔어요. 그동안 그렇게 많은 고용량방사성요오드치료를 했는데도 반응이 없는 걸로 봐서 이제는 항암제치료를 시도하는 게 좋을 것 같아요. 넥사바(nexabar, Sorafeniv Tosylate)라고, 먹는 알약으로 하루 두 번 복용하면 되지요, 이제 보험 혜택을 받게 돼서 한번 해 볼 만하다고 생각됩니다. 그전에는 비용이 많이 들고 효과도 100% 있는 것이 아니어서 적극적으로 권유를 못 했는데 이제는 비용 걱정은 덜하게 됐어요."

"저는 항암치료는 안 받고 싶어요. 너무 고생스럽다고 해서요. 이렇게 지내다가 가야지요, 뭐."

"부작용은 좀 있지만 잘 견디는 사람은 잘 견디더라구요. 얼마 전 중년 남자분은 폐, 콩팥, 뼈 등 전신에 다 퍼져 어쩔 도리가 없다고 생각했는데, 지금 넥사바 치료를 하면서 믿지 못할 정도로 거의 없어졌어요. 피부발적(皮膚發赤 - 피부가 붉게 올라오는 증상) 같은 부작용이 좀 있기는 해도 환자분이 잘 견디더라구요."

"아이, 그래도 안 받고 싶어요... 저는 시골에서 혼자 살거든요."

이때 옆에 있던 아드님이 엄마를 설득한다.

"엄마, 치료받아봐요."

"그래요, 부작용이 심하거나 약이 안 들면 그때 가서 중단하면 되지요."

한참을 설득 끝에 환자가 겨우 긍정적인 마음으로 돌아서는 것 같았다. 마음 변하기 전에 결정하려고 당장 항암치료 담당인 닥터 김을 내려오게 한다.

이 후덕한 아주머니 환자분을 처음 진찰한 것은 2004년 6월 4일이었다. 목소리가 변하고 목에 뭐가 걸리는 것 같아서 병원을 찾았는데, 아뿔싸, 암이 많이 퍼진 상태였다. 왼쪽 갑상선 날개에 4cm가 넘는 암 덩어리가 있고, 이것이 왼쪽 식도벽과 왼쪽 성대신경을 망가뜨리고 있었던 것이다. 뿐만아니라 여기서 오른쪽 갑상선으로 퍼져 있으면서(3cm, 0.7cm 크기), 중앙림프절과 양쪽 옆목림프절들에 자갈밭을 일구고 있었다. 퍼져도 너무 많이 퍼졌다. 일반적으로 환자가 증상을 느낄 정도가 되면 이렇게 많이 퍼져 있는 것이다. 그런데 뭐? 증상이 있을 때만 진단하고 치료하라고?

환자는 2004년 11월 8일 갑상선전절제술, 중앙경부림프절청소술, 양측 옆목림프절청소술을 받고, 고용량방사선요오드치료를 세 차례나 받았다. 그런데 수술 후 잘 나가다가 3년이 지난 어느 날 왼쪽 옆목에 전이림프절이 발견돼 2007년 9월 10일에 또 제거수술을 받고 고용량(150mCi)의 방사성요오드치료를 받아야 했다. 이후 2년이 지날 즈음 이번에는 상부종격동 근처에 또 재발림프절이 발견돼 2007년 9월 10일에 수술을 받고, 고용량요오드치료(180mCi)를 받고... 에휴... 잘 나가는가 했더니 이번에는 저번 수술 부위보다 더 아래쪽인 왼쪽 상부종격동(level 7)에 재발림프절이 발견돼 2012년 3월 2일에 제거수술을 받고... 이쯤 되면 환자도 지치고 주치의도 지칠만 한데, 그래도 희망을 잃지 않고 환자와 주치의가 한편이 돼서 암과 싸움을 계속해 오고 있는 것이다.

그런데 말이다. 혈청Tg(thyroglobulin) 수치가 100ng/ml

이상으로 뛰어 2013년 9월에 PET-CT를 찍어보니 오, 맙소사, 양쪽 폐에 다발성 전이 소견이 보이지 않는가… 하느님, 왜 이러십니까? 이 착한 사람에게 왜 이러십니까?

이젠 환자 얼굴 보기도 미안하고… 꼭 내가 죄를 짓는 것 같다. 어쩔 수 없이 200mCi의 고용량방사성요오드를 투여하고, 6개월 후에 또 180mCi를 추가한 뒤 추적 Tg를 체크해보니 Tg는 136ng/ml로 그 자리에 있고, 폐 전이도 호전 없이 그대로라. 즉 이젠 방사성요오드치료에 저항하는 암으로 변한 것이다(intractable cancer).

이런 경우 마지막 시도로 요오드치료에 저항하는, 암에 다소간의 효과를 보이는 넥사바 항암제치료가 대안이다. 넥사바는 종양세포증식과 암세포 주변의 혈관증식을 선택적으로 억제하는 효과를 보이는 약제다. 다만 투여받은 환자는 100% 효과를 보지 못하고, 41% 정도 효과를 보이는 것으로 되어 있다. 그래도 예전 같으면 요오드치료에 저항하는 갑상선은 손을 놓고 관찰만 하는 수밖에 없었는데 이제는 넥사바라는 항암 무기가 있어 좀 위안이 된다. 나아가 최근에는 넥사바보다 더 효과가 있다는 '렌비마(Lenvima)'가 한국에도 상륙해, 식약처에서 갑상선암에 사용할 수 있다는 허가가 났다고 한다. 의료보험 적용은 좀 더 기다려 봐야 할 것이다. 어쨌거나 절망적이라고 생각되었던 환자에게 희미한 희망의 빛이 보이고 있다. 그러나 가장 좋은 것은 느리게 퍼지는 갑상선암이라 할지라도 조기에 발견돼 작은 수술로 없애버려 신지로이드 같은 약도 필요 없게 하는 것이다. 초전박살인 것이다.

오늘 환자분이 말한다.

"갑상선암은 증상이 있을 때 진단하고 치료해도 된다는 사람에게 항의하고 싶어요. 실제로 그런 말 하는 의사에게 항의해서 사과를 받아내기도 했어요."

"맞아요, 항의해야죠. 증상이 있을 때 발견하고 치료하면 고행길로 들어서는 것이죠. 얼마 후에 신문기자와 이런 문제에 대하여 인터뷰를 하게 돼 있어요. 그때 환자분에게 연락할 테니 오셔서 말씀 좀 해주셨으면 좋겠어요."

"그럼요, 올라올게요, 갑상선암은 일찍 발견할 필요가 없다고 하는 사람에게 경종을 우리고 싶어요."

그렇다. 조기발견이 문제가 될 수는 없지. 작은 암에 큰 수술·큰 비용이 드는 과잉치료가 문제인 것이지… '작을 때 발견되면, 작은 수술로 고친다' 이게 정답이지…

✚ 뒷이야기

환자는 이 이후에도 몇 번의 입퇴원을 반복하는 고생 끝에 2016년 10월 16일 양쪽 폐 전이, 뼈 전이 등 암이 전신으로 퍼져 사망했다. 환자가 돌아가시기 전 "집에 있는 다육이들을 돌봐야되는데…"라고 한 말이 잊혀지지 않는다.

하~ 이런 기적 같은 일이 자주 일어나면 얼마나 좋을까...

10월 22일 / 50대 중반 여성 환자

"아, 어서 오세요. 이제 마음이 좀 안정되셨지요? 작년에 너무 놀라서 말이지요."

"네, 고맙습니다. 이제 좀 나아지긴 해도 아직은 불안하지요. 언제 어떻게 될지 몰라서요."

"그러실 것입니다. 근데 수술받으신 지가 이제 1년 조금 지났지요?"

"그런 것 같아요, 작년 10월 6일에 수술받았으니까요."

"저도 수술하고 참 황당했었지요. 수술 후에 난데없이 미분화암이라고 나와서... 완전 혼란에 빠졌었지요."

"저는 죽은 목숨이라 생각했었어요. 아직까지 살아있는 것은 다 교수님 덕분인 것 같아요."

이 환자를 처음 진찰한 날은 2014년 8월 28일이었다. 진찰실 의자에 앉는 환자의 목을 보니 어이구야, 불룩하게 올라온 혹이 왼쪽 갑상선 부위에 자리 잡고 있다. '이거 심상치 않은데…' 생각하며 만져보니 딱딱한 느낌의 결절이 왼쪽 갑상선 전체를 점령하고 있다. 가동성이 없다. 이건 누가 뭐라 해도 갑상선암이다. 그런데 가지고 온 자료를 검토해보니 이웃 동네 굴지의 대형병원에서 이미 몇 년 동안 진료를 해왔는데 아무리 뒤져 봐도 암이라는 진단명은 없다. 몇 번의 세침검사를 했는데도 '비정형세포(atypia)'만 나왔단다. 처음 결절이 발견된 것은 2005년쯤이라 했고… 최근에 결절이 갑자기 커지니까 그쪽 병원에서 수술을 권유했는데 거절하고 필자에게 옮겨 왔단다.

초음파스테이징검사에는 결절의 크기가 5.57cm로 커져 있지만 주위 림프절 전이는 안 보인다. 거참, 이 정도 크기의 암이라면 림프절 전이가 있어야 하는데… 이상하구만… 반대편 갑상선 날개에도 4~5mm 크기의 결절이 두 개 있는데 큰 의미는 없는 것 같고… 목 CT스캔에도 림프절 전이는 안 보인다. 다만 엄청 큰 결절 때문에 기도가 눌러지면서 반대편으로 밀려있다.

환자에게 말한다.
"아직 암이란 증거는 없지만 정황으로 봐서는 암일 가능성이 높습니다. 암이 아닌 양성 혹이라도 기도가 눌릴 정도면 수술로 제거해야 합니다. 또 크기가 4cm 이상 되는 결절은 세침검사에서 암이란 증거가 없어도 떼어서 정밀검사를 해보면 20~30%에서 암이 발견되고 있습니다. 수술이 꼭 필요합니다. 수술은 처음부터 바로 암수술로 들어가는 것이 아니고 왼쪽 갑상선절제술을 먼저 하고 수술 중 긴급조직검사에 결과에 따라 암이면 암수술을 하고 그렇지 않으면 그냥 왼쪽만 떼고 나올 것입니다."

통상 하는대로 갑상선을 노출시키니까 '아이구야, 이건 암이다, 암이라도 보통암이 아니다, 아주 나쁜 종류가 틀림없다'라는 생각이 확 든다. 혹덩어리가 주위 조직과 유착이 심해 수술조작이 엄청 어렵다. 특히 기도와 유착이 심하고 왼쪽 성대신경을 둘러싸고 있다. 겨우겨우 정말 어렵사리 기도벽과 암 덩어리를 분리시키고, 왼쪽 성대신경도 확대경을 사용해 암조직을 면도식으로 깎아 낸 후에 암 덩어리 제거에 성공한다.

긴급조직검사 결과는 예측한 대로 암이란다. 그것도 아주 나쁜 '저분화갑상선암(poorly differentiated)'이란다. 미분화암의 전 단계인 것이다. 그래서 갑상선전절제술과 중앙경부림프절청소술을 하고, 왼쪽 옆목림프절 중 좀 크게 만져지는 놈들을 몇 개 제거하는 수술을 해주었다.

아… 그런데 말이다. 긴급조직검사에서 저분화암이라고 보고됐던 암조직 중 일부는 영구조직 표본에서는 미분화암으로 변한 부분이 있다는 것이다. 햐~ 미분화암이라고? 일부분이라도 있으면 이것은 미분화암 코스를 밟는 것 아닌가. 이 환자야말로 처음에는 분화암이었다가 시간이 지나면서 저분화암으로 변하고, 나중에는 미분화암으로 변한 전형적인 증례가 아닌가. 처음 결절이 작았을 때 제대로 진단받고 치료를 받았으면 얼마나 좋았을까… 아니 최소한 4cm쯤 됐을 때라도 수술을 받았더라면 미분화암으로 진행되지 않았을지 모르잖아…

필자도 환자도 완전 멘붕에 빠진다. 그나마 다행한 것은 암 덩어리 자체는 흉측하게 생겼지만 림프절 전이는 없다는 것이었다. 그래서 희망을 걸고 지옥 같은 아드리아마이신 항암제투여와 고분할 외부방사선치료(hyperfractionated radiotherapy)를 한다. 머리카락이 빠지고, 토하고, 목구멍 따갑고, 음식 삼키기 힘들고…

이 과정을 환자는 잘도 참아 낸다. 그 요즘 뭐라나 여군 독거미 훈련 코스 같은… 아니 그건 이 치료에 비하면 새 발의 피다. 좌우간 환자는 지옥의 고통을 잘 견뎌 주었다.

드디어 치료 결과를 판정하는 2015년 4월, 모든 영상검사와 혈액검사에서 암의 징후는 사라지고 없어졌다. 아~ 이 무슨 믿지 못할 기적 같은 일이? 그리고 2015년 10월 22일 오늘, 모든 추적검사에서도 아직 재발의 증거는 보이지 않는다.

환자에게 말한다.

"축하합니다. 아직 안심단계는 아니지만 현재 암의 징후는 없어요. 6개월 후에 한 번 더 PET-CT등 재발검사를 해보고 싶어요. 암이 정말로 없어졌다는 걸 또 확인하고 싶어요."

"교수님, 정말 고맙습니다, 이 은혜를 무얼로 갚아야..."

하~~ 이런 기적 같은 일이 자주 일어나면 얼마나 좋을까...

✚ 뒷이야기

6개월 후 찍은 PET-CT 영상에는 재발을 의심케 하는 소견이 몸 어디에서도 발견되지 않았다. 2014년 10월 6일에 수술받고 2016년 3월 10일에 찍은 추적 검사까지는 재발이 없다는 것이다. 이 환자는 미분화암이지만 장기생존이 가능할 것 같다는 예감이 든다.

갑상선전절제술 후 저칼슘혈증으로 고생한 환자 이야기

> 11월 13일 / 40대 중반 여성 환자

갑상선절제술에는 소위 3대 수술합병증이라는 것이 있다. 수술 부위 출혈, 목소리 변화, 부갑상선기능저하로 인한 저칼슘혈증이 그것이다. 이중 필자가 가장 신경을 많이 쓰고 있는 것은 저칼슘혈증이다. 저칼슘혈증이 생기면 혈중 칼슘농도에 따라 여러 가지 증상이 나타난다. 경미한 것은 손발이 찌릿찌릿(tingling) 하고, 입 주위 감각이 이상해지고 귀 앞쪽 안면신경 부위를 톡톡 치면 입술이 씰룩씰룩해지는 것부터 닭발처럼 손발이 오그라들고 손가락끼리 들러붙는 심한 증상까지 보이기도 한다. 아주 심해지면 호흡곤란이 나타나고 전신경련이 오기도 한다.

이는 양쪽 갑상선을 다 떼고 난 뒤 갑상선 뒷면에 있는 부갑상선으로 가는 혈액순환장애가 일어나 혈액 속 칼슘이 정상 이하로 떨어져서 생긴다. 반절제술은 아무리 수술을 잘못하더라도 반대편 갑상선과 부갑상선이 그대로 남아 있으니 별문제가 일어나지 않지만, 전절제술을 하면 부갑상선으로 가는 가느다란 혈관이 막히거나 혈류가 나빠져 부갑상선기능저하가 초래되는 경우가 있는 것이다.

부갑상선은 쌀 알 만한 크기로 좌우 갑상선 뒷면의 아래와 위에 위치한다. 고유의 혈관이 없어 갑상선으로 들어가고 나오는 동정맥에 기생해서 혈액 공급을 받기 때문에 양쪽 갑상선을 다 떼고 나면 혈액순환의 장애가 일어날 수 있다. 그래서 갑상선전절제술을 할 때는 어떻게든 부갑상선과 혈행을 보존하도록 노력을 해야 한다. 위쪽 부갑상선은 항상 같은 자리에 위치해 있어 찾기가 쉽지만, 아래쪽 부갑상선은 제자리에 있지 못하고 엉뚱한 자리에 위치해 찾기 어려운 경우가 많다.

일주일 전 수술하고 오늘 퇴원하는 이 44세 여성 환자는 왼쪽 갑상선 날개에 여러 개의 암 덩어리가 있고, 오른쪽에도 수술 전에 암이라고 확정된 것은 아니지만 여러 개의 결절이 여기저기 산재해있어 전절제술을 해야만 했다. 특히 오른쪽 날개 결절 중 한 개는 소위 마의 삼각지점에 떡 버티고 있어 여간 신경이 쓰이는 것이 아니었다.

수술 당일 환자가 특별히 부탁해 온다.

"교수님, 저는 사람을 많이 상대하는 직업이기 때문에 특히 목소리가 변하지 않게 수술 잘 해주세요."

그래서 특히 마의 삼각지점 근처를 조작할 때는 성대신경을 보존하려고 온갖 노력을 다했다. 다행히도 양쪽 성대신경은 안전하게 잘 보존됐다.

그런데 복병은 엉뚱한 곳에 도사리고 있었다. 필자가 갑상선수술 때 가장 신경 쓰는 것이 부갑상선 보존인데 이 환자분은 2개의 아래쪽 부갑상선의 위치가 원래 위치인 갑상선의 뒷면이 아니라 앞면에 붙어있어 갑상선만 떼고 이 부갑상선을 온전하게 살려두기가 거의 불가능하더라는 것이다. 부갑상선 보존에는 이 위치가 가장 난감한 것이다.

할 수 없이 이 두 개의 부갑상선을 떼어서 작은 파티클(particle)로 만들어 흉쇄유돌근에 이식하는 꽁수를 부렸다. 위쪽에 있는 2개의 부갑상선은 원래 위치에 그대로 살려두고 말이다.

수술 직후 회복실에서 환자를 만난다.
"아~ 해보세요."
"아~ 아~"
"오케이, 목소리는 괜찮고... 이제 칼슘 수치만 정상이면 되겠는데..."
저녁 회진 때 전공의 닥터 황에게 묻는다.
"칼슘 수치와 부갑상선호르몬 수치 어떻게 나왔어?"
"네, 이온화 칼슘은 1.2로 정상이고요, 부갑상선호르몬은...

5.9pg으로 좀 낮게 나왔는데요. 그래도 손발 저림은 없어요."

"정상보다 낮기는 하지만 부갑상선조직이 남아 있다는 의미니까 내일 아침이면 증가해 있겠지... 오랜만에 이런 환자 보네..."

어? 그런데 이튿날 아침 부갑상선호르몬 수치가 3.2pg으로 더 떨어졌단다. 이온화 칼슘도 1.08로 더 떨어졌고...

"오늘 오후부터 손발 저린 증상이 나오겠는데... 그렇지만 시간이 지나 혈액순환이 좋아지면 호르몬 수치도 좋아질 거야..."

수술 2일째는 부갑상선호르몬 수치가 4.1pg으로 상승한다.

"흠, 돌아오고 있구만..."

근데 수술 3일, 4일, 5일째 부갑상선 수치는 3.5 pg에서 5.2pg 들쭉날쭉한다. 그런데도 환자의 표정이 밝고 항상 웃는 얼굴이다. 부갑상선기능저하증 환자에서 볼 수 있는 불안과 동요(agitation)의 표정이 없다.

"저 환자의 표정을 보면 부갑상선 기능이 호전되고 있다는 것을 알 수 있어... 얼굴이 굳어 있거나 불안한 표정이 없잖아."

아닌 게 아니라 수술 6일째는 8.7ng으로 상승되고, 퇴원 일인 오늘 아침에는 13.1 pg으로 거의 정상 수치(15~65pg/ml)에 육박하고 있다.

"오늘 퇴원해도 되겠는데요. 당분간 비타민D와 칼슘을 복용하구요, 약간 저칼슘 쪽으로 유지해야 부갑상선조직이 자극받아

기능이 빨리 돌아올 것입니다. 그동안 고생 많았습니다."

"저 교수님, 나중에 방사성요오드치료 받아야 하나요?"

"좀 전에 정밀 조직검사 결과가 나왔는데... 환자분은 새로 나온 가이드라인에 따르면 요오드치료를 안 받아도 될 것 같습니다."

"아이고, 좋아라, 고맙습니다. ㅎㅎ"

저칼슘혈증으로 고생했음에도 불평 한마디 없이 웃어주는 환자분의 모습이 오늘 더 인상적이다.

➕ 뒷이야기

11월 12일, 퇴원 후 첫 외래방문일에 체크한 부갑상선호르몬과 혈청칼슘 수치는 완전히 정상 범위 내로 진입했다. 물론 손발저림도 없었다.

임신 중 발견된 부갑상선기능항진증과 미만성 석회화변종유두암

> 11월 16일 / 30대 초 여성 환자

　이 환자를 처음 만난 것은 지난 8월 4일이었다. 임신 29주가 되던 때였다. 약 1개월 전 임신건강진단 중 갑상선 초음파검사에서 왼쪽 날개에 이상한 결절이 발견되었단다. 가지고 온 초음파 영상을 보니 어이구야, 또 유두암의 미만성 석회화변종이다. 이건 뭐 세침검사로 확인할 필요조차 없다. 눈폭풍이 왼쪽 날개의 아래쪽 반 이상을 휩쓸고 있는데, 그렇게 심하게 보이지는 않는다. 오른쪽 날개에는 작은 눈가루가 있는 듯 없는 듯 확실치는 않고, 중앙경부나 옆목림프절 전이는 보이지 않는다. 다만 오른쪽 갑상선 꼬리에 1.47cm 크기의 동그스름한 혹이 눈에 띈다. 위치로 보아서는 오른쪽 하부 부갑상선에 생긴 부갑상선종양일 가능성이 높다. 혈청 칼슘치가 11.3mg/dL(정상 8.5 ~ 10.1mg/dL)으로 상승된 걸로 보아 부갑상선 선종에 의한 일차성 부갑상선기능항진증인 것이다.

말하자면 갑상선암과 공존한 부갑상선 선종인 것이다.

미만성 갑상선암은 수술을 너무 늦추면 불리하다. 다른 유두암보다 퍼지는 속도가 빠르기 때문이다. 그러나 이 환자에서는 즉시 수술 대신 암의 진행 경과를 보고 진행 속도가 빠르지 않으면 출산 때까지 임신을 지속시키기로 한다.

1개월 반 후 다시 찍은 추적 초음파 영상에서 다행하게도 암의 진행이 뚜렷하지 않게 보인다. 그래서 특별한 일이 생기지 않는 한 출산 1개월 후에 수술을 하기로 계획을 세운다. 다만 미만성 변종에 잘 동반되는 만성갑상선염에 의한 경증의 갑상선기능저하가 있어 소량의 갑상선호르몬(신지로이드 0.05mg) 투여를 시작한다. 태아의 뇌와 뼈 발육을 도와주기 위해서다.

수술 D-1에 다시 체크한 초음파스테이징을 보니 지난번에는 안 보였던 왼쪽 옆목 Level 3 림프절 중 커진 것이 몇 개 보인다.

"저 림프절, 저번에는 못 보던 것인데... 내일 아침에 영상의학과에 부탁해서 커진 림프절에 X 표를 좀 해달라고 해라. 수술 중에 저놈들 떼어서 전이가 있는지 알아보게 말이지."

전공의에게 묻는다.

"자네 말이지, 요기 오른쪽 갑상선 꼬리에 보이는 부갑상선 종양을 확인하기 위해 세침검사하는 것을 어떻게 생각해?"

한참을 머뭇거리던 전공의, "세침검사 해보는 것이 좋을 것 같은데요"라고 한다.

"틀렸다. 부갑상선 종양이 의심스러울 때는 세침검사를 하면 안 된다. 검사한 바늘구멍을 통해 부갑상선세포들이 빠져나와 주위 조직에 안착(seeding)해서 다수의 재발이 일어날 수 있기 때문이지…"

수술 D-day인 오늘 아침, 환자에게 말한다.

"왼쪽 옆목림프절에 전이가 없는 것으로 밝혀지면 수술은 갑상선전절제, 중앙경부림프절청소술, 오른쪽 하부 부갑상선선종제거술만 할 것이고, 만약 전이가 있으면 왼쪽 옆목림프절 청소술이 추가될 것입니다."

"네, 교수님, 예쁘게만 해주세요."

"알았어요, 내 그 소리로 귀에 못이 박혔어요.ㅎㅎ"

수술은 우선 왼쪽 옆목 level 3 림프절과 왼쪽 중앙경부림프절을 떼어서 긴급조직검사실로 보내고, 다음으로 왼쪽 갑상선, 오른쪽 갑상선, 제일 나중에 오른쪽 하부 부갑상선 종양 순으로 절제해낸다. 왼쪽 갑상선을 떼어 낼 때 '마의 삼각지대' 근처의 성대신경이 갑상선암과 유착이 있어 이를 분리하느라고 애를 먹었지만 큰 사고 없이 절제에 성공한다.

"긴급조직검사 보낸 것 어떻게 됐노?"

"이제 올라왔어요. 옆목림프절은 전이가 없구요, 중앙림프절에 전이가 한 개 있다고 해요."

"오케이, 그럼 수술 종결이다. 그런데 이 환자 수술 후에 얼마간 저칼슘혈증에 빠질지 모른다. 기능항진이 돼 있었던 오른쪽 하부 부갑상선 때문에 나머지 부갑상선들이 위축돼 기능이 떨어져 있지는 수가 있거든… 경과 봐서 필요하면 비타민D와 칼슘 보충이 필요할지 몰라…"

수술조수로 들어온 닥터 김에게 말한다.

"부갑상선기능항진증과 갑상선암과는 어떤 연관 관계가 있을까? 그저 우연히 공존하고 있는 걸까?"

"글쎄요, 어떤 관계가 있습니까?"

"부갑상선기능항진증 환자에게 갑상선 결절이 공존하고 있으면 그 결절이 암일 가능성이 좀 더 있다는 보고들이 있지(Int Arch Otorhinolaryngol 2015;19:42~45). 그전에 신촌에 근무할 때 4케이스 경험해서 학회지에 보고한 일이 있어. 그런데 왜 갑상선암 빈도가 올라가는지 그 이유는 아직 잘 모르는 것 같아. 더 공부해야 될 과제지… 오늘 이 환자에서 배울 수 있는 것은 (1) 미만성 석회화변종갑상선암이 임신 중에 발견됐을 때 어떻게 대처하나?라는 것과 (2) 부갑상선항진증과 갑상선암 사이에 어떤 연관성이 있을까? 하는 점이지… 문헌 찾아서 더 좀 알아보셔… 나도 더 찾아

보겠지만…"
　이래서 환자가 선생이 되는 것이다.

소아 갑상선암은 나이가 어릴수록 많이 퍼진 후에 발견된다

> 11월 18일 / 5세 남자 어린이 환자

어제 저녁 회진 시간, 전공의에게 묻는다.
"내일 수술할 다섯 살배기 아기 입원했나?"
"네, 입원했습니다."
"그럼 그 아기부터 보러 가자. 내일 수술할 환자 중에 가장 VIP다. 강남세브란스 역사상 최연소 갑상선암 환자일지 모르겠다. 아니 몇 년 전 가족성 수질암 한 살배기가 있긴 있었다. 그 아기를 빼고는 가장 어린 환자다. 좀 심하게 퍼져 있어 큰 수술이 될 거야."

그렇다. 소아 갑상선유두암은 나이가 어릴수록 어른보다 많이 퍼진 후에 발견된다. 나이가 어릴수록 다발성이 많고, 피막침범이 많고, 옆목림프절 전이율이 높고, 폐 등 원격 전이율이 높다(Int J Pediatr Otorhinolaryngol 2015;79:1324~9). 보통은 갑상선의 암 덩어리보다 옆목림프절에 전이된 혹이 먼저 발견돼 병원을 찾는 환자가 대부분으로 되어 있다.

나이가 어릴수록 조직이 약하고 모든 장기가 작고 덜 성숙되어 있기 때문에 수술이 어른보다 훨씬 어렵다. 따라서 수술 합병증이 잘 생긴다. 특히 갑상선수술 때는 성대신경이 가늘고 부갑상선이 눈에 띄지 않을 정도로 아주 작기 때문에 수술 후에 목소리가 변하고 부갑상선으로의 혈행이 나빠져 영구적인 부갑상선기능저하증이 될 가능성이 매우 높다. 평생 동안 비타민D와 칼슘을 달고 살아야 하니 기가 찰 노릇이다.

여섯 살 이하 어린이는 갑상선수술 후에 수술 합병증이 생길 가능성이 더욱 높아 22%까지 보고되어 있다(J Surg Oncol 2006;94:670677). 뿐만아니라 나이가 어릴수록 예후도 불량한 것으로 돼 있다. 그러나 최근에는 10년, 20년, 30년 재발 없는 생존율이 각각 83.6%, 70.7%, 64.0%로 나쁘지 않게 보고되고 있다 (World J Surg 2015;39: 2259~65).

2000년대에는 초음파의 등장으로 조기 발견되는 환자들이 많아져 예후가 더 좋아질 것으로 예측되고 있다 (World J Surg 2015;39: 2259~65).

이 꼬마 환자를 첫 대면한 것은 지난 10월 29일이었다. 9월 중순 경 엄마가 우연히 아기의 왼쪽 옆목이 불룩하게 부은 것을 발견하고 타 대학병원에서 초음파와 세침검사를 한 결과 갑상선유두암이 왼쪽 옆목으로 퍼져 있다는 진단을 받았다는 것이다. 가지고 온 초음파를 보니 아이구야, 퍼져도 너무 퍼졌다. 왼쪽 갑상선 날개는 여러 개의 암 덩어리들이 울퉁불퉁 꽉 차 있고, 이와 비슷하게 생긴 혹들이 왼쪽 옆목 내경정맥을 따라 감자밭을 이루고 있다. 엄마가 발견했다는 혹은 Level 2 림프절로 전이된 암 덩어리 중 하나였다. 우려되는 것은 왼쪽 흉관(thoracic duct) 근처와 중앙림프절에 해당되는 Level 6에도 자갈들이 꽉 차있다는 것이다.

오 코디가 마음이 아파 수술을 빨리 당겨 잡은 것이 바로 오늘이다. 다른 어른 환자들을 제치고 첫 번째로 이 꼬마 환자를 수술하기로 한다. 모든 에너지를 이 꼬마에게 쏟아붓기 위해서다. 수술준비실로 가보니 이 꼬마 환자가 엄마와 함께 와 있다.

"안녕, 선생님이 잘 낫게 해 줄게."

필자를 보자 엄마가 폭풍 눈물을 보인다. 꼬마는 마취 준비실에서 마련해준 아이패드와 놀고 있고…

수술대 위에 옮겨 누울 때 공포에서 벗어나게 해주려고 "사진 찍어 줄게~" 하니 두 손가락으로 V자를 그리며 웃는 표정을 만들어 보낸다. 의젓해도 너무 의젓하다.

환자가 마취되고 난 다음 수술조수 닥터 김에게 말한다.

"오늘 관건은 성대신경하고 부갑상선을 보존해 주는 것이다. 그리고 흉관 근처의 전이림프절들을 제거할 때 흉관을 잘 보호해서 유미루가 생기지 않게 한다. 그러기 위해서 적혈구(RBC)를 하나, 하나 잡는 기분으로 출혈이 되지 않게 완전 무혈수술을 해야 한다. 수술 끝나고 RET/PTC, BRAF검사도 보내보고... 소아의 경우 BRAF는 음성지지만 RET/PTC는 나올 확률이 있으니까..."

수술은 서두르지 않고 차근차근 왼쪽 갑상선, 중앙경부림프절 청소술, 왼쪽 옆목림프절청소술을 하고 제일 나중에 오른쪽 갑상선 날개를 떼는 순으로 한다. 왼쪽 날개를 뗄 때 왼쪽 갑상선암이 피막을 뚫고 왼쪽 띠근육(strap muscles)과 한 덩어리로 돼 있어 같이 절제해 낸다. 오른쪽 갑상선 날개를 떼어낼 때에는 부갑상선을 확실히 보존해 주기 위해 갑상선의 뒷면 부갑상선 근처의 갑상선조직을 0.5gm 정도 붙여 남겨두는 꽁수를 부리기도 하고...

무사히 수술이 끝나고 회복실로 환자를 보낸 뒤, 엄마가 환자를 돌보도록 한다. 그리고 아이패드를 환자의 배 위에 올려놓고 마취에서 깨는 대로 가지고 놀도록 준비해둔다.

"그런데 덩치가 나이에 비해 좀 작은 것 같네요. 20kg 밖에 안 된다니..."

"이상하게 애가 말라가더라구요."

"아마 암이 자란다고 그랬는지도... 근데 아기가 너무 의젓해요.

암수술하는 걸 알고 있었나요?"

"네, 몇 번이나 얘기해 줬어요."

"그랬구나... 어려도 남자아이는 다르네... 지난번 여자애들은 울고 그랬었는데..."

저녁 회진으로 병실로 가기 전에 수술조수 닥터 김이 말해 준다.

"교수님, 부갑상선 수치가 13.2 pg/ml(정상, 15~65pg/ml)로 나왔다는데요. 혈청칼슘 수치는 완전 정상이구요."

"그러면 성공한 거다. 내일이면 정상 수치로 올라올걸... 아무 탈 없이 잘 회복할 거다."

병실로 가니 꼬마 환자가 역시 의젓하게 앉아있다. 엄마 아빠가 안쓰러운 표정으로 보고 있는데도 정작 본인은 아픈 표정 하나 안 짓는다.

"악수하자, 네가 너무 착해서 수술 잘 됐다. 내일 하루만 지나면 안 아플 거야. 먹고 싶은 것 있으면 다 먹어도 좋아."

"교수님, 고맙습니다, 너무 고맙습니다."

엄마 아빠가 진심으로 고마움을 표한다. 돌아 나오는데 꼬마 환자가 웃으며 또 V 자를 만들어 보여준다. 필자도 V 자로 화답해 준다. 왠지 저 꼬마는 재발 없이 오래오래 잘 살 수 있을 것 같은 예감이 든다. 암, 그렇게 되고 말고...

➕ 뒷이야기

이 꼬마 환자는 수술 후 만 5일 째인 11월 23일에 퇴원했다. 우려하던 부갑상선호르몬은 완전 정상 수준인 16.1 pg/ml(수술 전에는 24pg/ml)로 진입했고, 혈청칼슘과 인 수치도 정상 범위 내에 있었다. 앞으로 방사성요오드치료가 남았지만 잘 극복해서 건강하게 성장할 것으로 예측된다.

갑상선암,
그렇게 간단하지는 않은데...

11월 23일 / 40세 여성 환자

아침 수술실, 선한 인상의 환자가 수술대로 옮겨 눕는다.

"아이고, 또 수술실로 왔네요. 무슨 팔자로... 이번 수술로 다시는 재발이 없기를 바랍니다."

"이번에는 림프절수술만 하는 거예요?"

"맞아요, 저번에 갑상선 전절제한 부위는 괜찮고, 왼쪽 옆목림프절에 재발이 발견돼 오늘은 왼쪽 옆목림프절청소술만 할 것입니다. 지난번 목 절개선에서 왼쪽 옆목 쪽으로 절개선을 약간 확대해서 수술할 겁니다."

"잘 부탁합니다."

오늘 수술할 이 환자는 2011년 8월 8일에 필자로부터 갑상선전절제술과 중앙경부림프절 청소술을 받았던 과거력이 있다. 그해

6월 28일 타 병원에서 왼쪽 갑상선 날개에 1cm 남짓 크기의 유두암을 진단받고 필자를 찾아왔던 것이다.

늘상 하던 대로 초음파스테이징검사와 목 CT스캔을 했더니 갑상선 왼쪽 날개의 앞쪽 피막 근처에 암 덩어리가 자리잡고 있고, 왼쪽 경정맥 중간 부위에 0.7cm 정도 크기의 림프절이 보였다. 혹시 이 림프절로 전이가 되지 않았을까 의심돼 세침흡입검사를 했는데 암세포는 없다고 했고 Tg 측정치도 2.9 밖에 안 된다고 했다. 말하자면 전이림프절은 아니라는 얘기다.

당시 환자분은 가능하면 반절제를 했으면 좋겠다고 희망해서 수술 중 검사에서 중앙경부림프절 전이가 없으면 반절제를 해 드리겠다고 약속했다.

그런데 이 희망은 이루어지지 않았다. 수술 중 긴급 조직검사에서 7개나 되는 중앙림프절에 전이암이 있는 것으로 밝혀져 갑상선전절제술과 중앙경부림프절청소술을 할 수밖에 없었던 것이다. 다시 봐도 초음파나 CT스캔에서 이 림프절들이 문제를 안고 있었다는 것을 알 수 없었다. 최종 진단은 그야말로 수술 중 집도의의 눈과 손, 그리고 긴급조직검사에 의존할 수 밖에 없다. 아무리 영상진단이 발달됐다 하더라도 완벽하지는 않더라는 것이다.

이후 이 환자는 수술 후 보조치료로 150mCi와 30mCi의 방사성요오드치료를 두 차례나 했다. 그리고 2013년 10월 10일에 체크한 혈청 Tg가 0.1ng/ml, TgAb 104.7 IU/ml(정상, 10~124.2)

으로 나와 '이제는 안심할 수준이 됐구나'하고 생각됐다.

그런데 2014년 10월에 시행한 초음파 추적검사에서 왼쪽 옆목 level 3지점에 0.85cm와 0.54cm 크기의 림프절이 나타나기 시작했다. 림프절이야 몸의 컨디션에 따라 커졌다 작아졌다 하는 것이니 일단 1.0cm 크기가 될 때까지는 기다려 보다가 더 커지면 세침흡입세포검사를 하기로 했는데, 금년 10월에 체크한 초음파검사에서 크기가 0.93cm로 다소 커진 것 같았다. 즉시 세침검사를 했더니 아뿔싸, 전이유두암 소견이 보인다는 것이다. 다른 환자처럼 감자밭이나 자갈밭처럼 전이가 심하지는 않지만, 일단 전이가 있는 것을 알게 된 이상 그냥 두고 보자고 할 수는 없었다.

거 참… 첫 수술 때 검사를 했었는데… 왜 그때는 안 나타나고 4년이나 지나 나타났을까?

이번에 발견된 전이림프절이 새로이 생긴 것이 아니라면 그때에도 전이가 있었을 텐데 말이다. 아마 그 당시에도 림프절에 전이 암세포가 있기는 있었을 터인데 세포검사로 흡입되어 나올 정도의 암세포는 없어서 그랬는지 모른다. 어쨌든 왼쪽 옆목림프절청소술을 권유했고 오늘 수술을 하게 된 것이다.

수술은 많이 퍼진 상태에서의 옆목림프절청소술이 아니기 때문에 어렵지 않게 끝난다.

병실 회진 때 수술에 대한 설명을 하니 환자가 묻는다.

"교수님, 그런데 왼쪽 목과 왼쪽 얼굴 아래쪽 감각이 이상한데요?"

"아, 그건 당연합니다. 시간이 지나면 돌아오게 돼 있습니다. 개인차가 있기는 하지만요."

"2~3일 후에 퇴원해서 출근하면 안 될까요? 직장 휴가를 그렇게 해놔서요."

"네? 2~3일 후에 출근이요? 어림도 없습니다. 보통 옆목림프절청소술은 일주일쯤 입원해야 되는데요."

"코디 선생이 2~3일이면 된다고 했는데…?"

"코디 선생이 무슨 착각을 한 것 같아요. 간단한 반절제는 2~3일 후에 퇴원하기도 합니다만…"

요즘은 옆목림프절청소술이라해도 워낙 수술이 깨끗하게 끝나서 옛날에 비해 회복이 빨라 입원 기간이 짧아지고 있지만, 그래도 2~3일은 너무 했다. 또 이 환자분은 2개월 후에 추가적인 방사성요오드치료까지 필요한 상태기도 하고. 암이 옆목림프절까지 퍼졌다는 것은 그리 간단한 문제가 아닌데 요즘 '갑상선암은 암도 아니다'라는 속설이 난무하고 있어 이 환자분도 그 말에 현혹돼 가볍게 생각하는 것인지 모르겠다.

병실을 나오며 생각한다. '갑상선암, 그렇게 간단하지는 않은데… 너무 중하게 생각하는 것도 문제가 되기는 하겠지만…'

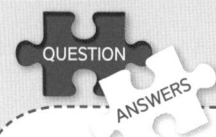

Tg가 높아도 배가시간이 길면 예후가 좋다

갑상선암(유두암, 여포암)으로 전절제를 하고 방사선요오드치료까지 한 환자를 추적할 때는 피검사로 혈청Tg 수치를 측정해서, Tg가 증가하면 암세포가 다시 증식해 재발이 일어나고 있다고 판정한다.

신지로이드 복용 하에 뇌하수체갑상자극호르몬(TSH)을 낮춘 상태에서 Tg 수치가 0.2ng 이상이거나, 신지로이드 복용을 중단시키려 TSH를 올려 암세포가 자극된 상태에서 Tg 수치가 1ng 이상으로 측정되면 암세포 활동이 증가해 재발이 됐다고 판정한다. 따라서 Tg 수치가 높을수록 재발 정도가 심하다고 판정되는 것이다.

그런데 Tg는 증가됐으나 모든 영상검사에서 재발암이 보이지 않는 경우가 있다. 즉 Tg는 상승됐지만 임상적으로 재발암이 보이지 않는 것이다. 이럴 때는 Tg가 빨리 상승하면, 즉 상승 기간이 짧으면 암세포의 활동이 왕성하다고 보고, 반대로 상승 기간이 길면 암세포의 활동이 느리다고 해석한다. 이때 Tg 수치가 2배되는 시간이 짧으면 경과가 나쁘고, 길면 암의 진행이 느려 생존율이 나쁘지 않다고 본다.

아래 표와 같이 배가시간이 1년 미만이면 10년 생존율이 50%, 1 ~ 3년이면 95%, 3년 이상이면 100%의 10년 생존율을 보인다고 한다. Tg 수치가 높을 때는 배가시간을 보고 예후를 추측할 수 있다는 것이다.

Tg 배가시간(doubling time)과 예후(Thyroid 2011;25:707~16)

배가시간	10년 생존율(%)
< 1년	50%
1~3개월	95%
> 3년	100%

박정수 교수의
갑상선암 진료일지

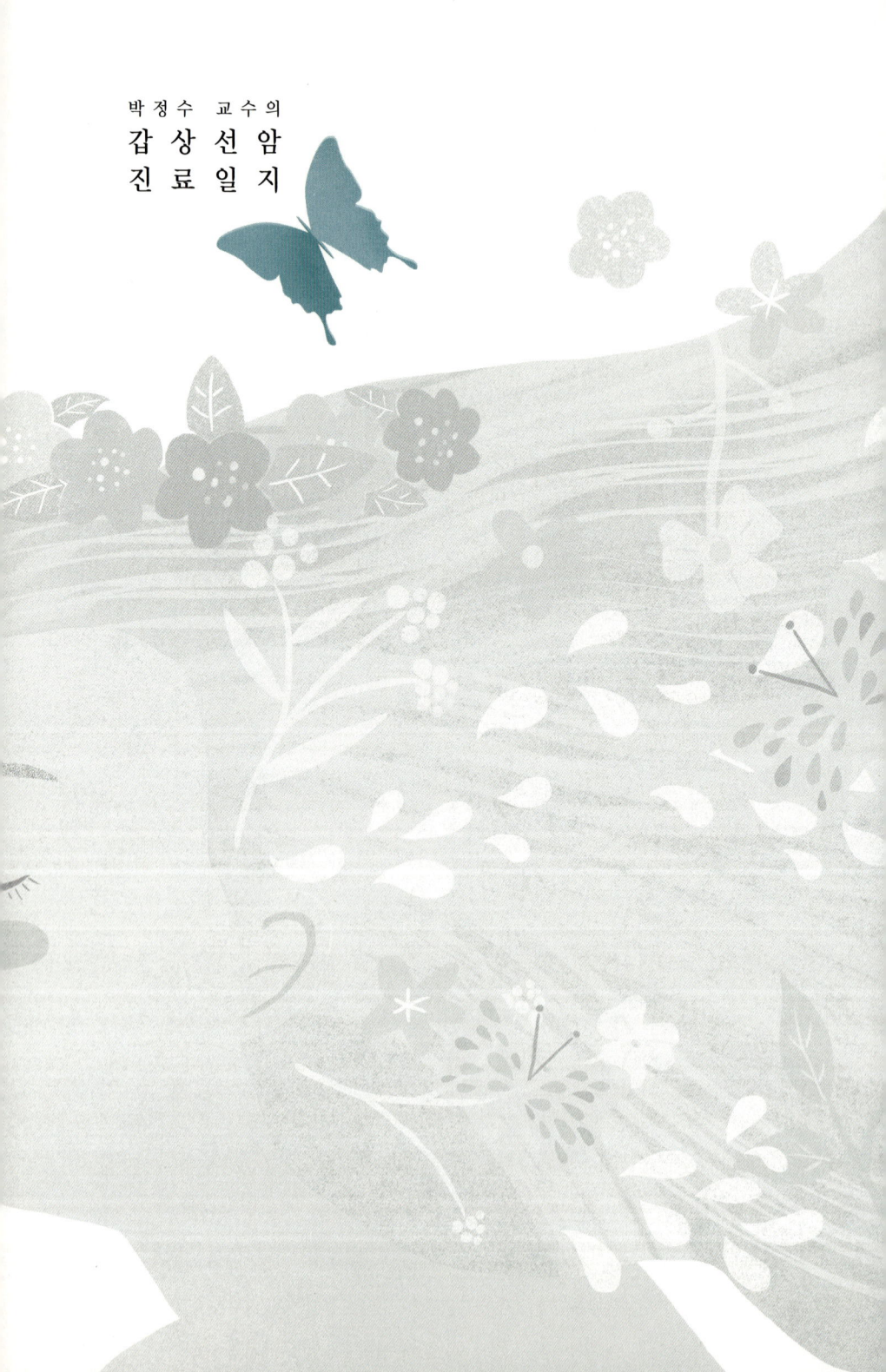

Winter, again

쌍둥이 아들 장가보낼 수 있을까요?

> 12월 2일 / 30대 초 여성 환자

수술대에 누우려는 환자를 보니 정감이 가는 인상의 젊은 여성 환자다.

"잠깐, 수술 절개선 디자인하게 눕지 말고 앉아 있어요. 오늘 수술은 갑상선전절제술하고 왼쪽 옆목림프절청소술이 될 겁니다. 수술이 좀 큰 편이지만, 내 잘해 줄 테니 걱정 말고."

그 순간 필자의 왼쪽 손등에 눈물이 툭 떨어진다. 환자의 눈에서 그야말로 폭풍 눈물이 쏟아지는 것이다.

"아니, 왜 울어요?"

"교수님 뵈니까 그냥 눈물이 나오네요."

"아기 때문이 아니고? 보통은 아기 보고 싶다고 우는데? 아기가 몇 살?"

"27개월 쌍둥이예요, 저 쌍둥이 아들 장가보낼 수 있을까요?"

"그럼, 그렇게 되고 말고요. 손자 손녀도 보게 될걸요. ㅎㅎ"

이 환자는 지난 10월 중순 개인내과에서 갑상선유두암 진단을 받고 초음파 영상과 세침세포검사로 왼쪽 옆목림프절에 전이가 있다는 진단을 받았다고 한다. 환자의 어머니도 갑상선암으로 수술을 받은 가족력이 있단다. 가족력이 있으면 그렇지 않은 경우보다 4~6배 정도 갑상선암이 더 잘생기고 암의 진행 속도가 빠르며 재발률도 약간 높은 것으로 알려져 있다(J Clin Endocrinol Metab 2005;90:5747~53). 때문에 첫 치료를 좀 더 빡세게 해줘야 한다. 수술 후 방사성요오드치료도 더 빡세게 해주고 말이지.

이 환자의 초음파스테이징검사와 목 CT스캔, 폐 CT스캔 영상을 체크해보니 역시 암이 좀 진행돼 있다. 폐 전이는 아직 없다. 즉 갑상선암 덩어리는 1cm 남짓 크기로 그리 크지 않지만 위치가 갑상선의 뒷면 피막과 식도벽에 붙어 있고, 중앙림프절군과 왼쪽 옆목 레벨 4 림프절군에 여러 개의 전이 림프절들이 자리 잡고 있는 것이다. 큰 것은 갑상선의 암 덩어리보다 큰 1.2cm나 되고 그 주위로 크고 작은 전이 림프절들이 오골 오골 모여 있다. 뿐만아니라 후측경부삼각지대(posterior triangle)에도 큼직한 림프절이 그 위용을 자랑하고 있다. 수술이 평소보다 좀 더 확대될 것 같다.

수술은 왼쪽 갑상선절제술과 중앙경부림프절청소술을 먼저하고 레벨 5 림프절군까지 포함하는 왼쪽 옆목림프절청소술(곽청술) 순으로 한다. 옆목림프절청소술이라 함은 내경정맥을 따라 줄줄이 사탕처럼 림프절들이 줄지어있는 레벨 2, 3, 4 림프절군과 부신경(accessory nerve)을 따라 내려오는 레벨 5 림프절군을 청소하듯 몽땅 긁어내는 것인데, 갑상선암에서 레벨 5까지 청소하는 경우는 흔치 않다. 여기까지 퍼지는 경우가 흔치 않기 때문이다.

그런데 오늘 이 환자는 레벨 5 림프절 청소까지 끝내고 맨 나중에 오른쪽 갑상선 날개를 떼어내는 것으로 수술을 종료했다. 수술 범위가 넓어지면 부갑상선으로 가는 혈류가 나빠질 수 있기 때문에 이를 최대한 살려주려고 노력하면서.

수술이 끝나고 마취 회복실에 있는 환자를 보러 간다. 회복실 간호사가 말한다.

"교수님 오셨어요, 환자분 보기 위해서요."

아직 마취에서 완전히 회복되지 않은 것 같은데, 비몽사몽간에 오른팔을 올려 필자의 왼쪽 뺨을 어루만지려고 한다.

"아~ 소리 내 보세요" 하면서 환자의 손을 잡아주니 눈물을 보이며 "아~ 아~ 감사합니다, 감사합니다" 하고는 필자의 손을 꼭 잡아준다. 큰 수술이지만 수술에 따른 합병증은 전혀 보이지 않는다.

"수술 잘 됐어요, 쌍둥이 두 놈 장가보내고 손주도 보게 될 거요. ㅎㅎ"

　아기를 키우는 엄마의 마음에는 천사의 영혼이 내려와 앉는가 보다.

✚ 보충 설명

　목 림프절은 그 위치에 따라 레벨 1에서 7까지 나누어 기술된다. 턱밑 림프절군은 레벨 1이 되고, 내경정맥을 따라 내려오는 림프절을 3등분 하여 상 측을 레벨 2, 중 측을 레벨 3, 하 측을 레벨 4로 나누고, 부신경(accessory nerve)을 따라 내려오는 림프절군을 레벨 5라 하는데, 주로 목의 측후방 삼각지대에 위치한다. 레벨 6은 중앙경부림프절을, 레벨 7은 상종격동림프절군을 얘기한다. 갑상선암에서는 레벨 1 림프절로의 전이가 잘 일어나지 않는다.

최종 수술 범위는
수술 중 소견에 따라 결정된다

> 12월 4일 / 40대 중반 여성 환자

어제 오전 수술 전 환자의 데이터 재점검 시간.

"김 교수, 초음파 영상 왼쪽 갑상선 날개에 둥그스름한 결절이 두 개 보이잖아요, 1.1cm 크기로 보이는 저거 말이요. 위쪽에 한 개, 아래쪽에 한 개, 두 개가 사이즈도 비슷하고 모양도 비슷하게 얌전해 보이는데 설마 이게 암은 아니겠지요?"

"네, 얌전한데요, 경계가 선명하고 일부는 물이 차 있네요. 양성 결절일 것 같은데요. 반대편에 있는 2mm 결절도 양성이구요."

"그럼 암은 뒤쪽 마의 삼각지점에 위치하고 있는 저 0.7cm 결절인가 보죠. 보기에도 흉측하게 생겼네... 저기서 세침검사 했는데 유두암이 나왔다고 해요. 그런데 위치가 기도와 식도 사이에 있고, 일부는 왼쪽 기도벽을 파먹는 것처럼 보이는데, 어때요? 기도 침범이 있는 건가요?"

"초음파 사진만 봐서는 침범이 있는 것처럼 보이는데요. CT스캔도 그렇게 보이고요."

"그게 진짜면 일이 심각해지는데... 기도내강으로 자라 들어갔다면 기도까지 잘라야 되는데... 안되겠다, MRI 찍어서 기도연골 침범이 있는지 확실히 해야겠다. 연조직침범 여부를 알아보는 데는 MRI(자기공명영상) 만한 것이 없으니까 말이지... 당장 MRI를 찍어 보자."

"요즘 MRI가 붐벼서... 내일 새벽에나 가능할지 모르겠어요."

"좌우간 MRI를 봐야 수술을 어떻게 할지 결정하지..."

오늘 아침, 출근하자마자 전공의가 보고해 온다.

"교수님, 새벽에 MRI를 찍었는데요."

"그래? 어디 보자. 흠... 기도연골 근처에 암이 위치해 있지만 연골 모양은 잘 유지 되고 있구만, 연골은 안 잘라도 되겠다. 기껏해야 면도식절제(shaving procedure)정도면 충분하겠어. 그것도 안 해도 될지 모르고..."

드디어 환자분이 수술실에 입실한다.

"환자분. 어제 설명으로는 갑상선전절제, 중앙경부청소술, 기도연골수술까지 해야될 지 모르겠다고 했는데, 오늘 MRI 영상 보니까 생각보다는 좋은 것 같아요. 기도연골까지 침범이 있으면 전절제하고 수술 후 방사성요오드치료까지 해야될 지 모르지만, 만약 연골침범 없고, 림프절 전이 없고, 반대편 결절이 암이 아닌 걸로 밝혀지면 반절제로 끝날 수도 있어요. 그렇게 되면 대박이지요."

심각한 설명을 하는데도 환자는 그저 '의료진이 알아서 해주겠지' 하는 표정만을 보내올 뿐이다. 집도의인 필자는 여러 가지 가능성으로 머릿속이 어지러운데도 말이지.

과연 어떤 수술이 될까? 우선 오른쪽 날개에 있는 작은 결절과 중앙경부림프절을 먼저 떼어서 긴급조직검사실로 보내고, 왼쪽 갑상선의 뒤쪽 피막을 주위 조직으로부터 분리하고 마의 삼각지점 근처에서 암조직이 성대신경을 둘러싸고 있지 않다는 것을 확인한 후, 암 덩어리와 기도연골이 붙어 있는 것을 조심조심 분리해낸다. 천만다행으로 암이 기도연골을 파먹어 들어가지 않은 것이다. 암이 마의 삼각지대에 있으면 크기가 아무리 작아도 기도, 식도, 성대신경을 침범할 수 있어 이 부위의 암을 박리해낼 때는 조심에 조심을 거듭해야 한다.

어쨌든 마의 삼각지대를 무사히 통과하고 난 후부터는 일사천리로 수술이 진행돼 왼쪽 갑상선절제술이 어렵지 않게 끝난다. 그리고 왼쪽 갑상선도 긴급조직검사실로 보낸다.

오른쪽 결절이 암이 아니고 림프절에 전이가 없는 것이 확인된다면 수술은 이것으로 종결해도 된다. 애초에 복잡하고 위험한 수술 가능성에서 가장 간단한 수술인 반절제로 해결될 수 있는 것이다. 이제 긴급조직검사 결과만 나오면 된다.

"아직 안 나왔나?"

"아직은요"

"딱 몇 분 만에 결과를 알 수 있는 방법은 개발 안 되나... 이놈의 수술 중 긴급조직검사 때문에 내가 지레 늙는다니까..."

"나왔어요! 컴퓨터에 떴어요. 오른쪽 결절도 암이 아니구요, 림프절도 네거티브로 나왔어요."

"와~ 대박, 대박이다. 그럼 오늘 수술은 이것으로 오케이다!"

"그런데요, 왼쪽 갑상선 보낸 것도 나왔는데, 양성이라 생각됐던 1.1cm 크기의 결절 두 개도 암으로 나왔어요. 여포변종유두암으로요. 또 하나 작은 것이 발견됐는데, 그것도 암으로 나왔대요. 그래서 왼쪽에 총 4개의 암이 있었대요."

"그래? 또 여포변종? 착한 복면 쓴 나쁜 놈이지... 옛날 같으면 이런 경우에는 전절제하라고 돼 있었는데, 이제는 반절제해도 된다고 바뀌었지. 좌우간 이 환자 오늘 대박이다."

그렇다. 최종 수술 범위는 수술 중 소견에 따라 결정되는 것이다.

이제 회복하면 아기 낳고 백년해로하셔…

12월 7일 / 20대 중반 여성 환자

"어, 이제야 수술실에 나타났네. 들어올 때 신랑이랑 영화 한 편 찍었구나… 이렇게 눈물 흘리고 있는 걸 보니까 말이야…"

"아뇨, 교수님. 교수님 얼굴 보니까 눈물이 나네요."

수술대에 누우려는 환자에게 잠시 앉아 있으라 하고 수술 절개선을 디자인하며 말한다.

"오늘 수술은 갑상선전절제하고 오른쪽 옆목림프절청소술이니까 수술 절개선이 좀 길게 나올 거야. 그렇지만 나중에 보면 의외로 수술 상처가 밉지 않게 나와요. 또 수술 후 레이저 치료하면 더 예쁘게 낫고… 그러니 너무 속상해하지 않아도 돼요. 아직 아기는 없지?"

"네, 이제 결혼 1개월 밖에 안 된걸요."

"맞아, 맞아. 지난 10월에 진단하고 그때 이왕 이렇게 된 거

결혼식 올리고 신혼여행 즐기고 수술하자 그랬지…"

"네, 교수님이 그러셨어요."

이 어린 신부를 처음 본 것은 10월 20일 외래 진찰실에서였다. 물론 그때는 결혼 전이었다. 생글생글 웃는 모습이 그렇게 보기 좋을 수가 없다. 말할 때마다 눈과 입이 웃는 상이라 천성적으로 착한 상이다. 무슨 운명의 장난으로 신께서 이렇게 어린 아가씨에게 갑상선암을 주셨는지 모르겠다. 그것도 초기가 아닌 진행된 암으로 말이지.

가지고 온 초음파 영상을 보니 아~ 탄식이 절로 나왔다. 오른쪽 갑상선 날개의 위쪽 피막 근처에 0.9cm 크기의 뾰쪽뾰쪽 암 덩어리와 왼쪽 날개의 앞쪽 피막 근처에 0.44cm 크기의 결절이 있고, 오른쪽 옆목 내경정맥을 따라서는 여러 개의 전이림프절들이 그 위용을 자랑하고 있다. 그리고 양쪽 중앙경부림프절도 커져 보인다. 첫 진단을 내린 개인 병원에서 친절하게도 갑상선 본체의 결절과 오른쪽 옆목 레벨 3 림프절을 세침검사해서 갑상선유두암이 옆목림프절까지 전이가 된 것이라 진단해 줬다. 요즘 개인의원의 실력도 만만치 않다. 물론 가지고 온 병리슬라이드를 우리 병원 병리과에서 복습해서 이를 확인했다.

마취 직전, 어린 신부가 수술받게 된 것이 짠해 말해준다.

"수술은 좀 크지만 내 잘해줄게, 최대한 예쁘게 말이야. 한숨 자고 나면 끝나있을 거야."

"잘 부탁드립니다, 교수님...."

수술실 밖에서 손 소독을 하고 있는데 수술실 순회간호사(circulating nurse)인 때지엄마가 한마디 거든다.

"환자가 어리고 예쁘네요."

"그러게 말이야, 신혼 중이래..."

수술은 오른쪽 옆목림프절 레벨 2, 3, 4를 포함한 림프절청소술을 하고, 중앙림프절청소술, 오른쪽 갑상선, 왼쪽 갑상선절제술 순으로 한다. 중앙림프절청소술 때는 기도와 식도 사이의 협곡을 따라 림프절들이 큼직큼직하게 커져 있어 이들을 조심조심 걷어낸다. 만져지는 느낌은 전이보다는 공존해 있는 만성갑상선염 때문에 생긴 반응성 비후(reactive hyperplasia)일 것 같지만, 전이를 완전히 배제할 수 없으니 함께 제거해 준다. 파라공주님들(부갑상선)은 모두 무사하다. 따라서 저칼슘혈증은 걱정 안 해도 될 것이다.

수술은 만족스럽게 끝난다. 철저히 제거되어 수술 후 방사성요오드치료도 한 번으로 끝났으면 좋겠다는 생각을 한다. 그래야 임신이 늦어지지 않을 수 있으니까.

병실로 환자를 만나러 올라간다. 환자를 지키고 있던 신부와 분위기가 비슷한 신랑과 친정 부모님이 의료진을 맞이한다. 수술내용에 대해 간단히 설명하고 신랑에게 한마디 부탁한다.

"이제 회복하면 아기 낳고 백년해로하셔. 신부 잘 모시고...ㅎㅎ"

"네, 네. 그러겠습니다. 감사합니다."

"여기 증인들이 많이 있어요. 우리 신부님도 방사성요오드치료하고 1년 지나면 아기 낳는데 문제없으니까, 쑥쑥 몇 마리 낳고 행복하게 사셔..."

그랬더니 이 신부님 보소, 벙긋 웃으며 손가락 4개를 펴 보인다.

"뭐? 넷이나 낳겠다고? ㅎㅎ..."

저 젊은 부부는 정말로 잘 살 것 같다.

거대휘틀세포암,
오랜만에 만났네

> 12월 9일 / 70대 초 여성 환자

"아이고, 아주머니 이 혹 떼고 나면 체중이 줄겠다. 하도 크니까 말이지요."

"그전에는 그렇게까지 안 컸는데…"

"까람아, 네 얼굴만 하겠다."

"제 얼굴이 그렇게 커요?"

수술대에 누운 아주머니의 앞목이 불룩하게 올라와 갑상선 결절의 사이즈가 보통 큰 것이 아님을 알 수 있다. 초음파로 잴 수 있는 한계를 넘어서, 할 수 없이 CT스캔에서 체크한 결절의 장경을 보니 무려 10cm를 육박한다. 이렇게 큰 결절이 왼쪽 갑상선 전체를 점령해서 한가운데 있어야 할 기도가 오른쪽으로 완전히 밀려 있고 기도내강이 결절 때문에 좁아져 있다. 그러나 결절의 표면은

둥그스름하고 부드러우면서 주위 조직과 유착이 없어 보인다. 덩치만 컸지 암은 아닌 것 같아 보인다. 초음파 영상에는 오른쪽 갑상선 날개에도 1.5cm 크기의 결절이 보인다.

"설마 암은 아니겠지... 세침세포검사에서도 암이란 증거는 아직 못 찾아냈고..."

사실 이 환자를 처음 본 것은 2007년 5월 3일이었다. 그때도 왼쪽 갑상선 날개의 결절 때문에 찾아온 것이었다. 사이즈는 지금보다 작지만 장경 5.73cm 나 되는 큰 갑상선 결절이었다. 4cm가 넘는 종양이었기 때문에 그해 10월에 수술을 받기로 했는데, 이후 소식이 끊겨졌던 것이다. 그리고 한동안 잊고 있던 환자였는데 지난봄인 4월 23일, 결절이 커져서 다시 찾아왔다. 다시 찍은 초음파 영상에서 결절의 사이즈가 9.0cm를 넘어 당연히 수술을 권유했다. 이 당시 세포검사에서도 암이란 증거는 찾을 수 없다고 했고...

환자는 다시 수술받는 것에는 주저주저하다가, 결절이 점점 커지고 기도를 누르며 앞으로 튀어나오는 느낌이 들자 드디어 수술받을 결심을 하고 필자를 다시 찾아왔던 것이다.

수술 도우미로 들어온 닥터 김에게 말한다.
"엄청 커졌다. 그래도 만져지는 느낌은 암은 아닌 것 같은데 모르지... 일단 오른쪽 작은 결절을 먼저 떼어서 긴급검사 보내고 다음에 주력부대인 거대결절을 떼어서 긴급검사실로 보내보자. 4cm 이상 크기는 세침세포검사에서 암세포를 못 찾아도 일단 떼어서 전체 종양을 세밀히 검사해 보면 암으로 나올 확률이 30%가 넘는단 말이야."

왼쪽 거대결절을 떼어내는 작업은 그리 어렵지 않게 진행된다. 주변부에 커져 있는 림프절도 없고… 암이 아닐 가능성이 더 높다고 생각된다. 그래도 긴급조직검사실로 떼어낸 왼쪽 거대결절을 보낸다.

약 30분이 지나자 오른쪽 결절의 결과가 나온다. '선종양증식증(adenomatous hyperplasia).' 자, 이제 왼쪽 것만 나오면 된다. 느낌은 양성(良性)이지만 사이즈가 워낙 크니 암일 가능성도 완전 배제할 수 없다. 30여 분을 더 기다리고 결과가 올라온다. '휘틀세포암(Hurthle cell carcinoma).'

"아이쿠, 전혀 예상 못 했네… 그럼 전절제를 해야 한다. 중앙경부림프절청소도 하고…"

휘틀이라면 림프절 전이, 원격 전이율이 여포암보다 2배 정도 높은데, 방사성요오드치료 효과는 여포암보다 떨어진다. 여포암보다 고연령층에 많이 생기며, 예후도 좀 더 나쁜 것으로 되어 있다. 그러나 최근에 나온 논문에는 유두암보다는 나쁘지만 여포암과는 별 차이가 없다고 하기도 한다(Surgery 2013:154:1263~71).

수술 후 병실 회진을 돌며 전공의에게 말한다.

"이 환자 내일 흉부 CT스캔 찍어 봐라. 혹시 폐에 전이가 있는지 보게... 이 환자의 예후는 종양의 혈관침입(vascular invasion)이 어느 정도 심하냐에 달려 있다. 그 외 TP53 돌연변이와 PTEN 돌연변이가 있으면 나쁘다는 논문(Endocr Pathol 2015 Dec:26:365~9)도 있는데, 이는 더 많은 연구 결과가 나와야 말할 수 있을 거야."

병실에서 환자를 만나 결국 암이었다고 설명하니 깜짝 놀란다.

"그래도 수술은 잘 됐어요. 아마도 처음부터 암은 아니었을 겁니다. 처음에는 휘틀세포선종(Hurthle cell adenoma)이었다가, 나중에 휘틀세포암(Hurthle cell cacrcinoma)로 변했을 거라고 생각합니다. 2007년 맨 처음 진찰받고 수술했더라면 그때는 암으로 변하기 전 단계였는지 모르지요. 이제라도 수술이 되었으니 다행이지요. 수술에 따른 합병증은 지금 없어요. 아무 탈 없이 잘 회복하실 것입니다."

이 환자는 일반 여포암이나 유두암보다는 더 고용량의 방사성요오드치료를 해야 할 것이다. 일반적으로 휘틀세포는 방사성요오드 흡착력이 좋지 않기 때문이다.

거대 휘틀 세포암, 정말 오랜만에 만났네.

교수님, 다섯 살 아들은
제가 꼭 키워야 해요

| 12월 10일 / 30대 중반 여성 환자 |

12월 10일 목요일 외래시간, 환자가 울먹울먹하며 말한다.

"교수님, 저 어떡하면 좋아요, 저 살 수 있을까요? 제 아들 키워야 하는데요."

"아들이 몇 살?"

"이제 5살인데… 저, 이 아이 키워야 해요."

"염려 마셔, 열심히 치료받으면 그놈 장가보낼 수 있을 거니까."

이 젊은 환자는 갑상선전절제술과 중앙림프절청소술 이후 11월 27일에 고용량방사성요오드치료(200mCi)를 받은 뒤, 추적을 위해 오늘 외래를 방문했다. 갑상선에 이상이 발견된 것은 2014년 6월 14일 건강검진에서였다고 한다. 당시 왼쪽 갑상선 날개에서 3.2cm 결절이 발견됐는데 이 결절의 세침세포검사 결과는 비정형으로 나왔지만 오른쪽 날개에 새로 생긴 0.3cm 결절과 왼쪽의 3.2cm 결절 옆에 있는 작은 종양이 암의심(카테고리 5)으로 판정돼 2014년 7월 24일 갑상선전절제술을 시행했던 것이다. 요즘 8인의사연대 기준으로 하면 수술을 할 필요가 없는 환자였지만…

병리조직검사 결과는 0.3cm 크기의 미세암이 오른쪽 날개에 있었고, 왼쪽 날개에는 0.4cm 미세암이 갑상선피막을 침범하고 있었다. 두 개의 큰 결절이 더 있었지만 양성인 선종양증식증(adenomatous hyperplasia)이었다고 했다. 중앙림프절 전이도 없었고… 환자는 수술에 따른 합병증이 없이 잘 회복하여 퇴원했다. 물론 저위험군에 속하는 환자였기 때문에 수술 후 방사성요오드치료는 하지 않고, 신지로이드 복용으로 뇌하수체 갑상선자극호르몬(TSH)억제치료만을 하고 6~12개월 간격으로 정기적 추적검사만을 하기로 했던 것이다.

일반적으로 갑상선유두암수술 후에는 첫 6개월 추적검사로 갑상선피검사(Tg포함), 목 초음파와 폐 사진(단순 폐 X-ray 또는 폐 CT스캔)을 통해 잠재암이 있는지, 약의 용량은 맞는지, 폐 전이가 있는지를 알아보고 모든 검사 결과가 괜찮다면 1년마다 목 초음파와 갑상선피검사를 하고, 5년 동안 별일이 없으면 2년마다 재발검사를 한다. 물론 주치의에 따라 추적검사 종류와 추적간격이 달라질 수는 있다.

이 환자는 양쪽 갑상선 날개에 암이 있었다고는 하지만 크기가 0.3cm와 0.4cm이고 림프절 전이가 없었기 때문에 저위험군 중에서도 저위험에 속하는 환자여서 재발의 가능성이 극히 낮은 환자라고 판단됐다. 그래서 수술 6개월 추적에서 폐 X-ray를 생략하고 1년째 되는 날에 피검사와 폐 CT스캔을 했던 것이다. 쓸데없는 과잉검사가 아닌가 생각하면서 말이다... 그런데 폐 CT스캔을 보는 순간 오마이갓! 폐에 전이가 의심되는 작고 작은 결절(tiny small nodules)이 보이는 것이 아닌가? 세상에 이런 일이...

급히 환자를 다시 불러 고용량(200mCi)방사성요오드치료를 한다. 다행히도 전이 부위에 방사선 흡착이 새카맣게 잘 된다. 혈청 Tg가 61.95ng/mL로 높게 나와 PET-CT스캔을 찍었더니 흡착이 안 된다. PET에 흡착이 된다면 세포분화도가 나쁜 걸 의미하기 때문에 방사성요오드치료에 효과가 좋지 않을 것인데 다행히도 흡착이 안 되는 것이다. 6개월 후 2차 고용량요오드치료에도 효과를 기대해 볼 만하다.

폐 전이된 환자의 생존률은 의외로 좋아, 작년에 발표된 논문에는 10년 생존률이 85.0%, 20년 생존률이 71.0%였다고 한다 (Thyroid 2014;24(2):277~86). 나이가 40세 이하이고 미세전이 (micrometastsis)이며 방사성요오드가 흡착되면 양호한 치료성적을 보인다고 한다(Eur J Endocrinol 2015:173(3):399~408).

이 환자는 이런 조건을 모두 만족시키기 때문에 절망적이지는 아닐 것이라 예측은 된다.

그런데 왜 이 환자는 그렇게 작은 미세암이었는데도 폐에 전이가 일어났을까? 현재까지 알려진 대로라면 저위험군에 속하는 환자이기 때문에 이런 일이 일어나지 말았어야 하는데 말이지. 작은 암이라도 이 환자에서처럼 폐 같은 원격장기에 퍼지는 경우가 흔치는 않지만 분명 있기 때문에 이를 예측할 수 있는 진단 방법이 개발되어야 하는데 아직까지 만족할 만한 연구 결과가 없어 답답하기 짝이 없다. 수술 전 세침검사에서 어떤 암세포가 나쁜 경과를 취할지, 어떤 세포가 좋은 경과를 취할지를 알 수 있는 생물학적 지표가 있으면 치료 방법 선택에 도움을 받을 수가 있을 텐데 말이다. 한동안 TERT(telomerase reverse transcritase) 돌연변이가 있으면 예후가 불량한 것으로 알려져(J Clin Endocrinol Metab 2013;98:E1562~6), 수술 전 TERT 돌연변이 검사가 치료 방법 선택에 도움을 줄 수 있을 것이라고 기대됐으나, 최근 연구 결과는 1.0cm 이하의 미세암에서는 별 도움이 안 됐다고 한다(Thyroid 2015;25(9):1013~9).

"교수님, 저 정말 괜찮을까요?"
"네, 다른 암은 폐까지 전이가 되었다면 절망적인 경우가 많은데 갑상선유두암은 폐까지 퍼졌다고 해서 그렇게 절망적이지는 않지요. 환자분은 현재 조건이 요오드치료에 반응이 좋을 것으로 예측되기 때문에 너무 실망하지 않아도 될 것입니다. 환자분이 황당해 하는 것은 당연하지요. 나도 황당하기는 마찬가지이니까요."

"교수님, 저, 다섯 살 아들 제가 꼭 키워야 해요."

"그럼요, 그렇게 돼야지요, 그렇게 될 것입니다. 너무 걱정 마시고…"

아들을 꼭 키워야 된다는 엄마의 마음이 가슴을 아리게 한다.

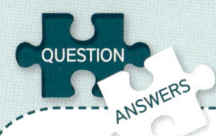

갑상선암 수술 후 신지로이드의 용량 조절은 어떻게 하나요?

엄격한 기준이 있다. 그 기준은 갑상선 기능 상태를 파악하는 갑상자극뇌하수체호르몬(thyroid stimulating hormone) 수치를 보는 것이다. 갑상선 기능을 알아보는 검사로 여러 가지 갑상선호르몬을 검사하는데, 이중 가장 중요한 것은 갑상자극뇌하수체호르몬(TSH) 수치를 보는 것이다. 즉 TSH가 중요한 기준이 된다.

갑상선에서 분비되는 호르몬이 감소하면 TSH가 증가 돼 갑상선세포를 자극해 호르몬 분비를 증가시키려는 반응이 일어난다(feedback mechanism). 의사는 피검사에서 TSH와 갑상선호르몬인 FT4 수치를 보고, TSH가 증가하고 FT4가 감소해 있으면 기능저하 쪽으로 간다고 판단한다. TSH가 많이 증가해 있을수록 기능저하는 심하다. FT4는 TSH가 증가해 있는데도 많이 감소하지 않을 수도 있다. 이는 올라간 TSH가 갑상선세포를 자극해서 혈중 갑상선호르몬을 정상에 가깝도록 하려 하기 때문이다.

과거에는 수술 후 신지로이드을 약간 과하게 투여해서 TSH를 정상 수치보다 낮게, 즉 약간의 기능항진으로 유지해 재발을 억제하려 했다. TSH가 높으면 남아있을지 모르는 미세암세포를 자극해 재발을 유발할 수 있고, 반절제를 한 경우 남겨둔 갑상선세포에서 TSH의 자극으로 암이 발생할 수도 있기 때문이다.

TSH를 낮게 유지하기 위해 신지로이드를 과량 투여하면 심장빈맥(가슴 두근두근), 땀, 불안초조, 불면증 등의 합병증이 나타날 수 있다. 특히 나이가 많은 환자는 심방세동과 같은 심장과 관련된 부작용이 많으므로 고위험군 환자라도 과량의 신지로이드 투여는 삼가해야 한다.

일반적으로 연령이 증가할수록 신지로이드 용량은 낮춰 준다. TSH를 정상의 하한치보다 약간 낮게 유지해야 하는 경우는 재발 가능성이 높은 고위험군 환자와 이미 재발이 된 환자에서 그렇게 한다. 중간위험군이나 저위험군 환자는 정상 범위 내로 유지하면 된다. 중간위험군은 정상 수치의 하한선 가까이에 유지하고 저위험군 환자는 그냥 정상 범위 내로 유지하면 된다.

반절제 환자는 대부분 저위험군에 속한다. 정상 TSH 범위는 0.86~4.69 mcIU/ml이다. 병원마다 정상 수치에는 약간씩 차이가 있다.

환자분, 놀라게 해서 미안합니다

12월 16일 / 50대 중반 여성 환자

"교수님, 조금 전에 수술 끝나고 병실로 올려보낸 환자분 수술 부위가 부어오른다고 하는데요."

"뭐야? 그럼 수술 부위에 출혈이 있다는 소리 아냐? 빨리 수술실로 다시 내려보내!! 김 oo 선생 지금 뭐 하노? 올라가서 환자 본 후에 빨리 보고하라 해!! 수술 끝나고 얼마 안 돼서 목이 붓는다는 것은 출혈이 많이 되고 있다는 소리잖아!! 수술 후 이런 수술합병증이 하도 없으니까 이놈 시키들, 급한 상황이라는 걸 알고나 있는지 모르겠다. 급하면 입원실 침상에서라도 수술 부위 열고 혈종 고인 것을 제거해야 된단 말이야. 늦으면 환자 기도가 막혀 사고가 날 수도 있거든…"

다른 환자를 수술 중이라 직접 병실로 올라가지 못하고 화만 삼키고 있는 것이다. 그래, 이럴수록 화를 내면 안 되지… 제발 큰 출혈이 아니었으면 좋겠다.

이 환자는 오른쪽 날개에 생긴 0.8cm와 0.42cm 짜리 작은 유두암이라 지켜보면서 커지면 수술해도 될 케이스였지만, 암이 기도벽에 붙어 있고, 아버지가 갑상선암으로 세상을 떠난 가족력이 있어 수술을 하지 않을 수 없어 오른쪽 갑상선 날개만 떼는 간단한 반절제수술을 했는데… 마른하늘의 날벼락이라고, 무슨 이런 일이 생기노 말이다.

갑상선수술 후에 생길 수 있는 3대 합병증으로는 수술 후 출혈, 목소리 변화, 부갑상선기능 저하로 인한 저칼슘혈증이 있는데, 이 중 가장 위험한 합병증은 수술 부위 출혈로 인한 기도폐쇄인 것이다. 출혈이 많아 기도가 막히면 그야말로 목숨이 위태로워지기 때문에 급하면 제일 먼저 발견한 의료진이 수술절개 부위를 다시 열고 기도 근처에 고인 혈종(핏덩어리)을 제거해 줘야 한다. 이런 상황이 일어나지 않도록 갑상선수술을 종결할 때는 수술 부위를 '보고 또 보고' 해서 혹시 출혈되는 부위가 있으면 아주 작은 출혈점이라도 잡아주고 나와야 한다.

최근 미국에서 나온 논문에는 2000년 ~2009년 사이에 갑상선, 부갑상선수술을 한 환자 147,344명 중 2,210명(1.5%)에서 수술 후 출혈이 있었다고 했는데, 출혈이 있던 환자는 65세 이상 남성, 술을 많이 먹는 사람, 아스피린 같은 항응고 약제를 복용하는 사람,

갑상선기능이 항진된 사람들이었다고 한다. 그리고 수술 후 혈압이 상승된 사람에서 출혈이 잘 됐다고 한다. 또 출혈 빈도는 수술 고(高)경험 외과의사(1년에 100예 이상 갑상선수술)는 0.96%, 중(中)경험자(1년에 10 ~ 100예 수술)는 1.4%, 저(低)경험자(1년에 10예 이하 수술)는 2.1%의 빈도를 보여, 역시 경험이 많은 외과의사에게서 출혈 빈도가 적다고 했다(Perm J 2015 Winter;19(1):22 ~ 8, Am Surg 2014 Oct 80(10):948 ~ 52).

출혈은 수술 후 환자가 기침을 하다가, 마취 회복 때 용을 쓰다가, 침대를 옮겨 눕다가, 통증이 심해 혈압이 갑자기 올라갈 때 수술 부위의 핏줄이 터져 생긴다고 돼 있다.

수술을 하면서 이런저런 생각에 머릿속이 복잡한데 병실로 갔던 김 oo 선생이 보고를 해온다.

"교수님, 심한 출혈은 아니구요, 호흡도 괜찮습니다. 수술 부위가 약간 부어 있기는 합니다."

"그래도 환자를 내려서 혈종 고인 것 제거하고 작은 출혈점이라도 있으면 잡아주는 것이 좋을 거야, 마침 지금 환자 수술이 끝나고 있으니까 환자 불러오셔, 환자 내릴 때는 위험하지 않다고 안심부터 시키고."

"환자는 이미 내려와 있습니다."

"그래? 환자부터 보자."

준비실에 와 있는 환자를 보니 흠, 괜찮구만, 목의 붓기가 심하지는 않다. 환자가 말한다.

"안 하면 안 돼요?"

"간단하게라도 지혈하면 빨리 회복되지요. 안심하시고, 간단히 씻어내고 지혈하면 될 겁니다. 금방 끝내 줄게요."

환자를 수술실로 다시 옮긴 뒤 수술창을 열고 보니 그리 심한 출혈은 아니다. 남겨둔 왼쪽 갑상선 단면의 아주 작은 혈관이 터져 출혈이 된 것이다. 간단히 지혈하고 기도 주위를 생리식염수로 씻어낸 후 수술창을 봉합해 준다. 휴... 별것 아닌 것이 사람을 긴장시킨 것이다.

수술 후 병실로 올라가니 환자의 가족이 여러 명 와 있다.

"환자분, 놀라게 해서 미안합니다. 출혈 부위는 작아서 간단히 처리되었습니다. 이제 아무 탈 없이 잘 회복하실 겁니다."

"수술은 반절제 하셨나요?"

"물론 반절제 했습니다. 앞으로 갑상선 약을 복용하느냐 마느냐는 1주일 후 갑상선기능검사 결과를 보고 결정할 겁니다. 기능이 좋으면 복용을 안 할 것이고요."

"감사합니다. 교수님, 수고 많으셨습니다."

환자가 두 번 수술실에 다녀온 것에 대해 불평할 만도 하지만, 가족들은 오히려 고마움을 표시한다. 현재 환자의 상태는 이상 없다.

성대기능이 돌아올 때까지 환자도, 의사도 마음고생이 심했지. 오늘 이 환자도 수술 후에 어떻게 될지 모르겠는데…"

이 환자는 지난 9월 중순 건강검진에서 오른쪽 갑상선 날개에 유두암이 발견되었단다. 초음파 영상을 보니 미처 1cm가 안 되지만, 저음영의 삐쭉삐쭉 도깨비처럼 생긴 암 덩어리가 오른쪽 마의 삼각지점에 떡하니 버티고 있다. 그뿐 아니라 딱 그 맞은편 대칭되는 마의 삼각지점에 똑같이 생긴 놈이 1.15cm 크기로 자태를 뽐내고, 오른쪽 옆목 레벨 3 림프절도 커져 있다. 제일 큰놈은 1.6cm나 된다. 그런데 커진 림프절의 세침세포검사 결과는 전이 암세포가 안 보인다고 보고돼 있다.

"글쎄, 그래도 냄새가 나는데? 수술할 때 저 커진 놈을 떼어서 조직검사로 확인해 봐야 되겠는데."

수술은 우선 오른쪽 옆목 레벨 3 림프절 몇 개를 떼어 긴급조직검사를 보내고 오른쪽 갑상선 날개를 떼는 작업을 한다. 그런데 마의 삼각지점에 이르니 이거 큰일 났네, 오른쪽 성대신경이 후두로 들어가는 지점에서 암이 성대신경(회기후두신경)을 둘러싸고 있고, 일부는 기도벽을 침범하고 있다. 젠장, 어느 정도 각오는 했지만 이 정도 일 줄이야…

"안 되겠다. 순회간호사, 그냥 돋보기안경으로는 안 되겠다. 2.5배

루뻬(Loupe) 확대경 준비해 줘요. (……) 아니, 뭐 이래? 완전 둘러싸고 있잖아. 사진 찍어 두자. 순회간호사, 이 것 좀 찍어 줘요, 나중에 강의 때 필요할 것 같아."

어찌어찌 필자의 어깨가 떨어져 나가고 난 다음에 신경과 암조직이 분리되고, 다음으로 기도벽과 암조직이 면도식절제기법(shave off)으로 분리돼 나온다. 이후 실버클립(silver clip)으로 암이 붙어 있던 자리를 표시해 둔다. 나중에 외부 방사선치료가 필요할 경우 이 부위에 집중적으로 방사선을 쪼이기 위해서다.

오른쪽 날개를 떼는 작업이 끝나자 긴급조직검사를 보냈던 오른쪽 옆목림프절 결과가 올라온다. '두 개의 림프절에 전이가 있음.'

"내 그럴 줄 알았지."

심하게 전이된 것은 아닌 것 같아 아까 보낸 림프절 아래위 내경정맥림프절들을 긁어내는 내경정맥림프절청소술(Internal jugular node dissection)만 추가로 해준다. 그리고 왼쪽 날개를 떼어 내는 작업으로 들어가는데, 이번에도 정말 만만치 않은 것이다. 오른쪽보다 더 기도벽연골과 성대신경을 둘러싸고 있다.

"하… 우리가 이 고생을 하는지 환자는 알랑가 몰라."

겨우겨우 암조직을 기도벽과 성대신경으로부터 분리해내는데 성공한다. 수술도우미 간호사(scrub nurse)가 말한다.

"이 환자 교수님한테 안 왔으면 큰일 날 뻔했네요."

"맞아, 이 부위 수술은 그야말로 수술 노하우가 많은 갑상선외과의사가 수술해야 된다고."

그렇다. 최근 미국에서 나온 논문에는 5,670예의 갑상선전절제수술 후 양쪽 성대신경마비가 무려 1.3%나 생겼다고 하니 (Otolaryngol Heah Neck Surg 2014;150(4):548~57) (이 친구들 발로 수술했나...), 아무에게나 수술받으면 절대 안 된다. 특히 암이 '마의 삼각지점'에 위치할 때는.

수술이 끝나고 마취 회복실에 있는 환자를 보러 간다.
"아~ 소리 내 봐요."
"아~~ 아~~"
수술 도중 이리저리 신경조작을 많이 했는데도 목소리가 괜찮다. 흠, 대박이네.
"환자분 양쪽 신경 살린다고 내 어깨가 떨어져 나갔어요."

저녁 회진으로 병실로 올라가는 도중에 갑상선 전담간호사인 한나가 이야기한다.
"아이고, 교수님 어깨가 완전 돌덩어리가 되어 있네요."
"이제 직업병이 됐나 보다, 한나야."
병실에는 환자의 남편이 간호를 하고 있다. 수술 때 양쪽 성대신경을 살리느라 고생한 이야기를 하며 환자에게 농담을 건넨다.

"아까 회복실에서 얘기했지요. 내 어깨 떨어져 나갔다고~"
환자가 웃으며 고개를 끄덕이니 남편이 말한다.
"제가 주물러 드려야지요."
"아무래도 좋지요. ㅎㅎ"

아아, 웃고 있어도 눈물이 나네

> 12월 21일 / 20대 초 여성 환자

　아, 드디어 오늘 수술의 하이라이트 환자가 수술실로 입실한다. 나이도 20대 초 앳된 환자다. 그런데 오늘 수술환자 중 암이 가장 많이 퍼져 있다. 요즘은 왜 젊은 사람 환자들이 많아지고 있는지…
　갑상선암의 피크 연령은 40대 후반에서 50대 초반으로 돼 있었는데, 요즘은 30대 환자들이 진료실을 메우고, 이어서 20대 여성 환자들이 많아지고 있다. 최근에는 10대 이하의 어린이 환자들도 심심찮게 볼 수 있고. 갑상선암은 발병 연령대가 어릴수록 많이 퍼져 대체로 수술이 커지는데, 이 환자도 큰 수술을 피할 수 없게 될 것이다.

　수술대로 옮겨 눕는 환자의 얼굴 좀 보소, 입은 웃으려고 하지만 눈언저리는 벌겋고 눈에는 눈물이 가득하다.

"왜 울어?"

"안 울려고 했는데…"

"음… '웃고 있어도 눈물이 나네'라는 노래 가사가 생각나네… 마취 준비실에 누워 있을 때 천정에 쓰여 있는 글 안 읽어 봤어?"

"읽었어요, 그리고 기도까지 받았는데요."

"그런데 왜 우노? 내 이쁘게 잘 해줄게."

말은 그렇게 했지만, 왜 이 상황에 눈물이 안 나오겠나… 필자에 대한 예의로 애써 웃어주지만, 눈물이 나오는 건 어쩔 수 없을 것이다.

이 환자를 처음 대면한 것은 11월 24일이다. 8월 중순경 오른쪽 갑상선 부위가 눈에 띄게 불룩하게 올라와 타 병원에 갔더니 갑상선암이라고 진단해 주더란다. 처음 발견 때부터 자라는 속도가 매우 빠르더라는 것이다.

외래 초진 때 목을 만져보니, 어이구야, 처음에 불룩하게 보였다는 혹 외에도 여러 개의 혹이 오른쪽 갑상선에서 만져지고, 오른쪽 옆목림프절 레벨 2, 3, 4에도 크고 작은 감자들이 와글와글 진을 치고 있다. 초음파스테이징검사와 목 CT스캔을 보니 이거 뭐 한숨 밖에 안 나온다. 전형적인 미만성 석회화변종유두암인 것이다. 초음파 영상에는 오른쪽 갑상선 날개를 반 이상 차지하는 눈폭풍의 핵이 있고, 옆에는 그보다 작지만 또 하나의 눈폭풍이 있고,

희한하게도 이들 두 개의 눈폭풍 암 덩어리와는 별개로 앞쪽 피막을 뚫고 튀어나온 암조직이 바위 덩어리처럼 앞으로 자라 나와 있다. 이게 바로 처음 발견했을 때의 암인 것이다. 초음파 영상에는 미만성의 특징인 눈폭풍에서 떨어져 나온 눈가루가 멀리 왼쪽 날개에 까지 날아간 것이 보인다. 옆목의 감자밭은 만져 봤을 때보다 훨씬 더 그로테스크한 경치를 연출하고 있고, 큼직큼직하게 커져 있는 중앙경부림프절들도 눈에 몹시 거슬린다.

흠, 만만치 않은 수술이 될 것 같다. 더 퍼지기 전에 빨리 수술해야 되겠다.

"오 코디, 저 환자 초고속으로 입원시켜 주셔."

일요일에 입원했기 때문에 수술 전 만남은 오늘 아침 회진 시간에 이루어진다.

"수술이 좀 커질 거야. 목 절개선이 일반 갑상선수술보다 좀 길어질 거고... 그래도 생각보다 흉하게는 상처가 안 남아요. 수술 후 상처에 레이저치료받으면, 아마 결혼할 때쯤엔 눈에 잘 띄지 않을 거야, 그리고 수술 후 고용량방사성요오드치료를 한두어 번 할 예정이고... 첫 치료가 젤 중요해요, 첫 치료가 잘못되면 평생 고생하게 되지."

"네, 교수님, 잘 부탁드립니다."

수술은 오른쪽 옆목림프절청소술, 중앙경부림프절청소술, 갑상선전절제술 순으로 한다. 다행히도 전이된 림프절들이 침윤형(infiltative type)이 아니고 포장형(encasement)이 돼서 크기는 컸지만 어렵지 않게 주위 혈관, 신경, 근육들과 잘 분리돼 나온다. 커진 중앙림프절들도 성대신경(회귀후두신경), 기도, 식도와 분리하고, 갑상선과 함께 절제하는 작업이 어렵지 않게 끝난다. 그러나 이렇게 큰 수술을 하면 파라공주님(부갑상선)으로 가는 혈류가 어떻게 될지 걱정된다. '수술 끝날 때까지 파라공주님의 혈색은 좋았는데… 어떻게든 부갑상선 기능은 살아남아야 하는데 말이지… 앞으로 살아갈 날이 새털처럼 많은데, 손발이 저리게 되면 안 되잖아. 평생 비타민D와 칼슘을 달고 살아야 되면 끔찍하잖아.'

병실로 올라가면서 갑상선 전담간호사 하나가 보고해 준다.
"이 환자 부갑상선호르몬과 칼슘 수치가 완전 정상으로 나왔어요."
병실에는 환자의 어머니 등 가족들이 환자를 지켜보고 있다.
"안심해도 됩니다. 수술 잘 됐어요. 부갑상선, 칼슘 수치 다 좋아요. 아무 탈 없이 잘 회복할 것입니다."
환자의 어머니가 말한다.
"교수님, 감사합니다. 괜찮겠지요? 아이가 아직 어린애라서요."
"큰 수술인데도 참 잘 견뎌내어 주었습니다. 물론 괜찮을 겁니다."

그 와중에 이 환자, 또 입은 웃고 있는데 눈에는 폭풍 눈물이다. 허참, 아아~ 웃고 있어도 눈물이 나네… '참 선량한 환자구만' 생각하며 병실을 나온다.

아~ 아깝다, 아까워

12월 30일 / 30세 여성 환자

어제 저녁 회진 때 수술할 내용에 대하여 미리 설명이 돼 있지만 수술대에서 절개선을 디자인하면서 환자에게 다시 얘기해 준다.

"아이구, 요새는 왜 미혼 여성 환자들이 많아지고 있는지 모르겠네. 오늘 수술할 갑상선암의 크기는 0.9cm밖에 안 되지만 위치가 오른쪽 날개 뒤쪽 피막을 침범하고 있고, 바로 그 근처 중앙경부림프절이 커져 있어 수술을 안 할 수 없게 됐어요. 수술은 오른쪽 날개만 떼는 반절제를 계획하고 있는데, 차트에 그려진 요 림프절이 암 전이로 밝혀지면 전절제로 돌아설 수도 있어요. 반절제가 됐으면 좋겠는데…"

나이는 30세라 하지만 아직은 앳된 미혼의 환자다. 정말로 반절제가 되었으면 좋겠다고 생각하며 수술을 시작한다.

수술은 우선 오른쪽 중앙경부림프절들을 떼어서 긴급조직검사실로 보내고 오른쪽 갑상선 날개를 떼는 작업을 한다.

"어이구야, 갑상선이 왜 이리 단단하게 굳어 있노? 만성갑상선염이 심한가보다. 그러면 림프절 커진 것도 이 만성갑상선염 때문일지도 모르겠다. 반절제 가능성이 높아지겠는데…"

그래서 일단 오른쪽 갑상선 날개만 떼는 반절제를 하고, 창상을 봉합한 후 긴급조직검사 결과를 기다리기로 한다. 수술조수인 닥터 김에게 말한다.

"아무래도 긴급조직검사를 보낸 림프절들이 전이보다는 반응성 비대(reactive hyperplasia)일 가능성이 더 높겠지? 마취를 깨울까?"

"글쎄요, 그래도 결과를 기다려보고 결정하시지요."

수술창상을 완전 봉합하고 2~30분을 기다리자 검사결과가 올라온다. '림프절 전이 있음. 9개 중 7개에 전이가 있음. 큰 것은 0.5cm까지 됨.'

"뭐야 이거, 예상이 완전 빗나갔잖아? 전이가 여러 개 있다니… 다시 열고 전절제술을 해야 되잖아. 아~ 아깝다, 아까워. 이게 무슨 일이야."

참으로 안타까운 일이지만 창상을 다시 열고 남아있는 왼쪽 갑상선을 다 떼는 완결갑상선절제술(completion thyroidectomy)

을 한다.

　수술을 끝내고 환자가 마취에서 깨어나는 동안 수술실 컴퓨터 영상 뷰박스(view box)에 저장된 그동안의 검사 데이터와 찍어둔 영상들을 다시 복습해 봤다. 그런데 타 병원에서 찍은 폐 CT영상에서 희미하지만 전이가 의심되는 아주 작은 결절이 오른쪽 폐 중간과 왼쪽 폐 위쪽에 한 개씩 보이는 것이 아닌가. 영상의학과 판독에는 3~6개월 후 다시 찍어 경과를 봐야 뭐라고 얘기할 수 있다고 해 놓았다. 말하자면 현재로서는 잘 모르겠다는 것인데, 오늘 예상치 못한 림프절 전이가 여러 개 있는 것을 보아 그냥 괜찮다고 하기는 어려울 것 같은 생각이 들었다.

　어차피 전이든 아니든 수술 후 고용량방사성요오드치료를 해야 할 것이니 그때 폐에 새카맣게 흡착이 되면 전이가 확인될 것이다. 그런데 혈청Tg(thyroglobulin)나 항Tg항체가 모두 낮은 수치로 나와 있으니 혹시 폐 전이는 아닐지도 모르겠다는 생각도 든다. 어쨌든 이 환자는 젊기 때문에 좀 빡센 보조치료를 하면 치료 효과가 좋을 것이라 예측된다.

　환자를 마취에서 깨우고 마취과 교수와 얘기를 나눈다.
　"이런 환자를 보면 8인의사연대 사람들은 뭐라고 그럴까? 그 친구들은 증상이 없거나 만져지지 않는 갑상선결절은 진단도,

치료도 하지 말라고 했잖아. 이 환자는 그냥 건강검진에서 발견된 건데. 건강검진 안 했으면 어떻게 됐을까? 정말 무책임한 친구들이라 안 할 수 없지. 작년 1년 동안 수술률이 35% 줄었다고 자랑스럽게 얘기하고 있으니... 35% 안에 수술을 못 해 생명이 위태로워질 수 있는 환자가 있을 수 있다는 생각은 왜 못할까?"

"그 사람들은 진짜로 과잉진단과 과잉치료가 있다고 믿는 것이 아닐까요?"

"그래도 암이 있나 없나 진단은 해야 할 거 아냐? 이 환자를 보면 그런 생각이 안 들어요?"

병실에 들르니 환자의 어머니가 간호를 하고 있다. 웃는 얼굴로 의료진을 맞이하는 모녀가 어찌 저리 닮았을까... 전절제를 할 수밖에 없었다는 것과 고용량방사성요드치료에 대해 설명해 준다.

"수술 전에 보여준 커진 림프절이 모두 전이 때문이었어요. 정말로 반절제를 해주고 싶었는데 아깝게 됐어요. 몇 번이나 '아깝다, 아깝다' 했지요. 그래도 깨끗이 다 제거했으니까 너무 걱정 안 해도 될 겁니다. 그런데 대수롭지 않게 생각됐던 조그만 폐 결절에 대해서는 좀 더 정밀검사를 할 것입니다. 폐 결절이 어떤 것이든, 치료는 원래 예정대로 고용량방사성요오드치료로 할 것입니다."

"그렇지 않아도 교수님 설명을 기다렸어요."

처음 생각했던 것보다 병과 수술이 커진 것에 대해 안쓰러운 마음이 들어 위로해 준다.

"너무 걱정 안 해도 돼요. 경과가 좋을 거니까."

Epilogue

에필로그

　제가 진료일지를 쓰게 된 것은 2014년 3월 26일부터였습니다. 일주일에 두세 편씩 쓰다 보니 2021년 현재까지 700편이 넘는 일지가 쌓이게 됐습니다. 일지를 쓰게 된 동기는 '갑상선암은 진단도, 치료도 할 필요가 없다'라는 허무맹랑한 주장을 하는 일부 의사들로 인해 갑상선암을 앓고 있는 환자들에게 대혼란이 일어났기 때문이었습니다.

　첫 진료일지가 발표될 때 제가 한 말입니다.
　"오늘부터 새로운 이야기방을 개설합니다. '진료일지'라는 큰 제목하에 그날그날 경험하고 느꼈던 것을 간단히 기록해 갑상선암 치료현장을 생생하게 전달하고자 하는 것입니다. 너무 바빠 이런 새로운 기획이 필자에게는 좀 무리가 되겠지만, 최근 비(非) 전문가 그룹이 자세히 알지도 못하고 국민을 혼란에 빠뜨리고 있어, '이러면 안 되겠다' 싶어 이 일을 시작합니다. 그들이 갑상선암을 진단·치료해 봄으로써 그 실체를 제대로 알았다면, 그렇게 어리석은 일을 벌이지 못했을 것입니다. 다만 한 달이라도 필자가 일하는 현장에서 함께 갑상선암 환자를 경험해 본다면, 그런 말도 안 되는 주장을 하지 못했을 것입니다. 그러나 그들이 우리병원에 와서 실제 경험을 할 리가 없기에, 이 글을 통해 간접경험과 공부를 해줬으면 하는 바람입니다. 또 암 진단을 받고 망설이는 분이나 이미 수술을 받은 분들 중에

'혹시 내가 수술받은 것이 과잉진료는 아니었을까?'하고 혼란스러워하는 분들에게도 도움이 될 것이라 생각하고 있습니다."

지금은 다행히 환자들의 생각이 많이 바뀌어 진료실을 찾는 분들이 많아졌으나, 문제는 옛날보다 '암이 많이 진행된 채' 온다는 것입니다. 갑상선암진료 현장경험이 일천한 의사들이 갑상선암을 국가암진단프로그램에서 빼 버렸기 때문이기도 하고, 아직도 갑상선암은 별거 아니라는 생각을 가진 일부 의사들과 환자들이 있기 때문입니다. 환자 주변의 지인들도 "갑상선암은 암도 아니래"라는 위로 아닌 위로를 함으로써 치료 기회를 놓치게 하는 데 일정 부분 역할을 할 것입니다.

2014년 진료일지 1집을 출판할 때는 1년에 한 번씩 이를 모아 발표할 생각이었지만 책을 낸다는 것이 쉬운 일이 아니어서 차일피일 미루다, 2015년 1년간 작성했던 일지를 정리해 이제야 2집을 내게 됐습니다. 2015년은 그 전과 달리 개정된 미국의 갑상선암진료가이드라인에 따라 환자들을 치료한 첫해이기 때문에 그 내용이 많이 바뀐 중요한 시기라 할 수 있습니다.

이후 치료한 환자들의 진료는 2015년 환자들과 크게 다른 바가 없어 2집에는 올리지 않기로 했습니다. 2015년 한 해에 작성한 일지도 100여 편이 넘는 분량이어서 출판사의 요구로 30여 편을 내릴 수밖에 없었습니다. 그러나 on-line 상 진료일지는 계속될 것입니다.

이 진료일지를 통해 갑상선암에 대한 잘못된 인식 때문에 적절한 시기에 적절한 치료를 받지 못하는 환자들이 바른길을 찾는 데 도움이 되기를 간절히 바랍니다. 또한 갑상선암의 진료현장을 경험해보지 못하고 잘못된 정보를 전달하고 있는 일부 의료인들도 이 책을 읽어보기를 간절히 바랍니다.

이 책의 내용은 필자가 연세대학교 부속 강남세브란스병원 갑상선암센터에 근무할 때 경험한 환자들의 기록을 갑상선전문카페인 〈거북이 가족(https://cafe.naver.com/thyroidfamily)〉에 올린 것임을 밝혀 드립니다. 아울러 강남세브란스 갑상선암센터에서 동고동락했던 장항석, 이용상, 장호진, 김석모, 김수영 교수와 현재 필자가 근무 중인 차의과대학부속 일산차병원 갑상선암센터의 김법우, 김민지, 김희준 교수에게도 감사의 말씀을 전합니다.

그리고 20년 이상 코디네이터로서 환자들의 편의를 위해 고심을 해온 오영자 간호사에게도 고맙다는 말씀을 전하고 싶습니다. 언제나 응원을 보내는 아내와 가족에게도 고마운 마음을 표합니다. 사랑하는 손녀딸 통통이와 땡깡 공주님이 성년이 되어 이 책을 읽어보고 할아버지를 자랑스럽게 생각해 주었으면 하는 바람도 가져봅니다.

무엇보다 갑상선암으로 고통받고 있는 환우분들과 그 가족분들에게 이 책을 바치며 감사와 사랑의 말씀을 드립니다.

2021년 1월 박정수

박정수 교수의
갑상선암
진료일지 -두 번째 이야기-

초판 1쇄 인쇄 2021년 3월 23일
2쇄 인쇄 2021년 5월 18일

지은이	박정수
펴낸곳	도서출판 지누

출판등록	2005년 5월 2일
등록번호	제313-2005-89호
주소	(04165) 서울특별시 마포구 마포대로 15 현대빌딩 907호
전화	02)3272-2052 팩스 02)3272-2053
홈페이지	www.jinubooks.com
전자우편	seongju7@hanmail.net
인쇄·제본	갑우

값 17,000원

ⓒ 도서출판 지누
ISBN 979-11-87849-33-9 (03510)
이 책은 저작권법에 의하여 보호받는 저작물이므로 무단 전재와 복제를 금합니다.